吉林省第五次卫生服务调查研究报告

主　编　牛继东

副主编　张启军　冯星淋

编　委

牛继东　吉林省卫生和计划生育委员会

张启军　吉林省卫生统计信息中心

冯星淋　北京大学公共卫生学院

周景武　吉林省卫生和计划生育委员会

赵晓宇　吉林省卫生和计划生育委员会

王秋艳　吉林省卫生统计信息中心

汪　颖　北京大学公共卫生学院

何永欢　北京大学公共卫生学院

陈正超　北京大学公共卫生学院

宋雨亭　北京大学公共卫生学院

黄可慧　北京大学公共卫生学院

张文生　吉林省卫生统计信息中心

李　兵　吉林省卫生统计信息中心

陈　伟　吉林省卫生统计信息中心

任丽利　吉林省卫生统计信息中心

北京大学医学出版社

JILINSHENG DIWUCI WEISHENG FUWU DIAOCHA YANJIU BAOGAO

图书在版编目（CIP）数据

吉林省第五次卫生服务调查研究报告 / 牛继东主编 .
—北京：北京大学医学出版社，2015.12
ISBN 978-7-5659-1171-2

Ⅰ. ①吉… Ⅱ. ①牛… Ⅲ. ①卫生服务—调查报告—吉林省
Ⅳ. ① R197.1

中国版本图书馆 CIP 数据核字 (2015) 第 171278 号

吉林省第五次卫生服务调查研究报告

主　　编：牛继东
出版发行：北京大学医学出版社
地　　址：（100191）北京市海淀区学院路 38 号　北京大学医学部院内
电　　话：发行部 010-82802230；图书邮购 010-82802495
网　　址：http：//www.pumpress.com.cn
E－mail：booksale@bjmu.edu.cn
印　　刷：北京强华印刷厂
经　　销：新华书店
责任编辑：董采萱　　**责任校对**：金彤文　　**责任印制**：李　啸
开　　本：787mm ×1092mm　1/16　　**印张**：13.75　　**字数**：350 千字
版　　次：2015 年 12 月第 1 版　2015 年 12 月第 1 次印刷
书　　号：ISBN 978-7-5659-1171-2
定　　价：138.00 元

序

卫生服务调查直观体现人群健康状况、卫生服务需求量、卫生服务资源配置及其利用效率、卫生服务费用、居民对卫生服务的反应性等卫生信息，从多方面综合评价卫生服务的质量，为国家卫生事业的改革和发展、宏观管理和科学决策提供重要依据。

为适应我国经济社会发展，了解当前城乡居民的卫生服务需要、需求与利用情况，我国于 1993 年开展了第一次国家卫生服务调查，以后每五年进行一次卫生服务调查。首次调查在一定程度上为制定 1994 年《中华人民共和国母婴保健法》、1997 年《中共中央、国务院关于卫生改革与发展的决定》等政策法规提供了数据基础。

1998 年，我国进行了第二次国家卫生服务调查。其调查结果显示，当时最严重的问题为医疗保障覆盖面窄，医疗费用高，“因病致贫，因病返贫”现象严重。这些问题引起了政策制定者对当前居民医保情况的深思，促进了 1998 年 12 月《国务院关于建立城镇职工基本医疗保险制度的决定》和 2003 年 1 月《国务院关于建立新型农村合作医疗制度的意见》的产生，启动了各项医疗卫生保障系统的全面重建。

2003 年，在党的十六大提出提高全民族健康素质的形势下，进行了第三次国家卫生服务调查。同年，由于 SARS 的暴发，暴露了我国公共卫生应急处理上存在的严重问题，同时“看病难，看病贵”的问题也越发严重，因此了解卫生服务中存在的问题并制定出相关政策成为卫生服务调查的重要目的。同时，第三次国家卫生服务调查还促进了国家制定加大对公共卫生和农村卫生投入的政策以及城镇居民医疗保险制度的颁布。

2008 年，新一轮医药卫生体制改革启动。第四次国家卫生服务调查对前五年的卫生改革与发展绩效进行了评价，为新一轮医药卫生体制改革的实施提供了基础信息。这次调查增加了社会医疗保险、重大健康问题、重点人群卫生服务等有关内容，为“健康中国 2020”规划目标、指标、重大行动计划的制定提供依据，为进一步完善医疗救助制度提供了基线数据。

2013 年，开展了第五次国家卫生服务调查。在保持核心内容连续性和可比性的基础上，认真总结前四次调查研究的经验，通过了解居民卫生服务需要、需求和利用以及对医疗服务的满意度等信息，客观反映卫生改革与发展成就及问题，预测卫生服务需要、需求及利用的变化趋势，为制定卫生事业发展规划、评价医改实施效果提供依据。此次调查内容包括：城乡居民人口与社会经济学特征、卫生服务需要、卫生服务需求与利用、医疗保障、居民对医疗卫生服务提供过程和结果的满意度及基本公共卫生服务开展情况等。

在 1993 年至 2003 年的前三次国家卫生服务调查中，吉林省分别为国家提供了 3 个样本县（市、区）的基础数据，为全面了解我国城乡居民健康、卫生服务利用及其影响因素，促进卫生改革与发展提供数据支持。

2008 年，吉林省首次开展具有本省代表性的卫生服务调查。调查共在全省 8 个市（州），7 个区和 6 个县中抽取 35 个街道、30 个乡（镇），共调查住户 4 778 户，调查人口 13 922 人，比国家调查方案要求的数量增加 2 978 户，调查人口增加 8 671 人。调查的主要目的是：配合全国卫生服务调查；了解吉林省城乡居民卫生服务需要及主要健康问题，分析卫生服务需要变化的趋势；了解城乡居民医疗卫生服务需求和利用水平及特点，居民医疗保障现状，医疗卫生机构的服务提供能力、服务质量和服务需求间的差距，医疗服务提供和利用各方的期望、医患关系情况；预测居民卫生需要、需求及长远健康问题，为吉林省卫生改革政策的制定和改革效果的评价提供了依据。

2013 年，吉林省与国家同步开展了第五次卫生服务调查。调查在吉林省 9 个市（州）分别选取 1 个代表县（市、区）（长春市选取了代表县和区各 1 个）开展家庭健康询问调查，其中城市点 6 个，农村点 4 个，共调查 6 000 户，共 15 573 人。此次调查较 2008 年第四次卫生服务调查数量增加了 1 222 户，调查人口增加 1 651 人。调查结果表明，过去五年吉林省居民居住条件和生活水平明显提高；健康模式转型加速，居民医疗卫生服务需要量明显增加；城乡卫生服务可及性提高，基层医疗卫生服务体系的功能开始逐步体现；城乡居民医疗卫生服务利用水平大幅提高，医疗费用的增长得到有效控制；城乡居民对卫生服务的满意度较高，较 2008 年有大幅提高；城乡居民医疗保障体系初步建立，社会医疗保险覆盖面大幅增加，因病致贫和因病返贫大幅下降；妇幼保健持续保持较高覆盖率。本次调查通过了解居民卫生服务需要、需求和利用及对医疗服务满意度等信息，客观反映吉林省近五年卫生改革与发展的成就与问题，预测卫生服务供需变化的趋势，为科学制定卫生计生事业“十三五”发展规划、深化医药卫生体制改革和发展、评价医改实施效果提供大量信息和政策依据。

吉林省各地卫生行政部门高度重视“第五次国家卫生服务调查”，精心组织、统筹协调、认真实施。调查人员克服了种种困难，科学严谨，团结协作，出色地完成了现场调查和分析任务。在此，对参加调查工作的领导者、组织者和全体调查人员表示崇高的敬意和衷心的感谢！

国家卫生计生委统计信息中心主任 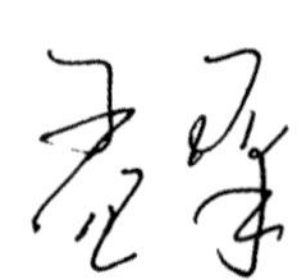

前　言

2010 年，吉林省新一轮的医药卫生体制改革全面启动。五年来，在吉林省委省政府的领导下，通过多部门协同努力，各市（州）在建设基本医疗保障制度、健全基层医疗卫生服务体系、促进基本公共卫生服务均等化、建立基本药物制度和试点公立医院改革等方面开展了大量深入的工作。值此“十二五”和“十三五”承上启下之年，对前一阶段的改革进行全面的监测和评价，可以为进一步深化医药卫生体制改革提供有效的信息支撑和决策支持。

吉林省 2008 年和 2013 年分别与国家同步开展了两次卫生服务调查，通过抽取有省级代表性的家庭样本，深入群众开展面对面的家庭健康询问，全面了解了吉林省居民的卫生服务需要、需求、利用、保障及对医疗服务满意度等信息。调查从需方的角度，全方位、多角度地为深化医药卫生体制改革提供了丰富而有意义的信息，有利于合理配置卫生资源、有效调控卫生服务供求关系、提高卫生行政科学管理水平。

调查工作由吉林省卫生计生委统一领导，省卫生计生委办公室和规划财务处组织协调，相关业务处室配合，省卫生统计信息中心具体实施。为保证调查质量，专门成立了由省卫生计生委一把手牵头的吉林省第五次国家卫生服务调查领导小组，领导小组办公室设在省卫生统计信息中心。各调查样本县（市、区）也组建了由卫生计生行政部门主要负责同志担任组长的调查小组，调查领导小组负责本辖区内调查工作的领导和组织、现场调查实施、质量控制、资料验收等工作。同时，各样本县（市、区）卫生计生行政部门组织挑选调查员和调查指导员，以保证调查工作的顺利实施。调查员挑选标准为：乡镇卫生院或社区卫生服务中心及以上卫生机构的卫生人员，并且有高度的责任心，工作认真、耐心、细致，并具有一定的社会交往能力。调查工作于 6—8 月开始，进行调查准备及培训，9 月开展现场调查，10 月完成数据整理、数据录入工作，并进行质量控制。

两次调查的抽样均由国家卫生计生委统计信息中心统一设计，采取了多阶段分层次整群随机抽样方法。其中 2008 年调查涉及吉林省 8 个市（州）的 13 个县（市、区）的 4 778 户居民，共 13 922 名调查对象；2013 年调查涉及吉林省 9 个市（州）的 10 个县（市、区）的 6 000 户居民，共 15 573 名调查对象。调查均由培训合格的调查员在规定的调查时间内完成。采用玛叶指数、拟合度检验以及 DELTA 不相似系数与 GINI 集中比进行分析，结果发现两次调查样本均对全省情况有很好的代表性。

调查的数据处理采用样本县（市、区）领导小组负责本地区调查数据录入、集中汇总分析的方法。各样本县（市、区）采用国家卫生和计划生育委员会提供的数据录入软件，以双录入的方式收集调查数据，审核无误后提交数据库。省领导小组在各调查点随机抽查5% 的问卷，衡量样本县（市、区）数据录入质量。

《吉林省第五次卫生服务调查研究报告》将吉林省 2008 年和 2013 年家庭询问调查的资料连接，建立统一的数据库进行分析。描述吉林省 2013 年卫生服务需要、需求和利用的整体情况及不同地区（城乡）、不同人群的情况，分析吉林省不同时期、不同地区、不同人群的卫生服务需要、需求、利用及其影响因素的变化趋势。

本报告共十二章。第一章“概述”，简单介绍调查背景、调查内容和方法。第二章“调查家庭及人口基本情况”，详细描述调查家庭的经济状况、生活环境、调查人口社会学特征和卫生服务可及性等。第三章“居民健康及卫生服务需要”，描述了 15 岁及以上人口健康自我评价情况，详细分析了调查地区居民两周患病、慢性病患病的水平、趋势和人群分布特征。第四章“居民医疗服务需求、利用及费用”，分析了居民门诊和住院服务利用的特点，包括各类医疗服务的利用水平、居民就医行为、医疗费用以及卫生服务需求未得到满足的程度及原因等。第五章“医疗保障、医疗服务利用和疾病经济负担”，描述了社会医疗保险、商业医疗保险、政府医疗救助及无任何医疗保障的覆盖面和人群特征，对比分析了三类主要社会医疗保险（城镇职工基本医疗保险、城镇居民基本医疗保险、新型农村合作医疗）覆盖人群的医疗服务利用、费用情况和受益水平，分析了家庭灾难性卫生支出和因病致贫的发生情况及其与医疗保障的关系。第六章“居民卫生服务满意度”，通过对门诊及住院患者对就医过程和费用满意度及卫生系统反应性调查结果的分析，详细描述居民对医疗服务的总体满意度、居民不满意的主要方面，同时描述了居民对近五年医改涉及的“看病难”“看病贵”和医患关系的认知等。第七章“健康管理及健康行为”，描述了居民体育锻炼、健康档案和健康体检、刷牙、吸烟、饮酒等与健康相关的健康行为和危险因素。第八章“妇女儿童卫生保健”，对 15 ~ 64 岁女性的“宫颈癌、乳腺癌”两癌筛查，近五年内有分娩经历的育龄妇女的孕产期保健、分娩及费用，5 岁以下儿童的计划免疫和儿童保健情况进行了描述和分析。第九章“老年人口卫生服务需要及利用”，描述了 60 岁及以上老年人口的婚姻与配偶状况、教育、医保覆盖和社会支持等基本情况，自评健康水平和患病情况，以及对医疗服务的利用情况。第十章“慢性病管理”，对居民高血压、糖尿病两大重点疾病的患病、治疗情况进行了详细的分析。第十一章“国家基本公共卫生服务项目监测”，对健康档案、健康教育、高血压和糖尿病管理、孕产妇健康管理、儿童健康管理和预防接种等主要国家基本公共卫生服务的开展情况进行了描述。第十二章“主要发现与建议”，总结本次调查的主要发现，并对主要问题进行讨论及提出相应的政策建议。

本报告由北京大学公共卫生学院卫生政策管理学系冯星淋课题组承担数据处理、分析和撰写。第一章至第五章由冯星淋主笔，第六章由何永欢主笔，第七章至第十二章由汪颖主笔，其余成员参与了报告图表的修正和后期文字的处理工作。王秋艳、李兵、陈伟、任丽利等同志对书稿进行了审核。

调查工作和《吉林省第五次卫生服务调查研究报告》的撰写得到了吉林省卫生和计划生育委员会、吉林省中医药管理局、吉林省卫生统计信息中心的有关领导、专家学者、技术人员的大力支持与帮助，报告的后期撰写与修改得到了陈育德教授的有力指导，在此表示由衷的感谢。此外，北京大学冯星淋课题组还得到了国家自然科学基金优秀青年科学基金（71422009）和教育部新世纪优秀人才支持计划（NCET-12-0009）两项人才项目的资助，在此一并致谢。若本报告存在疏漏与不当之处，还请读者批评指正。

目　录

调查概况

2013 年，吉林省与国家同步开展了第五次卫生服务调查。本次调查的目的是通过了解居民卫生服务需要、需求和利用及对医疗服务满意度等信息，客观反映吉林省近五年卫生改革与发展的成就与问题，预测卫生服务供需变化的趋势，为科学制定卫生事业发展规划、评价医改实施效果提供依据。

本次调查涉及吉林省 9 个市（州）的 10 个县（市、区）、50 个乡镇（街道）、100 个行政村（居委会）中的 6000 户居民，实际调查对象为 15 573 人。调查内容包括：城乡居民人口与社会经济学特征、卫生服务需要、卫生服务利用、居民满意度、医疗费用和医疗保障及基本公共卫生服务等。

为便于开展省内各地区间的比较，本报告也对各地区相关指标进行了对比，其中长春市的相关指标由南关区和农安县两个区 / 县的样本合并计算而来，对应的吉林市样本点为丰满区，四平市为铁东区，辽源市为东丰县，通化市为东昌区，白山市为靖宇县，松原市为前郭县，白城市为洮北区，延边州为延吉市。现将调查主要结果报告如下：

一、调查基本情况

调查对象 2013 年人均年收入为 13 470 元，其中城市地区 15 848 元、农村地区 10 370 元。卫生支出占总收入的比例为 11.2%，其中农村地区为 11.5%，比城市地区高 0.4 个百分点。从地区分布看，四平市和白山市较高，分别为 16.5% 和 14.0%，说明两地居民就医家庭经济负担相对较重；松原市和通化市较低，均低于 9%；其余各市（州）为 10% ~ 12%。

全省调查地区 92.5% 的居民拥有安全饮用水，75.0% 的居民拥有卫生厕所。城市地区安全饮用水和卫生厕所的覆盖率分别达到 96.1% 和 88.4%。农村地区安全饮用水覆盖率达 87.2%，但卫生厕所覆盖率为 54.8%。从地区分布看，四平市的安全饮用水和卫生厕所覆盖率均超过 99.5%；其余市（州）中，辽源市、通化市和白城市的安全饮用水覆盖率也均超过 99%，松原市覆盖率相对较低，为 79.7%；各市（州）卫生厕所覆盖率相对较低，尤其是白山市和辽源市，覆盖率仅在 50% 左右。其中白山市的靖宇县和辽源市的东丰县为调查样本点，两县社会经济发展水平相对较低，农村基本卫生设施建设工作尚存较大提升空间。

二、卫生服务需要

卫生服务需要主要通过两周患病率和慢性病患病率（以调查对象人数为分母）来反映。2013 年，调查地区两周患病率为 25.7%，城市地区高于农村地区，分别为 30.6%

和 19.3%。从各地市看，延边州两周患病率最高，达 43.2%，长春市、四平市均超过了 30%；松原市最低，为 6.6%，辽源市次低，为 15.5%；其余各市（州）均超过了 22%。从全省看，高血压、糖尿病和普通感冒的两周患病率排在前三位。

15 岁及以上调查人口慢性病患病率为 20.9%，城市地区 25.7%、农村地区 14.6%。地区差异与两周患病率的地区差异保持一致，延边州最高，松原市最低。从全省看，高血压、糖尿病和脑血管病是排在前三位的慢性病。

三、医疗服务利用

（一）门诊服务利用

门诊服务利用方面，调查地区 2013 年两周就诊率为 10.7%，城市地区为 7.9%，农村地区为 14.4%。松原市、吉林市、通化市和四平市的两周就诊率均低于 10%。长春市和辽源市的两周就诊率相对较高，均超过 15%。从全省看，高血压、上呼吸道感染和糖尿病是排在前三位的门诊疾病。

门诊就诊的流向，调查地区两周就诊基层医疗机构首诊比例为 77.1%，农村地区达 84.0%，城市地区 68.8%。长春市这一比例达到了 90.6%。除延边州该比例为 46.4%（较低）外，其余各市（州）均在 70%～80%。此指标说明吉林省特别是长春市，加强基层医疗和将患者向社区分流的工作取得了重大进展，相关经验值得进一步分析和总结。

调查地区两周就诊患者中输液的比例为 45.6%，农村地区高于城市地区，分别为 56.6% 和 31.2%。此指标各市（州）间差异较大，最高者为白山市，达 72.2%，最低者为白城市，为 16.9%。长春市、吉林市在 60% 左右，辽源市、通化市、松原市、延边州在 40% 左右，四平市在 25% 左右。

调查地区两周患病纯自我医疗比例为 38.6%，农村地区为 51.3%，比城市地区高了近 20 个百分点。除了通化市为 20% 外，其余各市（州）都超过了 30%，白山市高达 56.2%。

调查地区 2013 年两周患病未治疗的比例为 9.7%，农村与城市地区分别为 10.3% 和 9.4%。通化市最高，达 27.7%，松原市、白山市为 20% 左右，辽源市、延边州和长春市较低，分别为 0.4%、1.7% 和 4.4%。调查地区因经济困难两周患病未治疗比例为 1.9%，农村地区为 3.5%，城市地区为 1.0%，除白山市比例最高（10.5%）外，其余各市（州）这一比例均较低。

（二）住院服务利用

调查地区 2013 年住院率为 5.9%，城市地区 6.7%、农村地区 4.8%。延边州、四平市和辽源市相对较高，为 10% 左右；松原市和长春市较低，分别为 1.7% 和 3.4%。脑血管疾病、正常分娩和心血管疾病是排在前三位的住院疾病。

住院患者的流向，调查地区县级及以下基层医疗机构住院比例为 65.4%，农村地区 83.1%、城市地区 55.6%。辽源市、白山市和松原市均在 90% 左右，通化市、延边州在

70% 左右，白城市接近 60%，而长春市、吉林市和四平市均在 45% 左右。

调查地区平均住院天数为 13.5 天，城市地区 14.4 天、农村地区 11.9 天。辽源市、松原市平均住院天数为 10 天，长春市为 12 天，其余均在 14 天左右。

值得关注的是，调查地区 2013 年应住院而未住院比例达 23.1%，农村地区 27.1%、城市地区 20.6%；因经济困难应住院而未住院比例为 15.2%，农村地区 22.2%、城市地区 10.9%。长春市、白山市、白城市应住院而未住院比例均超过 30%，吉林市、四平市、辽源市、通化市和松原市在 20% 左右，延边州为 9%。白山市因经济困难应住院而未住院的比例最高，达 28.3%，其次为长春市，为 25.3%，松原市和白城市在 20% 左右，通化市和延边州最低。

四、医疗费用和医疗保障

调查地区 2013 年医疗保障覆盖率达 90.8%，城镇职工基本医疗保险、城镇居民基本医疗保险和新型农村合作医疗（含城乡居民合作医疗）覆盖率分别为 22.6%、15.2% 和 52.0%。城市地区三大社会医疗保险覆盖率合计 84.1%，农村地区为 94.7%，其中农村地区主要以新型农村合作医疗为主，其覆盖率达 92.0%。

调查地区 2013 年无任何医疗保障覆盖的人口比例为 9.2%，城市 12.6%、农村 4.8%。四平市和通化市该比例最高，分别为 20.3% 和 18.8%，其次为延边州（11.4%），辽源市最低（1.9%），其余各市（州）为 5% ~ 10%。

调查地区 2013 年次均门诊直接医疗费用 589 元，城市地区 788 元、农村地区 440 元。通化市、吉林市次均门诊住院费用较高，分别为 1 538 元和 1 094 元。

调查地区 2013 年次均住院直接费用为 10 005 元，城市地区 10 475 元、农村地区 9 154 元。通化市、长春市和四平市该费用较高，均在 12 000 元左右，其余各市（州）均不足 10 000 元。调查地区住院报销比例为 43.2%，城市地区 48.4%、农村地区仅 32.3%。延边州、吉林市报销比例相对较高，达 50% 以上，白城市接近 50%，松原市、辽源市则相对较低，不足 30%。

根据世界卫生组织（WHO）方法计算得到的调查地区 2013 年因病致贫率为 4.6%，农村地区 7.4%、城市地区 2.8%。松原市、白山市因病致贫率较高，分别为 8.2% 和 7.7%，长春市、吉林市和白城市在 5% 左右，辽源市、通化市和延边州为 2% ~ 3%，四平市最低，为 0.8%。

五、居民满意度

无论是门诊还是住院，居民对医疗服务的满意度较高。调查地区 2013 年门诊服务不满意比例为 3.2%，城市地区 2.8%、农村地区 3.5%。不满意的前三位原因是医疗费用高、看病手续繁琐和服务态度差。吉林市、长春市、延边州不满意的比例较高，分别为 9.1%、5.3% 和 5.1%。

调查地区 2013 年住院服务不满意比例为 6.2%，城市地区 6.6%、农村地区 5.3%。不满意的前三位原因是医疗费用高、收费不合理和技术水平低。四平市和长春市这一比例最高，分别为 16.3% 和 7.1%。

六、卫生改革

调查地区 2013 年 15 分钟内可及最近医疗机构的家庭比例为 80%，城市地区为 85%，农村地区为 73%。长春市、吉林市和松原市这一比例在 70% 左右，四平市为 79%，其余各市（州）基本达到 85% 以上。

本次调查询问了居民对“看病难”和“看病贵”改善程度的认识。关于“看病难”问题，调查地区有 74.9% 的居民认为有不同程度的改善，农村这一比例更高，达 82.0%。除了吉林市和四平市这一比例低于 70% 外，其余各市（州）该比例均超过了 70%。

而在“看病贵”问题上，调查地区有 46.4% 的居民认为有不同程度的恶化，城市地区 56.2%、农村地区 31.6%。尤其是四平市，该比例高达 82.5%，其次是白城市和延边州，为 58% 左右。吉林市、通化市和白山市则在 50% 左右。长春市、辽源市在 30% 左右。松原市最低，也达 21.2%。

七、基本公共卫生服务

调查反映出吉林省基本公共卫生项目农村地区的覆盖率高于城市地区，但尚有较大提升空间。

调查地区 2013 年 35 岁及以上人口健康档案覆盖率达到 73.5%，农村地区为 86.2%，高出城市地区 21 个百分点。其中长春市最高，达到 90%，而延边州和吉林市较低，覆盖率不到 50%。15 岁及以上人口一年体检率达到 56.3%，城市地区为 52.6%，农村地区为 65.5%。辽源市体检率最高，为 96%；其他市（州）为 40% ~ 70%。

15 ~ 64 岁妇女两癌筛查方面，调查地区 2013 年宫颈癌和乳腺癌筛查率分别为 11.9% 和 14.7%。城市地区筛查率相对较高，分别为 15.1% 和 18.8%；而农村地区相对较低，分别为 7.5% 和 9.1%。从地区分布看，延边州两项均最高，都超过了 25%；辽源市和松原市较低，两项均不足 10%。这体现出在两癌筛查方面，调查地区均有很大的提升空间。

孕产期保健方面，无论城市地区还是农村地区，2013 年产前检查率均达到 96%，其中辽源市达到 100%，只有吉林市低于 90%。5 次及以上产前检查率为 62.1%，城市地区高于农村地区约 8 个百分点，为 66.0%。吉林市完成最好，为 86%，而四平市和松原市比较落后，分别为 22% 和 33%。住院分娩率为 98.2%，城市地区和农村地区差别不大，分别为 98.8% 和 97.6%。其中通化市达到 100%，而四平市和白城市则低于 85%。产后访视率为 59.3%，城市地区和农村地区分别为 62.0% 和 56.5%。通化市、白山市相对较高，在 80% 左右，松原市、白城市和延边州均低于 50%，其中松原市产后访视率仅 33%。

儿童保健方面，调查地区 2013 年 5 岁以下儿童体检达标率为 53.6%，城市地区高于农村地区，分别为 58.1% 和 49.3%。长春市和松原市相对较低，分别为 27% 和 32%。通化市和白山市最高，均为 74% 左右。四平市为 46%，白山市为 51%。吉林市、辽源市和延边州均超过 65%。计划免疫建卡率为 96.5%，城市地区达到 99.3%，高于农村地区的 93.8%。吉林市、通化市、白城市和延边州达到了 100%，除松原市低于 90% 外，其余市（州）均高于 95%。

调查地区高血压 3 个月内接受健康教育的比例为 66.7%，农村地区高于城市地区 9.1 个百分点，为 73.4%。其中长春市和白山市较高，分别达到 87% 和 83%；吉林市较低，只有 30%。高血压一年 4 次测量血压比例达到 93.4%，城市地区和农村地区分别为 94.3% 和 90.9%。各市（州）均为 85% ~ 98%，区域差异不明显；长春市最高，为 98%。糖尿病一年 4 次检测血糖比例达到 91.8%，城市地区为 93.2%，农村地区为 84.1%。白山市和松原市为 83%，其余市（州）均为 85% ~ 96%。

第一章　概　　述

第一节　调查目的

国家卫生服务调查开始于1993年，每5年开展一次，由原卫生部（现国家卫生和计划生育委员会，简称国家卫生计生委）统一组织。吉林省于2008年首次开展具有本省代表性的卫生服务调查，调查目的、调查内容、调查方法与国家一致。

本调查的目的是通过系统地了解居民卫生服务需要、需求和利用及对医疗服务满意度等信息，客观反映吉林省卫生改革与发展的成就及问题，预测卫生服务供需变化的趋势，为科学制定卫生事业发展规划、评价医改实施效果提供依据。具体目的如下：

1. 通过对样本地区居民健康状况、患病情况、疾病严重程度等内容的调查，了解吉林省城乡和不同人群的健康水平、卫生服务需要量及变化趋势，分析可能存在的问题及影响因素。

2. 通过对样本地区居民医疗服务利用的调查，了解吉林省城乡和不同人群的医疗服务需求量和变化趋势，探讨居民卫生服务供求关系与影响因素。

3. 通过对样本地区居民医疗保障制度和医疗费用的调查，了解吉林省城乡和不同人群医疗保障覆盖和保障水平、疾病经济负担情况，进而对吉林省医疗保障制度的改革进展进行评价。

4. 通过对样本地区公共卫生服务利用的调查，了解吉林省城乡地区在健康管理、妇幼保健等基本公共卫生服务中的进展。

第二节　调查内容

1. 调查家庭的基本情况，包括家庭规模、收入与支出、生活环境、卫生服务可及性等。

2. 调查居民的人口与社会经济学特征，包括性别、年龄、婚姻、教育、就业等。

3. 调查居民的卫生服务需要、需求与利用，包括居民自我健康评价、两周患病情况、慢性病患病情况、门诊和住院服务利用等。

4. 医疗保障和疾病经济负担，包括不同医疗保障的覆盖情况、医疗服务利用情况、医疗费用和疾病负担等。

5. 调查居民对医疗卫生服务提供过程和结果的满意度，包括对门诊和住院的就医环境、医务人员、费用的满意程度，对医患关系、医改的认识等。

6. 重点人群（妇女、儿童、老年人口）的卫生服务需要、需求与利用情况，包括女性两癌筛查情况，孕产期保健、分娩及费用，儿童计划免疫和保健，60 岁及以上人口健康水平、患病和卫生服务利用情况。

7. 基本公共卫生服务项目的开展情况，包括健康档案、健康教育、高血压和糖尿病管理、孕产妇健康管理、儿童健康管理和预防接种情况。

第三节 调查方法

家庭健康询问调查采用多阶段分层整群随机抽样的方法，2013 年在全省 9 个市（州）抽取调查家庭开展家庭询问调查。调查采用入户询问的方法收集数据。由经过培训的调查员按调查表的项目对调查户所有常住人口（近半年内在本户居住的所有户籍人口和非户籍人口，也包括出生未满半年的婴儿和新结婚的配偶等）逐一进行询问。为方便比较医改成效，本报告也分析了吉林省 2008 年家庭健康询问调查的资料。

一、调查对象和调查时间

2013 年吉林省调查样本县（市、区），由国家卫生计生委统计信息中心遵循经济有效的抽样原则，采用多阶段分层整群随机抽样的方法，并且考虑前几次卫生服务调查的调查样本的延续后确定，包括长春市南关区、长春市农安县、吉林市丰满区、四平市铁东区、辽源市东丰县、通化市东昌区、白山市靖宇县、松原市前郭县、白城市洮北区、延边州延吉市。

家庭调查询问对象为抽中样本住户的所有常住人口。2008 年调查涉及 8 个市（州）的 13 个县（市、区），2013 年调查涉及 9 个市（州）的 10 个县（市、区）、50 个乡镇（街道）、100 个行政村（居委会）中的 6000 户居民（图 1.3.1 和图 1.3.2）。

调查时间安排为：2013 年 6—8 月，调查准备及培训；2013 年 9 月，开展现场调查；2013 年 10 月，数据录入。

二、资料收集方法

家庭健康询问调查采用入户询问的方法收集数据。各样本县（市、区）按乡镇 / 街道摸底调查辖区内所有住户名单，以此形成抽样框架，然后采取机械抽样的方式抽取 60 个样本户及 10 个备选户。经培训合格的调查员深入样本户按调查表的项目对该户所有成员逐一进行询问调查。

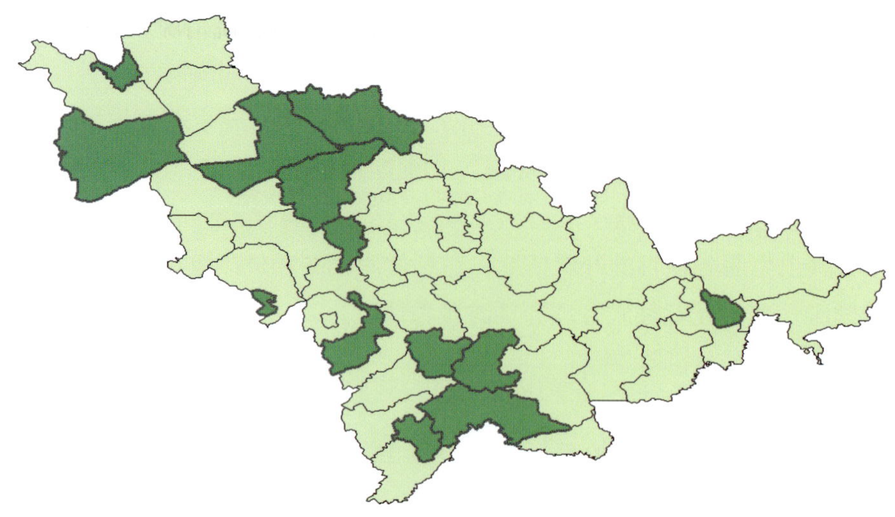

图 1.3.1 吉林省 2008 年卫生服务调查抽样县（市、区）分布

来源：国家基础地理信息中心。

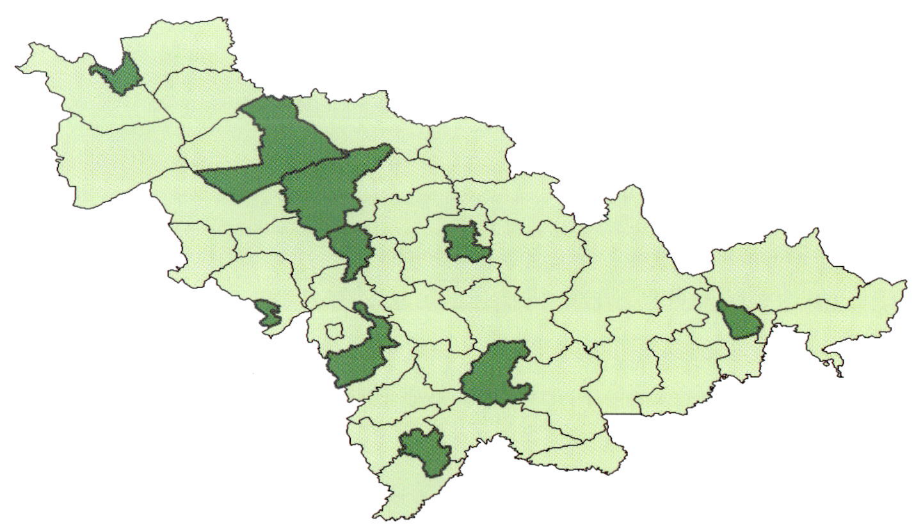

图 1.3.2 吉林省 2013 年卫生服务调查抽样县（市、区）分布

来源：国家基础地理信息中心。

三、收集资料的人员

家庭健康询问调查设置调查员和调查指导员。调查员为乡镇卫生院、社区卫生服务中心的医生，承担入户调查任务；调查指导员为县（市、区）卫生局的卫生工作人员，负责调查的组织、指导、检查和验收工作。

四、收集资料的工具

采用家庭健康询问调查表进行调查。调查表包括家庭一般情况调查表、家庭成员个人情况调查表、调查前两周内病伤情况调查表、调查前一年内住院情况调查表、5 岁以下儿童调查表和 15 ~ 64 岁妇女调查表。

第四节 调查实施的质量控制与评价

本次调查由吉林省卫生计生委、吉林省中医药管理局统一领导，相关业务处室配合，吉林省卫生统计信息中心具体实施。为保证调查质量，专门成立了由省卫生计生委一把手牵头的吉林省第五次国家卫生服务调查领导小组，领导小组办公室设在省卫生统计信息中心。各调查样本县（市、区）也组建了由卫生计生行政部门主要负责同志担任组长的调查小组。调查领导小组负责本辖区内调查工作的领导和组织、现场调查实施、质量控制、资料验收等工作。同时，各样本县（市、区）卫生计生行政部门组织挑选调查员和调查指导员，以保证调查工作的顺利实施。调查员挑选标准为：乡镇卫生院或社区卫生服务中心及以上卫生机构的卫生人员，并且有高度的责任心，工作认真、耐心细致，并具有一定的社会交往能力。

一、调查方案的设计、论证

调查方案的设计、论证由国家卫生计生委统一组织进行，通过多次召开研讨会，广泛征求专家及各有关方面的意见。同时，开展了预调查，检验调查设计的科学性、有效性及可行性，进一步完善方案。调查方案最终通过国家统计局批准。

二、调查人员培训

按国家卫生计生委统一制订的培训计划和教材进行了两级培训。国家卫生计生委负责培训省级调查负责人和师资，省和县级的调查负责人及师资负责组织和培训样本地区的调查指导员和调查员。每位调查员通过专门培训，认真学习调查文件，明确调查的目的和意义，了解调查设计原则和方法，准确理解调查问题的内涵，掌握指标含义及填写要求；此外，还要求调查员了解调查过程中可能出现的问题，掌握访问程序，明确现场调查工作纪律，以保证调查工作的质量和进程。培训结束后，对培训效果进行考核，合格后的调查员方能参与正式调查。

三、明确各调查人员的职责

明确省领导小组、样本县（市、区）领导小组、调查指导员和调查员各自的职责。

省领导小组按照国家要求进行调查动员和组织调查员培训。调查督导员不定时地跟随调查员及调查指导员实地督导调查，对已经核对上交的问卷进行质量评估和质量核查，及时发现可能存在的质量问题并采取相应措施。同时，省领导小组对各地的工作进展进行监控。

各样本县（市、区）领导小组牵头本地区的调查工作，统筹安排各调查点的调查动员工作，严格按照国家标准，对调查员进行选择和培训。同时，对本地区的调查质量全权负责，并负责本地区调查数据的录入。

调查指导员主要负责“样本住户”以及“备用户”的抽取，预约调查时间，对抽取的村（居委会）和住户实地勘察访问。同时，督促调查员并对其工作进行审核。

调查员需要按照培训要求，客观、实事求是地进行调查、填报，及时对调查表进行检查。

四、调查质量的核查

1. 现场调查过程中，在每一户询问并记录完毕后，调查员对填写的调查表进行全面检查，查看有无遗漏项目、书写错误和逻辑错误。有疑问则重新询问核实，有错误及时更改。

2. 每天调查员均对当天完成的调查表逐项进行认真检查，发现有错漏时则再次入户进行核对，予以更正、补充。对于不能由他人代答的问题，可能需要重访多次，以找到家庭所有成员完成调查工作。

3. 调查员填写《样本户访问记录统计表》，记录调查结果，从总体上评价调查的成功率、拒答比例等。调查员在将已完成的调查问卷送交调查指导员前完成统计表中各栏的项目，其各项记录应和调查表中的访问记录相一致。

4. 调查指导员每天对调查员交来的每份调查表中的调查内容进行审核，如发现漏项或填写错误时，立即要求调查员及时进行补充、更正。每份调查表经核查无误后，方可签字验收。

5. 样本县（市、区）领导小组设立质量考核小组，全程监控调查质量，调查完成后进行复查考核。家庭健康询问调查的复查考核在已完成户数中随机抽取 5%，通过电话或再入户的方式对复核调查表的内容进行询问，复核调查结果与原调查结果进行比较，计算符合率，填写核查调查表，报省领导小组办公室。

6. 由督导员对调查指导员已经核对上交的问卷进行质量评估，统计错填率、漏填率和逻辑错误等。随机抽查 5% 的问卷进行质量核查，做好复核记录，符合率低于 95% 的样本县（市、区）将全部重访，并进行全省通报。

7. 数据录入。样本县（市、区）领导小组负责本地区调查数据的录入。为保证数据录入质量，家庭健康询问调查数据采取双录入的方式。数据录入软件由国家卫生和计划生育委员会统计信息中心提供。样本县（市、区）领导小组收集和审核本样本地区的调查数据，审核无误后提交数据库。省领导小组在各调查点随机抽查 5% 的问卷，将文件内容与数据库信息进行比对，计算一致率，衡量样本县（市、区）数据录入质量。如果一致率低于 95%，则该样本县（市、区）将重新进行数据录入。

五、数据代表性的检验与评价

本报告通过调查数据内部的逻辑关系对调查数据质量进行了检验和评价。采用了玛叶指数、拟合度检验、DELTA 不相似系数与 GINI 集中比验证数据质量和代表性。三个统计检验都提示 2008 年和 2013 年的调查样本对全省具有较好的代表性。

（一）玛叶指数（Myer's Index）

玛叶指数是判断调查质量的一种指标。它假设在一个不存在任何数据偏好的人口中，以 0 ~ 9 中任何一个数字结尾的年龄别人口数应占总人口数的 1/10。实际人口的年龄分布与理论分布差数的绝对值之和，称为玛叶指数。玛叶指数的取值范围为 0 ~ 99，“0”表示实际数据严格符合理论分布，“99”表示所有人口年龄都是同一个数字结尾。一般情况下，由于各年龄组均存在死亡、迁移等现象，而且各年龄组死亡、迁移的概率均不一致，实际人口年龄分布与理论分布有偏差，但玛叶指数不能大于 60，大于 60 则可以肯定地说该调查人口的数据存在严重的年龄偏好。2008 年和 2013 年调查样本的玛叶指数分别为 3.67 和 3.59（表 1.4.1 和表 1.4.2），说明两次调查均无明显的年龄偏好。

（二）拟合度检验（Test of Goodness of Fit）

拟合度检验是比较调查数据是否与总体数据相吻合的方法。本报告中将吉林省 2010 年第六次人口普查的数据作为总体，将 2008 年和 2013 年吉林省卫生服务调查家庭健康询问调查的人口数据作为样本，观察样本数据的分布与总体分布的拟合程度，从而判断调查质量。

表 1.4.1 吉林省 2008 年调查人口玛叶指数计算表

年龄结尾数字	10 ~ 99 岁区间			20 ~ 99 岁区间			（3）+（6）	P_i（%）	|（8）−10%|（%）
	总数	权数	（1）*（2）	总数	权数	（4）*（5）			
	（1）	（2）	（3）	（4）	（5）	（6）	（7）	（8）	（9）
0	1 315	1	1 315	1 196	9	10 764	12 079	9.9749	0.0251
1	1 322	2	2 644	1 196	8	9 568	12 212	10.0847	0.0847
2	1 185	3	3 555	1 055	7	7 385	10 940	9.0343	0.9657
3	1 270	4	5 080	1 106	6	6 636	11 716	9.6751	0.3249
4	1 226	5	6 130	1 094	5	5 470	11 600	9.5793	0.4207
5	1 302	6	7 812	1 138	4	4 552	12 364	10.2102	0.2102
6	1 250	7	8 750	1 093	3	3 279	12 029	9.9336	0.0664
7	1 246	8	9 968	1 052	2	2 104	12 072	9.9691	0.0309
8	1 409	9	12 681	1 171	1	1 171	13 852	11.4390	1.4390
9	1 223	10	12 230	1 042	0	0	12 230	10.0996	0.0996
合计							121 094	100.0	3.6672

表 1.4.2　吉林省 2013 年调查人口玛叶指数计算表

年龄结尾数字	10～99 岁区间			20～99 岁区间			（3）+（6）	P_i（%）	|（8）−10|（%）
	总数（1）	权数（2）	（1）*（2）（3）	总数（4）	权数（5）	（4）*（5）（6）	（7）	（8）	（9）
0	1 634	1	1 634	1 502	9	13 518	15 152	10.9815	0.9815
1	1 460	2	2 920	1 336	8	10 688	13 608	9.8624	0.1376
2	1 431	3	4 293	1 324	7	9 268	13 561	9.8284	0.1716
3	1 542	4	6 168	1 413	6	8 478	14 646	10.6147	0.6147
4	1 445	5	7 225	1 351	5	6 755	13 980	10.1321	0.1321
5	1 431	6	8 586	1 326	4	5 304	13 890	10.0668	0.0668
6	1 378	7	9 646	1 255	3	3 765	13 411	9.7197	0.2803
7	1 310	8	10 480	1 197	2	2 394	12 874	9.3305	0.6695
8	1 342	9	12 078	1 238	1	1 238	13 316	9.6508	0.3492
9	1 354	10	13 540	1 259	0	0	13 540	9.8132	0.1868
合计							137 978	100.0	3.5901

表 1.4.3　吉林省 2008 年调查人口年龄构成与总体参数的拟合度检验*

顺序号	年龄分组	2010 年吉林全省人口	样本人口数	2010 年吉林全省构成 P_i(%)	样本人口构成 S_i(%)	$(S_i \sim P_i)^2/P_i$
1	0～4	1 079 016	620	3.93	4.45	0.0007
2	5～9	1 094 295	551	3.99	3.96	0.0000
3	10～14	1 118 204	671	4.07	4.82	0.0014
4	15～19	1 684 347	934	6.14	6.71	0.0005
5	20～24	2 501 314	1 007	9.11	7.23	0.0039
6	25～29	1 956 582	747	7.13	5.37	0.0044
7	30～34	2 171 403	940	7.91	6.75	0.0017
8	35～39	2 557 636	1 492	9.32	10.72	0.0021
9	40～44	2 893 132	1 415	10.54	10.16	0.0001
10	45～49	2 614 467	1 193	9.52	8.57	0.0010
11	50～54	2 150 509	1 277	7.83	9.17	0.0023
12	55～59	2 005 362	1 055	7.30	7.58	0.0001
13	60～64	1 324 710	641	4.83	4.60	0.0001
14	65～69	837 251	566	3.05	4.07	0.0034
15	70～74	680 192	425	2.48	3.05	0.0013
16	75～79	429 609	234	1.56	1.68	0.0001
17	80+	354786	153	1.29	1.10	0.0003
	合计	27 452 815	13 921	100.00	100.00	

* $\chi^2 = 0.0233$。

表 1.4.4　吉林省 2013 年调查人口年龄构成与总体参数的拟合度检验 *

顺序号	年龄分组	2010 年吉林全省人口	样本人口数	2010 年吉林全省构成 P_i(%)	样本人口构成 S_i(%)	$(S_i \sim P_i)^2/P_i$
1	0 ~ 4	1 079 016	567	3.93	3.64	0.0002
2	5 ~ 9	1 094 295	679	3.99	4.36	0.0004
3	10 ~ 14	1 118 204	586	4.07	3.76	0.0002
4	15 ~ 19	1 684 347	540	6.14	3.47	0.0116
5	20 ~ 24	2 501 314	685	9.11	4.40	0.0244
6	25 ~ 29	1 956 582	908	7.13	5.83	0.0024
7	30 ~ 34	2 171 403	1 040	7.91	6.68	0.0019
8	35 ~ 39	2 557 636	980	9.32	6.29	0.0098
9	40 ~ 44	2 893 132	1 535	10.54	9.86	0.0004
10	45 ~ 49	2 614 467	1 513	9.52	9.72	0.0000
11	50 ~ 54	2 150 509	1 369	7.83	8.79	0.0012
12	55 ~ 59	2 005 362	1 494	7.30	9.59	0.0072
13	60 ~ 64	1 324 710	1 417	4.83	9.10	0.0379
14	65 ~ 69	837 251	841	3.05	5.40	0.0181
15	70 ~ 74	680 192	683	2.48	4.39	0.0147
16	75 ~ 79	429 609	473	1.56	3.04	0.0139
17	80 +	354 786	263	1.29	1.69	0.0012
	合计	27 452 815	15 573	100.00	100.00	

* $\chi^2 = 0.1454$。

如表 1.4.3 和表 1.4.4 所示，检验结果在自由度为（$K-1$）$-2=14$ 时，2008 年卡方值是 0.0233（$P>0.05$），2013 年卡方值是 0.1454（$P>0.05$）。不能拒绝调查数据人口分布与全省人口分布相同的原假设，说明两次调查的样本对全省具有较好的代表性。

（三）DELTA 不相似系数与 GINI 集中比

DELTA 不相似系数与 GINI 集中比均用来反映样本指标的分布与总体分布一致性的程度，既能反映样本对总体的代表性，也能反映调查数据的质量。本报告中计算了 2008 年和 2013 年调查的家庭规模的分布与吉林省 2010 年第六次人口普查家庭规模总体分布的 DELTA 不相似系数和 GINI 集中比。这两个指标越接近 0，表示样本分布与总体分布的一致性越好。

计算得到，2008 年调查的 DELTA 不相似系数为 7.75，GINI 集中比为 0.01；2013 年调查的 DELTA 不相似系数为 14.1，GINI 集中比为 0.15。因此，2008 年和 2013 年的调查样本与总体差异较小，调查数据的质量较好（表 1.4.5 和表 1.4.6）。

表 1.4.5　吉林省 2008 年家庭健康询问调查家庭规模的 DELTA 不相似系数和 GINI 集中比

每户人数 (1)	吉林全省构成（%） (2)	构成累计（P_i） (3)	样本构成（%） (4)	构成累计（S_i） (5)	|(2)－(4)| (6)	P_i*$S_{(i+1)}$ (7)	$P_{(i+1)}$*S_i (8)
1	12.4	12.4	7.3	7.3	5.1	0.05	0.03
2	27.4	39.8	31.1	38.5	3.8	0.30	0.28
3	33.3	73.1	36.8	75.3	3.5	0.66	0.65
4	13.9	87.0	14.4	89.7	0.5	0.85	0.86
5	8.7	95.7	8.4	98.1	0.3	0.96	0.97
6	2.9	98.7	1.7	99.8	1.2	0.99	0.99
7	0.9	99.5	0.2	100.0	0.7	1.00	1.00
8	0.3	99.8	0.0	100.0	0.3	1.00	1.00
9	0.1	99.9	0.0	100.0	0.1	1.00	1.00
10＋	0.1	100.0	0.0	100.0	0.1	0.00	0.00
合计					15.5	6.79	6.78

指数：Δ=7.75，GINI=0.01。

表 1.4.6　吉林省 2013 年家庭健康询问调查家庭规模的 DELTA 不相似系数和 GINI 集中比

每户人数 (1)	吉林全省构成（%） (2)	构成累计（P_i） (3)	样本构成（%） (4)	构成累计（S_i） (5)	|(2)-(4)| (6)	P_i*$S_{(i+1)}$ (7)	$P_{(i+1)}$*S_i (8)
1	12.4	12.4	13.4	13.4	1.0	0.07	0.05
2	27.4	39.8	40.5	53.9	13.1	0.33	0.39
3	33.3	73.1	28.3	82.2	5.0	0.68	0.72
4	13.9	87.0	10.6	92.8	3.4	0.86	0.89
5	8.7	95.7	5.6	98.4	3.1	0.96	0.97
6	2.9	98.7	1.4	99.8	1.5	0.99	0.99
7	0.9	99.5	0.2	100.0	0.7	1.00	1.00
8	0.3	99.8	0.0	100.0	0.3	1.00	1.00
9	0.1	99.9	0.0	100.0	0.1	1.00	1.00
10＋	0.1	100.0	0.0	100.0	0.1	0.00	0.00
合计					28.2	6.86	7.01

指数：Δ=14.1，GINI=0.15。

第五节 分析方法

本报告将吉林省 2008 年和 2013 年家庭健康询问调查的资料连接，建立统一的数据库进行分析。分析中采用描述性统计分析对调查资料进行现状描述和变化趋势分析，比较吉林省不同时期、不同地区、不同人群的卫生服务需要、需求、利用及其影响因素的变化情况。

现况描述包括吉林省 2013 年卫生服务需要 、需求和利用的整体情况及不同地区（城乡）、不同人群的情况。人群特征的差异考虑了不同性别、年龄、教育程度、收入水平、医疗保障情况等。

趋势分析是将 2013 年的省级代表性样本和 2008 年的省级代表样本进行比较，分析吉林省不同地区、不同人群的卫生服务需要、需求、利用及其影响因素的变化趋势。

本报告的城乡分组按照国家卫生服务调查的总体设计执行。城市地区是指行政区划为地级市及以上的地区，农村地区是指行政区划为县（包括县级市）的地区。收入分组根据每次调查，按照家庭人均年收入将所有被调查者等分为 5 组，分别定义为“最低收入组、较低收入组、中等收入组、较高收入组和最高收入组”。2008 年收入分组的划分标准为：低于 2 400 元为最低收入组，2 400 ~ 3 750 元为较低收入组，3 751 ~ 5 400 元为中等收入组，5 401 ~ 8 400 元为较高收入组，高于 8 400 元为最高收入组。2013 年收入分组的划分标准为：低于 5 667 元为最低收入组，5 667 ~ 10 000 元为较低收入组，10 001 ~ 12 500 元为中等收入组，12 501 ~ 19 800 元为较高收入组，高于 19800 元为最高收入组。

此外，本报告中涉及收入、支出、费用等内容比较时，均以 2013 年为参照，按吉林省历年居民消费价格指数调整。根据吉林省统计信息网，得到吉林省 2009—2013 年的居民消费价格指数（consumer price index, CPI）分别为 100.1、103.7、105.2、102.9 和 102.5。

（冯星淋 王秋艳）

第二章　调查家庭及人口基本情况

本章提要

本章关注调查人口的基本社会经济特征和卫生服务可及性。从家庭规模、家庭收入和支出情况、生活环境反映家庭的基本特征，通过调查人口的性别构成、年龄构成、婚姻情况、文化程度和就业情况反映调查人口的特征，通过住户到最近医疗机构的时间和距离、医疗保障覆盖情况反映卫生服务可及性。

本次调查共调查了 9 个市（州）10 个代表县（市、区）的 6 000 户家庭，共 15 573 人。抽样比例约为 6/10 000。

全省调查地区 2013 年家庭人均年收入约 1.35 万元；人均年支出约 1.07 万元，其中医疗卫生支出占比 14.2%（1 509 元）。城乡居民人均住房面积为 32m^2，以楼房和砖瓦平房为主。全省调查地区安全饮用水覆盖率为 92.5%，卫生厕所覆盖率为 75.0%，其中农村地区卫生厕所覆盖率约 55%。

全省调查人口男女性别比例为 0.91。25～64 岁人口比例均略高于 65%，农村地区 65 岁以上人口比例接近 10%，城市地区则超过 18%。15 岁及以上城乡居民中，已婚者超过 80%；未上过学比例约 6%，城市地区大专及以上学历人口比例接近 20%，农村地区约 3%；城市地区有 33% 的 15 岁及以上的调查对象为离退休，农村地区则有 64% 以农业生产为主要职业。

调查地区有 60% 的调查居民到医疗卫生机构的距离在 1km 以内，80% 的人可以在 15 分钟内到达最近的医疗卫生机构。90.8% 的城乡居民均享有不同形式的医疗保障。城市地区和农村地区分别有 85.3% 和 96.4% 的居民被社会医疗保险覆盖。

第一节　调查家庭基本情况

一、调查样本与家庭规模

吉林省 2013 年在 9 个市（州）分别选取 1 个代表县（市、区）（长春市选取了县和区各 1 个）开展家庭健康询问调查，共调查 6 000 户，15 573 人。其中城市点 6 个，农村点 4 个（注：延吉市在国家点中被定位农村点，根据本省实际情况调整为城市点分析）。调查点、家庭和人口具体情况见表 2.1.1。调查地区家庭平均常住人口 2.6 人，无论城乡，均比 2008 年有所减少。

表 2.1.1　吉林省 2008 年和 2013 年调查样本和家庭规模

样本情况	城乡合计		城市		农村	
	2008	2013*	2008	2013*	2008	2013*
样本县数	13	10	7	6	6	4
样本户数	4 778	6 000	2 200	3 600	2 578	2 400
样本人口	13 922	15 573	5 804	8 815	8 118	6 758
家庭平均人口	2.9	2.6	2.6	2.4	3.1	2.8

*2013 年调查国家点延吉市定为农村点，省级调整为城市点。

由图 2.1.1 可见，吉林省 2013 年家庭健康询问调查的抽样比例为 6/10 000 左右。样本城乡分布基本均衡。但长春市、吉林市两个人口密集的地级市抽样比例相对较低，这两个样本点属吉林省相对富裕、医疗资源丰富的地区。而辽源市东丰县和白山市靖宇县抽样比例较高，这两个样本点属于吉林省相对贫穷、医疗资源缺乏的地区。为便于与国家报告相比较，本次分析未做加权处理，因此上述抽样设计可能拉低全省某些指标的估计。

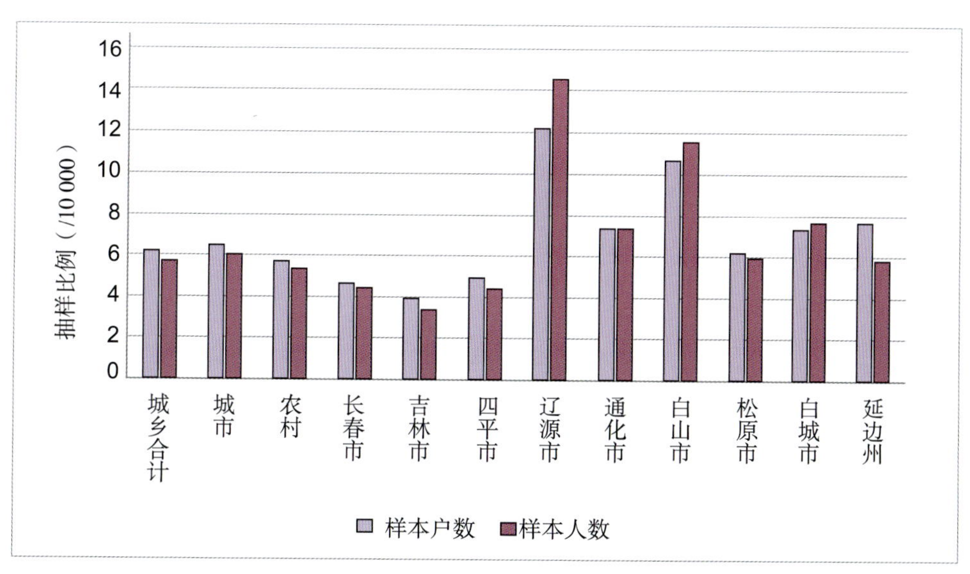

图 2.1.1　吉林省 2013 年家庭健康询问调查抽样情况

二、家庭收入及支出

本次调查估算出吉林省调查地区 2013 年家庭人均年收入约为 1.35 万元，城市地区约为 1.58 万元，农村地区约为 1.04 万元。家庭人均年支出约为 1.07 万元（城市地区约为 1.29 万元，农村地区约为 7 700 元），其中食品支出占比近 33%，医疗卫生支出占比 14%。与城市地区相比，农村地区食品支出占总支出的比例约低 11 个百分点，医疗卫生支出约高 2 个百分点（表 2.1.2）。

表 2.1.2 吉林省调查地区 2008 年和 2013 年家庭收入与支出（元）

收入支出	城乡合计		城市		农村	
	2008*	2013	2008*	2013	2008*	2013
人均年收入	6 846	13 470	9 626	15 848	4 859	10 370
人均年支出	5 599	10 665	8 250	12 946	3 704	7 691
人均食品支出	1 904	3 495	2 986	4 679	1 130	1 951
人均卫生支出	757	1 509	1 038	1 756	556	1 188
食品支出占总收入比（%）	27.8	25.9	31.0	29.5	23.3	18.8
卫生支出占总收入比（%）	11.1	11.2	10.8	11.1	11.4	11.5
食品支出占总支出比（%）	34.0	32.8	36.2	36.1	30.5	25.4
卫生支出占总支出比（%）	13.5	14.2	12.6	13.6	15.0	15.4

* 以 2013 年为参照，按吉林省历年居民消费价格指数调整，吉林省 2009—2013 年 CPI 分别为 100.1、103.7、105.2、102.9 和 102.5。

以 2013 年为参照，按照吉林省历年居民消费价格指数进行调整，相比于 2008 年，家庭人均年收入提高 97%，农村地区增速高于城市地区。食品支出和医疗卫生支出占总收入和总支出的比例变化不大（图 2.1.2）。

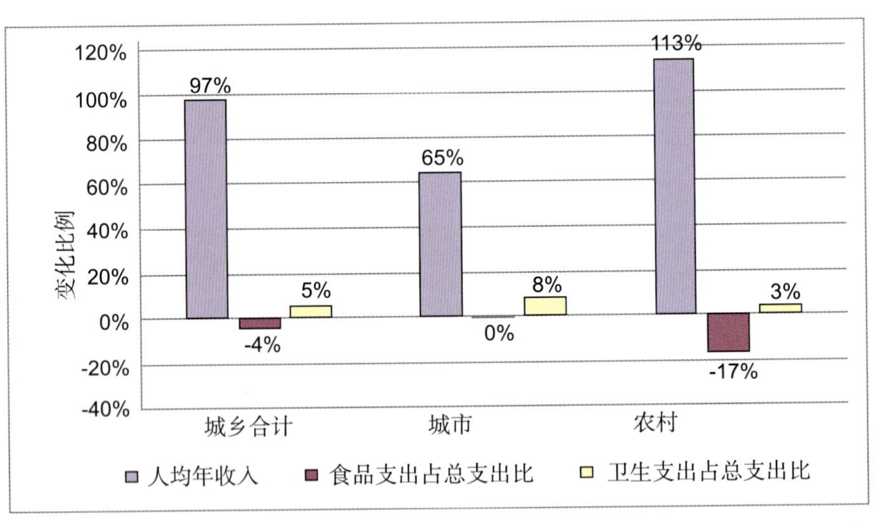

图 2.1.2 吉林省 2013 年与 2008 年比较家庭人均年收入、食品和卫生支出占总支出比例的变化情况

三、生活环境

由表 2.1.3 可见，调查地区 2013 年户均住房面积为 84m^2，人均住房面积 32m^2。其中城市地区人均住房面积 31m^2，农村地区 34m^2。相比于 2008 年均大幅提高，农村地区尤为显著，人均住房面积增加了 10m^2，增幅达 43%（图 2.1.3）。从住房类型看，2013 年城市

地区以楼房为主（77.1%），农村地区以砖瓦平房为主（84.4%）；相比于2008年，农村地区的土坯平房构成比例大量减少，砖瓦平房和楼房构成比例均有不同程度增加（表2.1.4）。

调查地区2013年安全饮用水覆盖率为92.5%，卫生厕所覆盖率为75.0%，相对于2008年都有较大改善。尽管如此，农村地区2013年的卫生厕所覆盖率依然不到60%。

表2.1.3　吉林省调查地区2008年和2013年调查家庭生活环境

生活环境	城乡合计		城市		农村	
	2008	2013	2008	2013	2008	2013
户均住房面积（m^2）	74.3	83.9	73.0	75.8	75.3	96.0
人均住房面积（m^2）	25.5	32.3	27.7	31.0	23.9	34.1
安全饮用水覆盖率（%）	86.6	92.5	95.0	96.1	79.5	87.2
卫生厕所覆盖率（%）	64.1	75.0	92.3	88.4	40.1	54.8

表2.1.4　吉林省调查地区2008年和2013年调查家庭住房类型（%）

住房类型	城乡合计		城市		农村	
	2008	2013	2008	2013	2008	2013
楼房	39.0	48.7	83.1	77.1	1.4	6.0
砖瓦平房	47.9	46.0	15.0	20.5	75.9	84.4
土坯平房	12.3	4.9	1.6	2.2	21.3	8.9
其他	0.9	0.4	0.3	0.2	1.4	0.8
合计	100.0	100.0	100.0	100.0	100.0	100.0

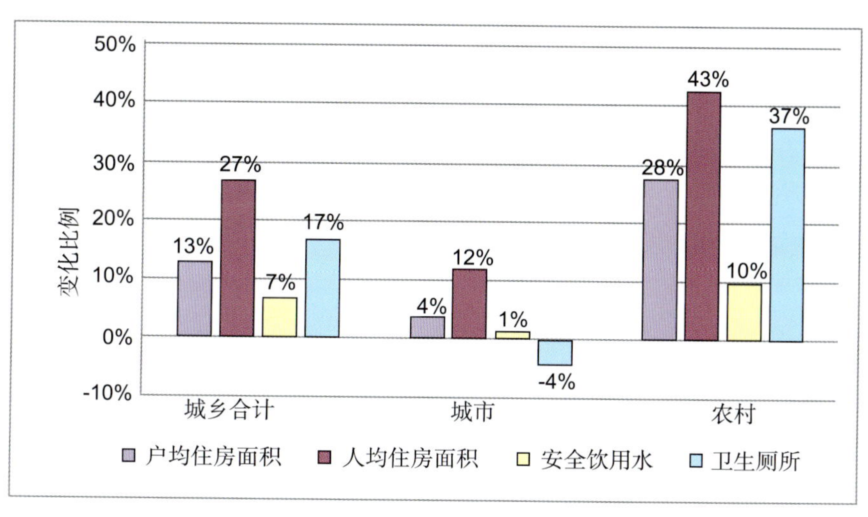

图2.1.3　吉林省调查地区2013年与2008年比较生活环境变化情况

四、医疗机构的可及性

住户到医疗卫生机构的距离或到达医疗卫生机构所需要的时间通常可以用来表示居民卫生服务距离上的可及性，即到医疗卫生机构就医的迅捷程度。

从到达医疗卫生机构的距离来看，全省调查地区 2013 年有 60% 的居民到医疗卫生机构的距离在 1km 以内。其中城市地区为 72%，农村地区为 45%。全省调查地区有 5% 的居民（城市地区 3%、农村地区 9%）到医疗卫生机构的距离在 5km 以上（表 2.1.5）。

表 2.1.5 吉林省调查地区 2008 年和 2013 年调查家庭距最近医疗卫生机构各距离和时间的百分比（%）

距离和时间	城乡合计		城市		农村	
	2008	2013	2008	2013	2008	2013
距离（km）						
＜1	59.7	60.7	75.6	71.5	46.1	44.5
1～	19.4	14.0	16.6	13.9	21.8	14.2
2～	9.4	8.4	3.7	6.2	14.3	11.6
3～	5.2	7.0	1.9	2.7	8.0	13.4
4～	2.1	4.8	1.3	3.1	2.7	7.3
5～	4.2	5.2	1.0	2.7	7.0	8.9
合计	100.0	100.0	100.0	100.0	100.0	100.0
时间（分）						
≤15	86.1	80.0	87.5	84.6	84.9	73.1
16～	12.6	18.1	11.3	14.1	13.7	24.0
30～	1.3	1.8	1.1	1.4	1.4	2.5
60～	0.0	0.2	0.0	0.0	0.0	0.4
合计	100.0	100.0	100.0	100.0	100.0	100.0

从到达医疗卫生机构的时间（以步行或搭乘交通工具等容易获得的最快方式）看，调查地区 2013 年有超过 80% 的城市居民可以在 15 分钟以内到达最近的医疗机构，农村地区这一比例也达到 70% 以上；超过 95% 的城乡居民都可以在半小时内到达最近的医疗机构就诊。虽然较 2008 年略有下降，但总体来说，吉林省城乡居民就医的地理可及性较好。

第二节　调查人口基本特征

一、调查人口性别构成

2013 年调查人口中，男女性比例相当，城市地区男女性别比例为 0.91，男性少于女性；农村地区男女性别比例为 1.03，男性多于女性（表 2.2.1）。相比于 2008 年，本次调查人口中男性比例略有降低。

表 2.2.1　吉林省调查地区 2008 年和 2013 年调查人口性别构成

性别	城乡合计		城市		农村	
	2008	2013	2008	2013	2008	2013
男性（%）	50	49	49	48	52	51
女性（%）	50	51	51	52	48	49
男女性别比	1.02	0.96	0.96	0.91	1.06	1.03

二、调查人口年龄构成

表 2.2.2 展示了本次调查的人口性别年龄构成。无论城乡，25～64 岁人口比例均略高于 65%。农村地区 65 岁以上人口比例近 10%，城市地区这一比例则超过 18%，女性甚至接近 20%。农村地区 25 岁以下人口比例接近 24%，城市地区则不足 18%。

从图 2.2.1 的人口金字塔可见，与 2008 年相比，无论城乡，45 岁以上人口比例都有所增加，15～24 岁和 35～44 岁年龄段人口所占比例明显下降，这可能与该年龄段外出求学或打工较多有关。城市地区表现出明显的老龄化趋势，54 岁以下人口比例不同程度下降，55 岁以上人口比例明显上升，55～64 岁人口比例最高，女性老龄化趋势比男性更为显著；农村地区 15 岁以下人口比例略有增加，而 15～24 岁人口比例有明显降低，45～54 岁人口所占比例最高。

三、15 岁及以上调查人口婚姻状况

如表 2.2.3 所示，调查地区 2013 年 15 岁及以上调查人口中已婚者超过 80%，未婚者约占 11%，离婚者约占 6%。相比于 2008 年，已婚和离婚比例均有不同程度升高，未婚者比例有所降低，城乡差异不大。

四、15 岁及以上调查人口文化程度

由表 2.2.4 可见，全省调查地区 15 岁及以上调查人口中未上过学的比例约 6%，城市

表 2.2.2 吉林省调查地区 2008 年和 2013 年调查人口性别年龄构成（%）

年龄组	城乡合计						城市						农村					
	2008 年			2013 年			2008 年			2013 年			2008 年			2013 年		
	男性	女性	合计	男性	女性	合计	男性	女性	合计	男性	女性	合计	男性	女性	合计	男性	女性	合计
0 ~ 4 岁	5.0	3.9	4.5	3.7	3.6	3.6	4.6	3.5	4.1	3.4	2.8	3.1	5.2	4.2	4.7	4.0	4.7	4.3
5 ~ 14 岁	8.8	8.8	8.8	8.4	7.9	8.1	8.7	7.8	8.2	6.7	5.7	6.2	8.9	9.5	9.2	10.4	10.9	10.7
15 ~ 24 岁	13.1	12.4	12.8	8.2	7.6	7.9	10.8	9.6	10.2	7.2	6.8	6.9	14.6	14.6	14.6	9.4	8.7	9.1
25 ~ 34 岁	13.4	13.2	13.3	12.8	12.3	12.5	12.8	13.1	13.0	11.7	11.3	11.5	13.8	13.3	13.5	14.1	13.7	13.9
35 ~ 44 岁	20.5	21.3	20.9	16.6	15.8	16.2	20.4	20.8	20.6	15.6	14.4	15.0	20.6	21.6	21.1	17.7	17.7	17.7
45 ~ 54 岁	17.6	17.9	17.7	18.5	18.5	18.5	17.7	17.0	17.3	17.2	17.7	17.4	17.6	18.6	18.1	20.0	19.8	19.9
55 ~ 64 岁	11.7	12.7	12.2	18.1	19.3	18.7	12.3	14.5	13.4	21.1	22.2	21.7	11.3	11.3	11.3	14.5	15.2	14.8
65 ~ 69 岁	4.1	4.1	4.1	5.2	5.6	5.4	4.8	5.8	5.3	6.1	6.6	6.4	3.6	2.7	3.2	4.0	4.3	4.2
70 ~ 74 岁	3.1	3.0	3.1	4.0	4.8	4.4	4.2	4.5	4.3	5.2	6.4	5.8	2.4	1.8	2.1	2.6	2.4	2.5
75 ~ 79 岁	1.8	1.6	1.7	2.9	3.1	3.0	2.7	2.1	2.4	3.6	4.3	4.0	1.1	1.3	1.2	2.1	1.5	1.8
80 岁及以上	1.0	1.2	1.1	1.8	1.6	1.7	1.2	1.3	1.2	2.3	1.9	2.1	0.9	1.1	1.0	1.2	1.1	1.2
合计	100.0	100.0	100.0	100.0	100.0	100.0	100.0	100.0	100.0	100.0	100.0	100.0	100.0	100.0	100.0	100.0	100.0	100.0

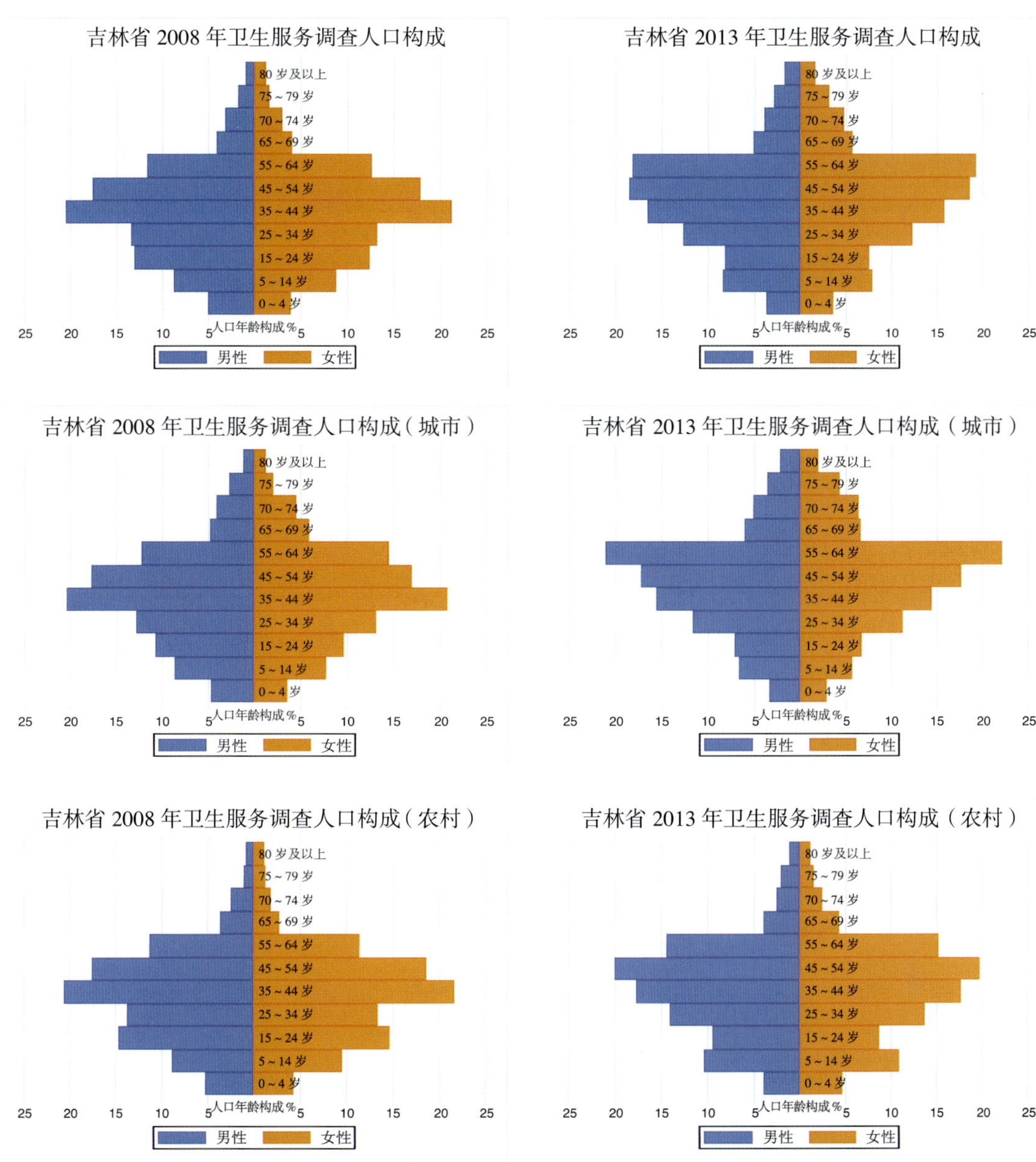

图 2.2.1　吉林省调查地区 2008 年和 2013 年调查人口年龄金字塔

表 2.2.3　吉林省调查地区 2008 年和 2013 年 15 岁及以上调查人口婚姻状况（%）

婚姻状况	城乡合计		城市		农村	
	2008	2013	2008	2013	2008	2013
未婚	15.7	11.1	14.7	11.0	16.4	11.2
已婚	76.6	80.7	76.2	79.5	76.9	82.5
离婚	1.6	5.9	2.4	6.6	1.0	5.0
丧偶	5.8	2.1	6.3	2.8	5.4	1.2
其他	0.4	0.2	0.5	0.2	0.4	0.2
合计	100.0	100.0	100.0	100.0	100.0	100.0

表 2.2.4　吉林省 2008 年和 2013 年 15 岁及以上调查人口文化程度（%）

文化程度	城乡合计		城市		农村	
	2008	2013	2008	2013	2008	2013
没上过学	8.0	5.6	4.3	3.2	10.8	8.9
小学	25.3	22.8	9.0	12.5	37.2	37.3
初中	37.3	37.0	28.4	33.9	43.8	41.3
中专	4.7	5.4	9.6	7.8	1.0	2.2
高中 / 技校	15.4	16.5	28.6	23.1	5.7	7.2
大专	4.7	6.6	10.1	10.1	0.7	1.7
本科及以上	4.6	6.1	10.0	9.5	0.7	1.5
合计	100.0	100.0	100.0	100.0	100.0	100.0

地区约为 3%，农村地区约为 9%。城市地区大专及以上学历人口比例接近 20%，农村地区约为 3%。 相比于 2008 年，无论城乡，未上过学者比例都大幅降低，农村地区高中 / 技校、大专、本科及以上学历者所占比例均有上升，其中本科及以上学历者升高了 106%（图 2.2.2 ）。

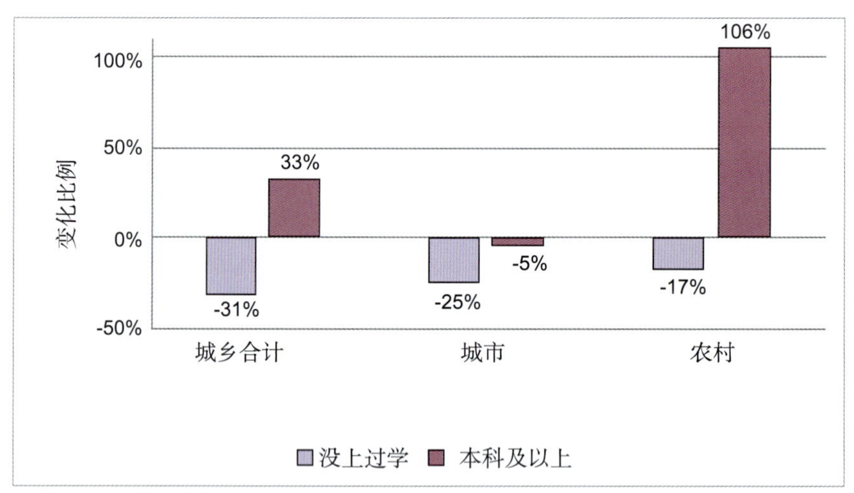

图 2.2.2　吉林省调查地区 2013 年与 2008 年比较 15 岁及以上调查人口文化程度变化情况

五、15 岁及以上调查人口就业状况

本次调查中没有自称失业或无业者，城市地区约 33% 的 15 岁及以上调查人口为离退休，农村地区 64% 的 15 岁及以上调查人口以农业生产为主。无论城乡，学生比例均为 3% ~ 4%（表 2.2.5 ）。

表 2.2.5 吉林省调查地区 2008 年和 2013 年 15 岁及以上调查人口就业情况（%）

职业类型	城乡合计		城市		农村	
	2008	2013	2008	2013	2008	2013
管理者	3.9	3.6	8.2	5.3	0.8	1.3
专业技术人员	3.6	4.7	7.3	6.6	0.9	1.9
一般业务人员	2.3	1.9	5.1	3.1	0.2	0.3
商业、服务业	4.1	6.4	7.3	8.0	1.7	4.1
农业	29.2	32.5	0.1	9.9	50.4	63.8
其他	8.3	27.6	5.9	30.0	10.1	24.3
离退休	10.6	19.8	24.3	33.1	0.6	1.2
学生	5.7	3.6	7.3	4.0	4.5	3.1
失业或无业	32.4	0.0	34.5	0.0	30.8	0.0
合计	100.0	100.0	100.0	100.0	100.0	100.0

第三节 调查人口医疗保障

如表 2.3.1 所示，调查地区 2013 年 90.8% 的调查人口享有不同形式的医疗保障。城镇职工基本医疗保险、城镇居民基本医疗保险、新型农村合作医疗和城乡居民合作医疗等社会医疗保险的覆盖面城市地区达到 85.3%，农村地区则高达 96.4%，其中农村地区主要以新型农村合作医疗为主，其覆盖率达 91.6%。与 2008 年相比，无任何医疗保障的人口比例较 2008 年明显下降，降幅超过 50%；城市地区社会医疗保险覆盖人口比例的增幅则高达 148%；商业医疗保险的覆盖率从几乎为 0 上升至 4.6%，表明近年来商业医疗保险有所发展。医疗救助覆盖率则有所下降，2013 年覆盖率为 1.5%（图 2.3.1）。

表 2.3.1 吉林省调查地区 2008 年和 2013 年调查人口医疗保障状况（%）

医疗保障类型	城乡合计		城市		农村	
	2008	2013	2008	2013	2008	2013
城镇职工基本医疗保险	10.5	22.7	24.4	38.4	0.6	2.1
城镇居民基本医疗保险	3.6	15.2	8.4	25.4	0.1	1.8
新型农村合作医疗	51.7	51.7	1.6	21.0	87.5	91.6
城乡居民合作医疗	—	0.7	—	0.5	—	0.9
商业医疗保险	0.0	4.6	0.0	5.0	0.0	4.0
其他医疗保险	5.3	2.4	11.7	2.5	0.7	2.3
医疗救助	3.1	1.5	3.2	1.5	2.9	1.6
无任何医疗保障	27.9	9.2	51.8	12.6	10.8	4.8

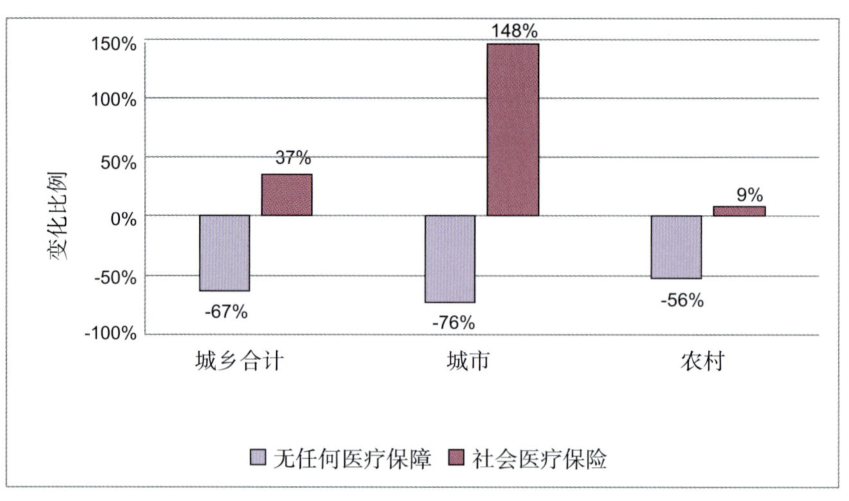

图 2.3.1　吉林省 2013 年与 2008 年比较医疗保障覆盖面变化情况

第四节　本章小结

与 2008 年相比，本次调查发现吉林省的人口结构出现了一些变化。一是人口年龄结构呈现进一步老龄化趋势，城市地区 65 岁以上人口比例明显上升，55～64 岁人口占比最高，女性老龄化趋势较男性更为明显；农村地区 45～54 岁人口占比最高。二是农村地区 15 岁以下人口比例略有增加，而 15～24 岁人口比例有所降低。三是家庭人口规模有所缩小，已婚和离婚人口比例有所升高。四是城乡居民文化程度均有不同程度提高。

从居民收入和支出情况看，与 2008 年相比，城乡居民的人均年收入和人均年支出均翻番。医疗卫生支出与食品支出的增速基本同步，两者占居民家庭人均年收入和支出的比例变化均不大。

调查住户住房和生活条件持续改善，居民住房条件和面积均有明显提高。安全饮用水和卫生厕所的覆盖率均有较大改善，农村地区的卫生厕所覆盖率仍然存在较大的提高空间。

从卫生服务的空间可及性看，吉林省调查地区大多数调查人口可享受到 15 分钟内可达的基本卫生服务，绝大多数居民都可在半小时内到达最近的医疗机构就医。

与 2008 年相比，社会医疗保险的覆盖面大幅提高，城市地区约 85% 的居民享有不同程度的社会医疗保险，而农村地区则基本实现全面覆盖。

值得注意的是，从抽样设计看，城乡分布虽基本均衡，但长春市、吉林市两个人口密集的地级市抽样比例相对较低，这两个样本点属吉林省相对富裕、医疗资源丰富的地区，而辽源市东丰县和白山市靖宇县抽样比例较高，这两个样本点属于吉林省相对贫穷、医疗资源缺乏的地区。这一抽样设计可能拉低全省某些指标的估计。

（冯星淋）

第三章 居民健康及卫生服务需要

本章提要

本章关注调查人口的健康及卫生服务需要。通过EQ-5D和健康综合评分了解15岁及以上调查人口的自评健康状况，通过分析两周患病率和疾病构成、慢性病患病率和疾病构成、疾病严重程度（两周患病天数、卧床、休工、休学情况）来反映调查地区人口的卫生服务需要。

调查地区2013年15岁及以上调查人口中，在"疼痛/不适"方面具有中等及以上问题的占14.3%，城市地区为15.7%，农村地区为12.5%；在"行动"方面具有中等及以上问题的占6.1%；在"焦虑/抑郁"和"日常活动"方面分别为5.0%和4.5%；在"自己照顾自己"方面有中等程度及以上问题的比例为2.9%；城乡居民自评健康得分均为80.9。

调查地区2013年两周患病率为25.7%，城市地区30.6%、农村地区19.3%。其中约80%为慢性病持续到两周内。构成排在前五位的疾病分别为：高血压、糖尿病、普通感冒、脑血管病、急性上呼吸道感染。

调查地区2013年按人数计的慢性病患病率为20.9%，城市地区25.7%、农村地区14.6%；按例数计的慢性病患病率为26.8%，城市地区32.5%、农村地区18.9%。构成排在前五位的疾病分别为：高血压、糖尿病、脑血管病、其他类型心脏病、其他缺血性心脏病。

调查地区2013年每千人两周患病天数为2 839天，城市地区为3 643天，农村地区为1 791天。两周患病卧床率为2.3%（城市地区为1.9%，农村地区为2.9%），每千人两周患病卧床天数为212天；两周患病休工率为2.0%（城市地区为1.0%，农村地区为2.9%），每千人两周患病休工天数211天；两周患病休学率为0.2%。

第一节 居民自我健康评价

根据国家卫生服务调查的要求和国际经验，本次调查选择了行动、自己照顾自己、日常活动、疼痛/不适和焦虑/抑郁5个维度（EQ-5D）和健康综合评分来反映居民的自评健康状况。本次分析只使用了调查人口中本人自答的数据进行分析（2008年和2013年调查的自答样本数分别为 8 803 人和 10 344 人）。

由表 3.1.1 可见，2013 年调查人口在“行动”和“疼痛 / 不适”方面有中度和严重困难的比例最多，分别为 6.1% 和 14.3%，均较 2008 年都有较大幅度升高；其次为“焦虑 / 抑郁”（5.0%）；“自己照顾自己”和“日常活动”有中度及以上问题的比例分别为 2.9% 和 4.5%；自评健康得分为 80.9 分，与 2008 年相比变化不大。总体来说，在 5 个方面有中度及以上问题的人口比例城市地区高于农村地区。

表 3.1.1　吉林省 2008 年和 2013 年自我健康评价有中度及以上问题的比例（%）及自评健康得分

健康状况	城乡合计		城市		农村	
	2008	2013	2008	2013	2008	2013
行动	4.9	6.1	5.7	6.9	4.3	5.1
自己照顾自己	3.3	2.9	3.6	2.9	3.1	2.9
日常活动	4.5	4.5	4.9	4.9	4.3	3.9
疼痛 / 不适	8.0	14.3	9.4	15.7	7.0	12.5
焦虑 / 抑郁	6.2	5.0	6.8	4.9	5.7	5.0
自评健康得分（百分制）	81.4	80.9	79.9	80.9	82.5	80.9

“行动”和“疼痛 / 不适”方面有中度和严重困难的人口有一定的性别差异，男性比女性高 2～4 个百分点（图 3.1.1）。总体来看，自评健康得分性别差异不明显；但是在 50 岁及以上人口中，女性自评健康得分均低于同年龄组男性；随着年龄升高，自评健康得分呈逐渐下降趋势（图 3.1.2）。

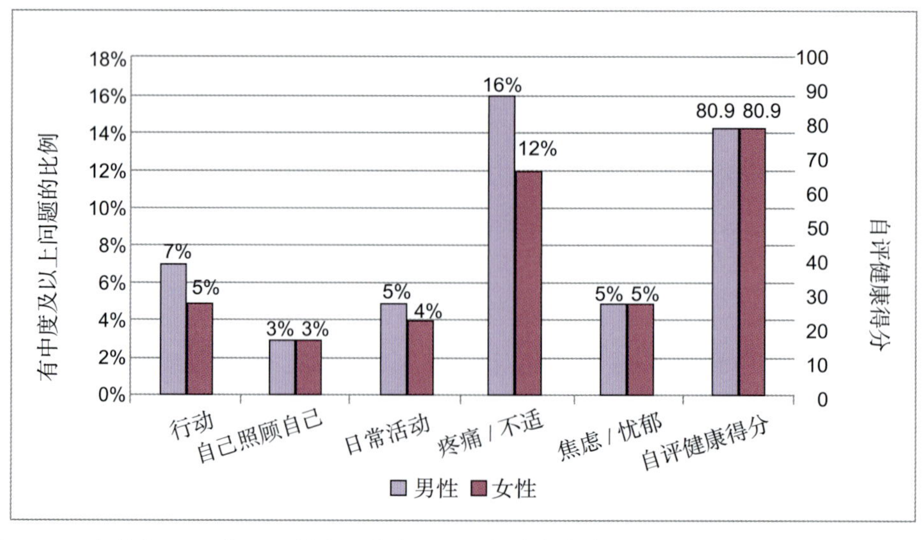

图 3.1.1　吉林省 2013 年不同性别调查人口自评健康有中度及以上问题比例和自评健康得分

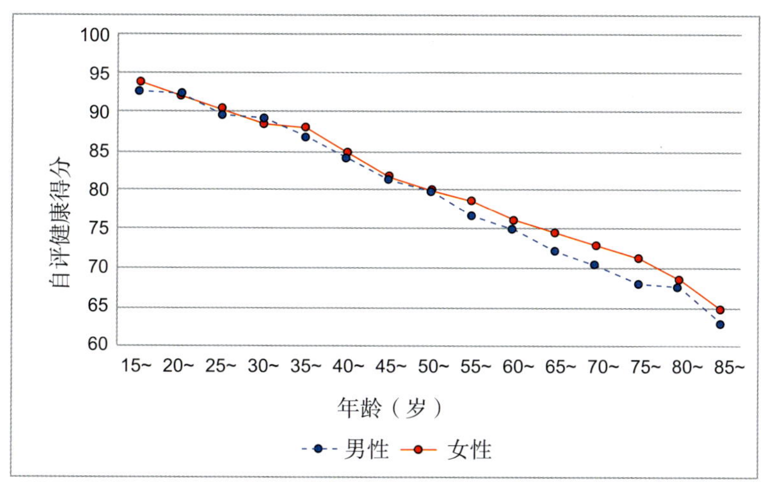

图 3.1.2 吉林省 2013 年调查人口自评健康得分的性别年龄分布

第二节 两周患病情况

一、两周患病率

与以往调查一致，本次调查定义的“两周患病”，主要从医疗卫生服务需要的角度判断被调查者对疾病的自身感受，是自我报告的“两周患病”。具体为：①两周内自觉身体不适，去医疗卫生机构就诊治疗；②两周内自觉身体不适，未去卫生机构就诊，但自服药物或采取一些辅助治疗；③两周内自觉身体不适，未去就诊治疗，也未采取自服药物或辅助疗法，但因身体不适休工、休学或者卧床 1 天及以上者。上述三种情况有其一者，认为“两周患病”。两周患病率按照国家卫生计生委标准统一定义为每百人（或千人）两周内患病人次数。

调查地区 2013 年两周患病率为 25.7%，城市地区高达 30.6%，农村相对较低，为 19.3%（表 3.2.1）。以 2010 年第六次全国人口普查构成进行年龄标准化，城乡间差异减少（城市地区 22.8%、农村地区 19.2%），说明城乡间两周患病率的差异一定程度上与城乡人

表 3.2.1 吉林省调查地区 2008 年和 2013 年两周患病率（%）

调查时间	城乡合计	城市	农村
两周患病率			
2008 年	9.2	9.0	9.4
2013 年	25.7	30.6	19.3
年龄标准化两周患病率 *			
2008 年	9.5	8.6	10.1
2013 年	21.7	22.8	19.2

* 用 2010 年全国人口普查的人口构成标化，可直接与国家报告计算的标化率比较。

口年龄结构不同有关。相比于2008年，调查地区的两周患病率增加129%，城市地区尤为明显（图3.2.1）。

从性别分布（图3.2.2）看，调查地区2013年50岁之前男性、女性两周患病率几乎无差异；但50岁以后，女性两周患病率高于男性，且随年龄增加有升高趋势；80岁以后，两者差异消失。单从年龄分布看，"两边高，中间低"的年龄分布基本存在，但低年龄组两周患病率低于全国水平。

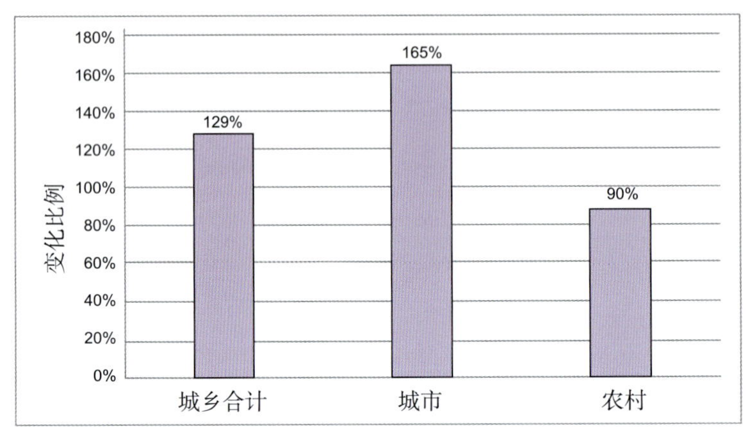

图3.2.1 吉林省调查地区2013年与2008年比较年龄标化两周患病率变化情况

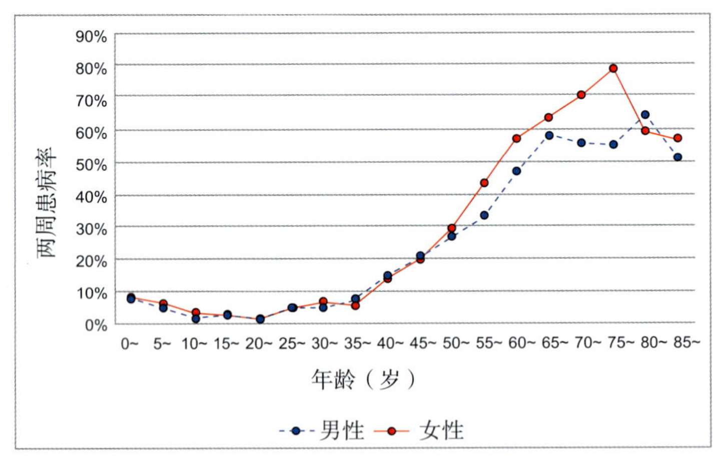

图3.2.2 吉林省调查地区2013年两周患病率的性别年龄分布

从文化程度分布看，调查地区没上过学组的两周患病率为48.6%（城市地区56.5%、农村地区44.7%），小学文化程度组的两周患病率为31.3%（城市地区43.2%、农村地区25.7%）（表3.2.2）。可见，无论城乡，文化程度最低的被调查者两周患病率最高。相比于2008年，各文化程度组两周患病率都有不同程度升高，城市地区文化程度较高人群升高趋势尤为明显（图3.2.3）。

表 3.2.2　吉林省调查地区 2008 年和 2013 年不同文化程度组两周患病率（%）

文化程度	城乡合计		城市		农村	
	2008	2013	2008	2013	2008	2013
没上过学	19.8	48.6	21.6	56.5	19.2	44.7
小学	12.4	31.3	18.1	43.2	11.4	25.7
初中	8.5	26.8	11.8	36.5	6.9	15.7
中专	6.6	28.9	6.3	32.7	8.5	9.6
高中 / 技校	7.2	26.0	7.2	29.1	7.0	12.5
大专	6.4	22.6	6.2	24.2	7.7	9.4
本科及以上	3.6	20.1	3.7	22.0	2.0	3.5

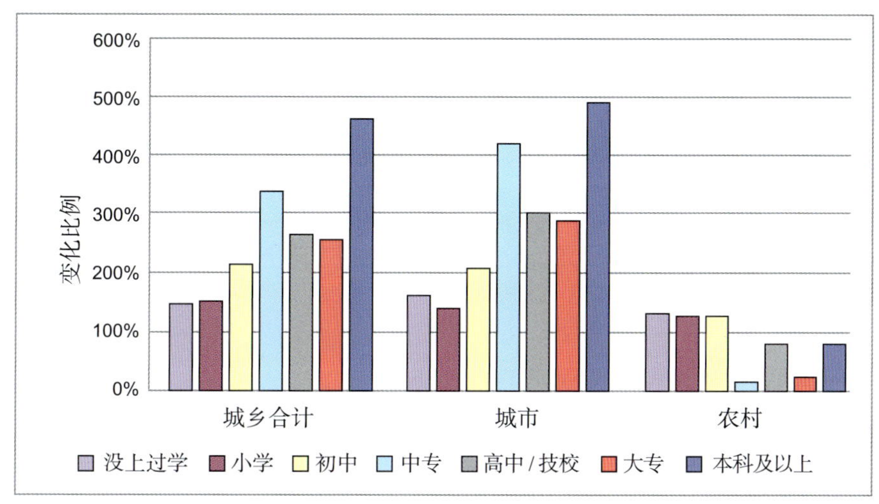

图 3.2.3　吉林省调查地区 2013 年与 2008 年比较不同文化程度组两周患病率变化情况

由表 3.2.3 可知，全省来看，不同收入组的两周患病率呈现出 U 形分布：较低收入组和中等收入组的两周患病率分别为 21.2% 和 24.5%，相对较低；而最低收入组的两周患病率为 28.7%，较高收入组和最高收入组的两周患病率分别为 29.2% 和 27.0%，相对较高。

表 3.2.3　吉林省调查地区 2008 年和 2013 年不同收入组两周患病率（%）

收入分组*	城乡合计		城市		农村	
	2008	2013	2008	2013	2008	2013
最低	10.0	28.7	13.5	31.5	9.2	27.0
较低	10.5	21.2	11.3	25.1	10.2	17.7
中等	9.0	24.5	9.6	29.6	8.7	16.2
较高	8.1	29.2	6.6	35.2	9.8	15.2
最高	8.5	27.0	8.5	32.0	8.4	11.2

* 收入分组根据每次调查结果，按照家庭人均年收入将所有被调查者等分为五组：2008 年划分标准线分别为 2 400.0、3 750.0、5 400.0 和 8 400.0 元，2013 年划分标准线分别为 5 666.7、10 000.0、12 500.0 和 19 800.0 元。

但分别看城市和农村地区，两者存在较大差异。农村地区收入越低，两周患病率越高，而城市地区相对富裕人群两周患病率较高。相比于 2008 年，城市地区高收入人群的两周患病率增幅更大，而农村地区则呈现相反的趋势（图 3.2.4）。

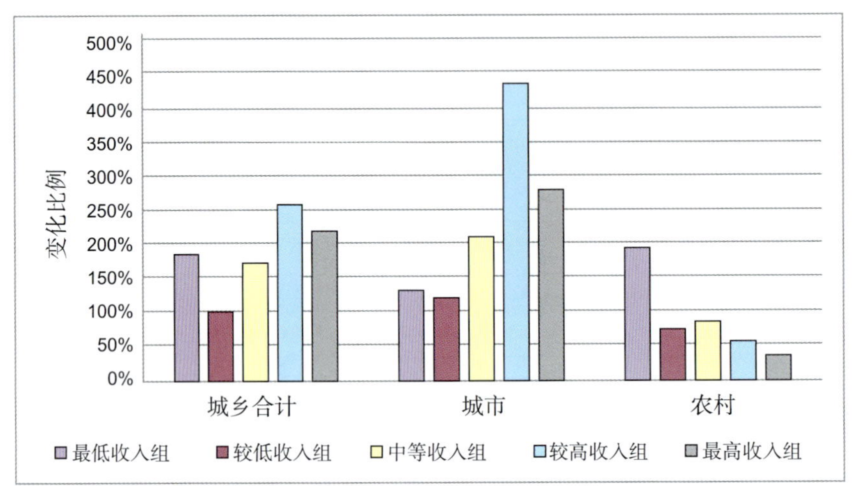

图 3.2.4 吉林省调查地区 2013 年与 2008 年比较不同收入组两周患病率变化情况

二、两周患病发病时间及发病类型

本次调查两周患病中有 80.4% 为慢性病持续到两周内，较 2008 年的 59% 有大幅升高。分城乡来看，城市地区接近 90% 的两周患病为慢性病持续到两周内，远高于农村的 66.1%；而农村地区则仍有约 30% 的两周患病为两周内新发生疾病（表 3.2.4 和图 3.2.5）。

表 3.2.4 吉林省调查地区 2008 年和 2013 年两周患病发病时间构成（%）

两周患病发病时间	城乡合计		城市		农村	
	2008	2013	2008	2013	2008	2013
两周内新发生	36.4	16.7	31.0	10.1	40.2	30.1
急性病两周前发生	4.6	2.9	4.8	2.5	4.4	3.8
慢性病持续到两周内	59.0	80.4	64.2	87.4	55.4	66.1
合计	100.0	100.0	100.0	100.0	100.0	100.0

三、两周患病的疾病构成

从两周患病疾病的系统别构成（表3.2.5）看，排在前五位的分别为循环系统（53.7%）、内分泌系统（16.6%）、呼吸系统（13.9%）、消化系统（4.6%）和肌肉骨骼系统（4.6%），这五种系统疾病占两周患病构成的 90% 以上。相比于 2008 年，循环系统和内分泌系统疾病两周患病构成明显增加，循环系统疾病已经成为城市地区和农村地区构成两周患病的第

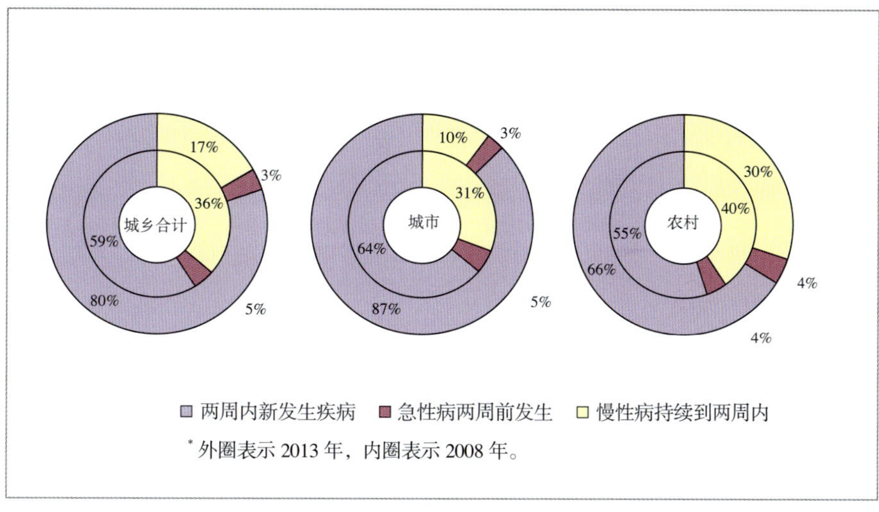

图 3.2.5　吉林省调查地区 2008 年和 2013 年两周患病发病时间构成

表 3.2.5　吉林省调查地区 2008 年和 2013 年系统别两周患病构成（%）

疾病分类	全省		城市		农村	
	2008	2013	2008	2013	2008	2013
循环系统	27.4	53.7	30.8	59.8	25.1	41.0
呼吸系统	25.6	13.9	19.9	9.0	29.4	24.1
消化系统	14.9	4.6	16.1	2.4	14.1	9.0
肌肉骨骼	11.3	4.6	11.3	2.5	11.3	8.8
内分泌系统	3.7	16.6	5.0	20.9	2.8	7.8
泌尿、生殖系统	2.2	1.3	2.1	1.0	2.2	1.8
损伤、中毒	2.3	1.0	2.7	0.9	2.1	1.2
神经系统	2.0	1.0	2.5	0.9	1.6	1.2
皮肤	0.6	0.5	0.4	0.3	0.8	0.8
传染病	2.1	0.5	1.3	0.4	2.6	0.6
其他	8.0	2.6	8.0	2.0	8.0	3.7
合计	100.0	100.0	100.0	100.0	100.0	100.0

一位疾病（城市地区为 59.8%，农村地区为 41.0%）。城市地区排第二位的为内分泌系统疾病（20.9%），而农村地区则为呼吸系统疾病（24.1%）。

不同年龄组两周患病的疾病系统构成有所不同（表 3.2.6）。14 岁以下人口以呼吸系统疾病为主，构成比超过 80%。15～34 岁人口，呼吸系统疾病构成有所下降，约为 55%，循环系统、消化系统和内分泌系统疾病构成有所增加。35 岁以上人口，循环系统和内分泌系统疾病构成比逐渐增加，成为最主要的疾病构成，呼吸系统疾病构成比明显下降。

从两周患病的疾病别构成（表 3.2.7）看，处于前五位的分别是：高血压、糖尿病、普

表 3.2.6 吉林省调查地区 2013 年不同年龄组系统别两周患病构成（%）

疾病分类	0～4岁	5～14岁	15～24岁	25～34岁	35～44岁	45～54岁	55～64岁	65岁及以上	合计
循环系统	2.1	0.0	2.6	12.4	31.1	51.6	60.9	61.3	53.7
呼吸系统	83.3	88.5	55.3	54.0	22.5	14.0	6.8	9.0	13.9
消化系统	8.3	3.3	7.9	10.6	9.6	5.7	3.6	3.2	4.5
肌肉骨骼	0.0	0.0	5.3	6.2	8.5	5.1	4.7	3.5	4.5
内分泌系统	0.0	0.0	10.5	5.3	12.3	15.0	20.3	17.3	16.6
泌尿、生殖系统	0.0	0.0	2.6	0.9	3.1	1.3	1.1	1.1	1.2
损伤、中毒	0.0	1.6	5.3	2.7	2.0	1.4	0.5	0.8	1.0
神经系统	4.2	0.0	0.0	0.0	1.7	1.6	0.3	1.2	1.0
皮肤	0.0	1.6	7.9	1.8	0.3	0.0	0.3	0.5	0.4
传染病	2.1	1.6	0.0	0.9	1.4	0.4	0.2	0.4	0.4
其他	0.0	3.3	2.6	5.3	7.5	4.0	1.4	1.8	2.5
合计	100.0	100.0	100.0	100.0	100.0	100.0	100.0	100.0	100.0

通感冒、脑血管病、急性上呼吸道感染。无论城乡，构成排在第一位的疾病均为高血压（城市地区为 49.1%，农村地区为 27.6%）。城市地区排名第二的是糖尿病（20.2%），而农村地区为感冒（8.2%）。与 2008 年相比，无论城乡，高血压、糖尿病两种疾病在两周患病中的比重均大幅提高。

四、疾病严重程度

本次调查显示，调查地区 2013 年每千人两周患病天数为 2 839 天，较 2008 年明显增加，城市地区较高，为 3 643 天，约为农村地区 1 791 天的 2 倍。调查人口两周患病卧床率 2.3%，农村地区（2.9%）比城市地区（1.9%）高 1 个百分点，每千人卧床天数则高达 212 天。城乡合计两周患病休工率为 2.0%，农村地区（2.9%）比城市地区（1.0%）高 1.9 个百分点。每千人两周患病休工天数 211 天，城市地区较低，仅 96 天，而农村地区则高达 316 天。调查地区两周患病休学率较低，不足 1%，每千人休学天数 2 天（表 3.2.8）。

表 3.2.7　吉林省调查地区 2008 年和 2013 年疾病别两周患病构成（%）

顺位	全省				城市				农村			
	2008		2013		2008		2013		2008		2013	
	疾病名称	构成	疾病名称	构成	疾病名称	构成	疾病名称	构成	疾病名称	构成	疾病名称	构成
1	急性上呼吸道感染	9.3	高血压	42.1	普通感冒	7.8	高血压	49.1	急性上呼吸道感染	13.0	高血压	27.6
2	高血压	7.1	糖尿病	16.1	高血压	7.6	糖尿病	20.2	流行性感冒	7.7	急性上呼吸道感染	8.2
3	胃肠炎	6.5	普通感冒	6.0	其他类型心脏病	7.2	普通感冒	4.9	高血压	6.8	普通感冒	8.1
4	其他类型心脏病	6.2	脑血管病	4.0	其他缺血性心脏病	6.8	脑血管病	4.0	胃肠炎	6.8	糖尿病	7.5
5	普通感冒	6.1	急性上呼吸道感染	3.7	脑血管病	6.6	其他类型心脏病	2.5	其他类型心脏病	5.6	脑血管病	4.2
6	流行性感冒	6.0	其他缺血性心脏病	2.8	胃肠炎	6.0	其他缺血性心脏病	2.4	脑血管病	5.0	其他缺血性心脏病	3.7
7	脑血管病	5.7	其他类型心脏病	2.6	椎间盘疾病	5.4	急性上呼吸道感染	1.6	普通感冒	4.9	胃肠炎	3.6
8	其他缺血性心脏病	4.3	其他运动系统疾病	2.0	糖尿病	4.8	其他运动系统疾病	1.3	其他运动系统疾病	4.3	其他运动系统疾病	3.5
9	椎间盘疾病	4.3	流行性感冒	1.8	急性上呼吸道感染	3.8	心绞痛	1.1	类风湿关节炎	3.8	流行性感冒	3.5
10	其他运动系统疾病	3.8	胃肠炎	1.6	流行性感冒	3.4	流行性感冒	0.9	椎间盘疾病	3.5	椎间盘疾病	3.1
11	糖尿病	3.5	椎间盘疾病	1.5	胆结石及胆囊炎	3.2	其他消化系统疾病	0.8	其他循环系统疾病	2.9	其他类型心脏病	2.7
12	类风湿关节炎	3.5	其他消化系统疾病	1.2	其他消化系统疾病	3.2	椎间盘疾病	0.7	糖尿病	2.6	类风湿关节炎	2.2

（续）

顺位	全省				城市				农村			
	2008		2013		2008		2013		2008		2013	
	疾病名称	构成	疾病名称	构成	疾病名称	构成	疾病名称	构成	疾病名称	构成	疾病名称	构成
13	胆结石及胆囊炎	2.8	类风湿关节炎	1.1	类风湿关节炎	3.0	胃肠炎	0.6	其他缺血性心脏病	2.6	其他消化系统疾病	2.0
14	其他消化系统疾病	2.6	心绞痛	0.9	其他运动系统疾病	3.0	其他神经系统疾病	0.6	胆结石及胆囊炎	2.4	其他	1.8
15	其他循环系统疾病	2.1	慢性阻塞性肺疾病	0.8	牙齿及口腔疾病	2.8	类风湿关节炎	0.6	其他消化系统疾病	2.2	慢性阻塞性肺疾病	1.5
16	其他神经系统疾病	1.5	其他神经系统疾病	0.7	其他神经系统疾病	2.0	脱位、扭伤和劳损	0.5	其他	1.9	其他循环系统疾病	1.2
17	牙齿及口腔疾病	1.5	其他循环系统疾病	0.7	慢性阻塞性肺疾病	2.0	其他呼吸系统疾病	0.4	肺源性心脏病	1.6	胆结石及胆囊炎	1.1
18	其他呼吸系统疾病	1.3	胆结石及胆囊炎	0.5	心绞痛	1.8	消化性溃疡	0.4	痢疾	1.2	牙齿及口腔疾病	1.0
19	慢性阻塞性肺疾病	1.2	肺炎	0.5	其他呼吸系统疾病	1.6	肾炎和肾病	0.4	其他神经系统疾病	1.2	其他神经系统疾病	0.9
20	心绞痛	1.1	其他呼吸系统疾病	0.5	结核病	1.0	其他循环系统疾病	0.4	消化性溃疡	1.2	肺炎	0.9

表 3.2.8　吉林省调查地区 2008 年和 2013 年两周患病严重程度

两周患病严重程度	城乡合计		城市		农村	
	2008	2013	2008	2013	2008	2013
千人口两周患病天数	698	2 839	714	3 643	686	1 791
两周患病卧床率	2.2%	2.3%	2.1%	1.9%	2.3%	2.9%
千人口两周患病卧床天数	130	212	124	204	134	223
两周患病休工率	0.5%	2.0%	0.7%	1.0%	0.4%	2.9%
每千人两周患病休工天数	41	211	60	96	34	316
两周患病休学率	0.7%	0.2%	0.5%	0.3%	0.9%	0.0%
千人口两周患病休学天数	20	2	21	3	19	0

第三节　慢性病患病情况

一、慢性病患病率

国家卫生服务调查的“慢性病患病”为居民自报患病，即通过询问被调查对象，了解其在调查半年内患有的经过医务人员明确诊断的各类慢性病，包括慢性非传染性疾病和慢性传染性疾病，或半年以前经医生诊断患有的慢性病，并在调查半年内有发作，且采取了治疗措施如服药、理疗，或者一直在治疗以控制慢性病的发作等。其对慢性病的判定标准以半年为界限。

按照国家卫生计生委的统一标准，本报告采用两种不同定义来计算慢性病患病率：一是调查前半年内的患病人数与调查总人数之比，二是调查前半年内的患病例数与调查总人数之比。

由表 3.3.1 可见，调查地区 2013 年按人数和例数计算的慢性病患病率分别为 20.9% 和 26.8%。城市地区分别为 25.7% 和 32.5%，农村地区分别为 14.6% 和 18.9%。城乡存在一定差异，以 2010 年全国人口普查人口构成标准化后，城市地区和农村地区之间的差距缩小，但城市地区的慢性病患病率依然比农村高。与 2008 年相比，无论城乡，年龄标准化慢性病患病率增幅均超过 5%，农村地区按患病例数算的慢性病患病率增幅接近 20%（图 3.3.1）。

与两周患病率类似，慢性病患病率依然表现出女性高于男性的特征，且都是在 50 岁以后体现出差异性，80 岁呈现收敛趋势。但从年龄分布看，慢性病患病率随年龄增加而升高，特别是在 35 ~ 65 岁年龄组，呈直线上升趋势（图 3.3.2）。

表 3.3.1 吉林省调查地区 2008 年和 2013 年慢性病患病率（%）

调查时间和计算方式	城乡合计	城市	农村
慢性病患病率			
按人数计算			
2008 年	14.8	18.4	12.3
2013 年	20.9	25.7	14.6
按例数计算			
2008 年	17.7	22.9	13.9
2013 年	26.8	32.5	18.9
年龄标化慢性病患病率*			
按人数计算			
2008 年	15.6	17.5	13.7
2013 年	17.5	19.0	14.9
按例数计算			
2008 年	18.0	20.5	15.2
2013 年	20.8	22.3	18.0

* 用 2010 年全国人口普查人口构成标化，可直接与国家报告计算的标化率比较。

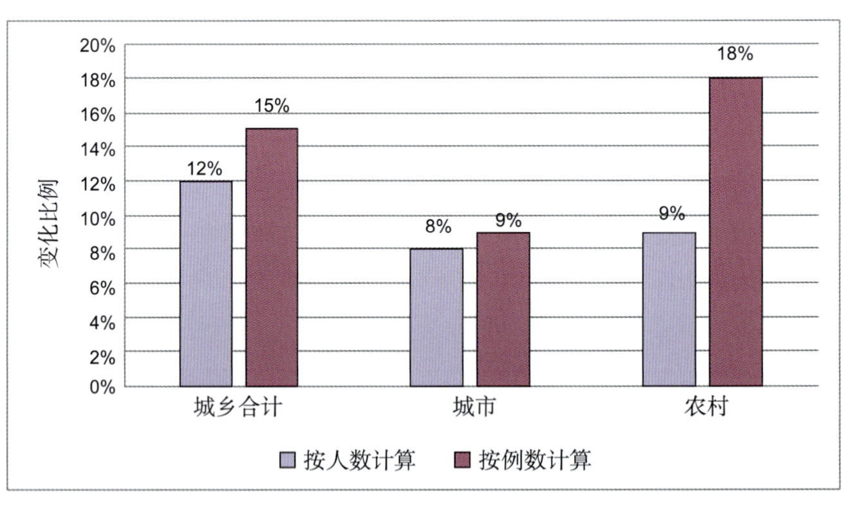

图 3.3.1 吉林省调查地区 2013 年与 2008 年比较年龄标化慢性病患病率变化情况

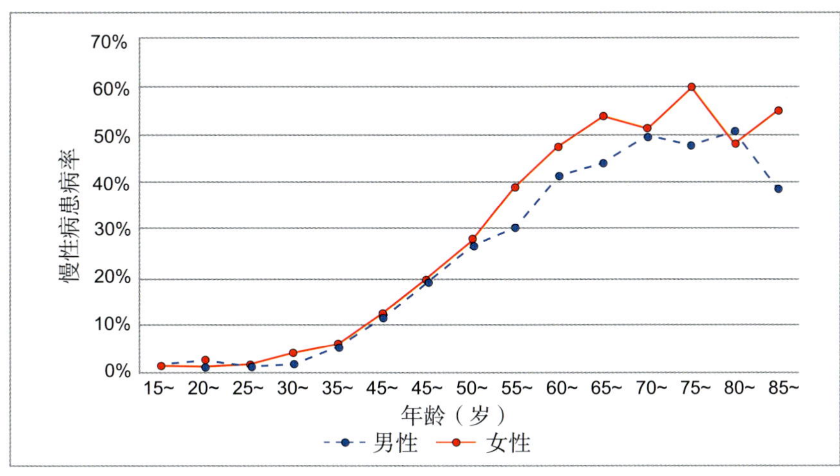

图 3.3.2　吉林省调查地区 2013 年慢性病患病率的性别年龄分布

从文化程度（表 3.3.2）看，没上过学组和小学文化程度组慢性病患病率分别为 39.4% 和 27.1%，比慢性病患病率最低的本科及以上文化程度组（16.7%）分别高了 22.7 和 10.4 个百分点。无论城乡，较低文化程度者慢性病患病率更高。但与 2008 年比较，城市地区高学历人群慢性病患病率增幅更加明显（图 3.3.3）。

从收入（表 3.3.3）看，城市地区各收入组患病率差异不明显，但农村地区的慢性病患病呈现出清晰的收入等级，即越贫穷的农村地区人群慢性病患病率越高，最低收入组和最高收入组的差异达 12 个百分点。更值得关注的是，与 2008 年比较，农村地区低收入组人群的慢性病患病率增幅明显高于高收入组人群（图 3.3.4），与两周患病率表现出的特征一致。

表 3.3.2　吉林省调查地区 2008 年和 2013 年不同文化程度慢性病患病率（%）

文化程度	城乡合计		城市		农村	
	2008	2013	2008	2013	2008	2013
没上过学	30.6	39.4	41.1	45.1	27.4	36.5
小学	19.8	27.1	36.5	37.6	16.7	22.2
初中	13.6	21.4	23.6	30.0	8.8	11.5
中专	17.8	24.8	17.9	28.5	16.9	6.4
高中 / 技校	13.4	22.7	14.9	25.6	8.0	10.1
大专	14.8	19.5	15.4	21.2	9.6	5.2
本科及以上	9.3	16.7	10.2	18.6	0.0	0.0

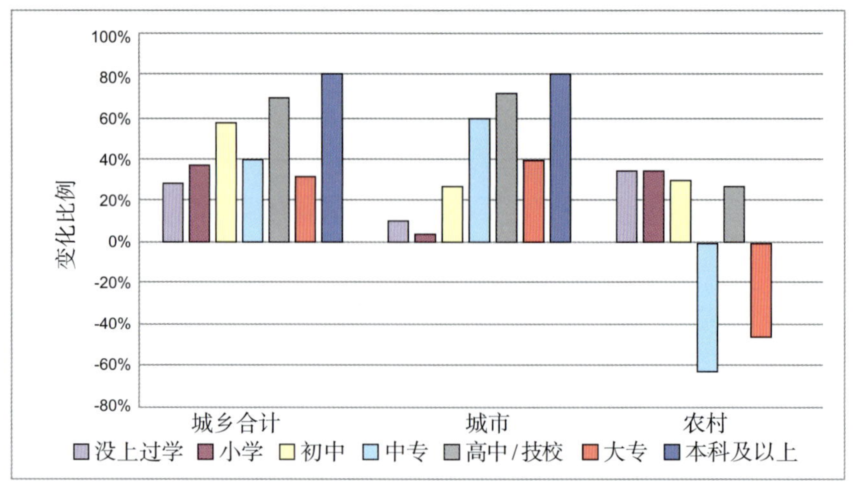

图 3.3.3　吉林省调查地区 2013 年与 2008 年比较不同文化程度组慢性病患病率变化情况

表 3.3.3　吉林省调查地区 2008 年和 2013 年不同收入组慢性病患病率（%）

收入分组*	城乡合计		城市		农村	
	2008	2013	2008	2013	2008	2013
最低	15.1	23.0	18.7	27.2	14.2	20.6
较低	13.9	17.1	20.7	20.9	11.4	13.7
中等	13.9	19.5	19.0	24.2	11.6	11.8
较高	14.0	23.6	15.9	29.2	11.9	10.7
最高	17.3	22.8	18.9	27.2	11.3	8.9

*收入分组根据每次调查结果，按照家庭人均年收入将所有被调查者等分为五组：2008 年划分标准线分别为 2 400.0、3 750.0、5 400.0 和 8 400.0 元，2013 年划分标准线分别为 5 666.7、10 000.0、12 500.0 和 19 800.0 元。

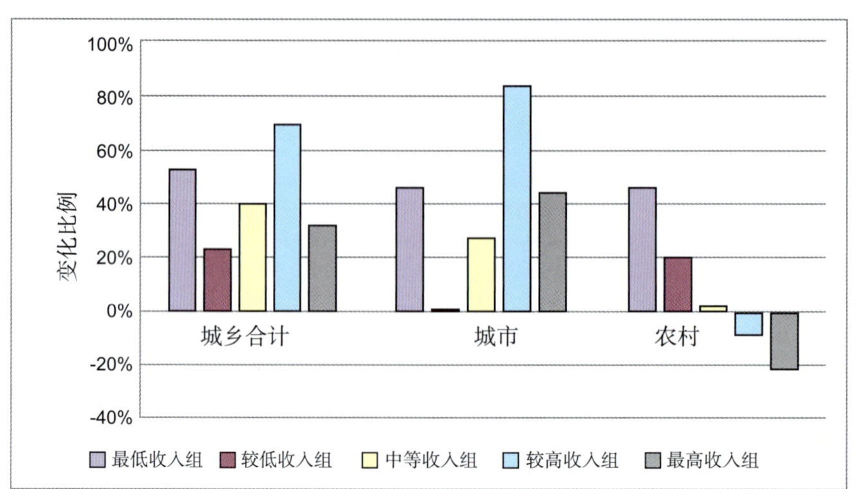

图 3.3.4　吉林省调查地区 2013 年与 2008 年比较不同收入组慢性病患病率变化情况

二、慢性病患病构成

从慢性病患病的系统别构成（表3.3.4）来看，排在前五位的分别为循环系统（63.9%）、内分泌系统（15.9%）、肌肉骨骼系统（6.1%）、消化系统（5.1%）和呼吸系统（2.8%）。无论城乡，排在首位的都是循环系统疾病（城市地区65.9%、农村地区59.1%），且相对于2008年，其构成比都有不同程度升高。城市地区排在第二位的是内分泌系统疾病（19.0%），而农村地区排在第二位的是肌肉骨骼系统疾病（10.6%），但值得关注的是，内分泌系统疾病的构成呈显著升高趋势。

表3.3.4 吉林省调查地区2008年和2013年系统别慢性病患病构成（%）

疾病分类	城乡合计		城市		农村	
	2008	2013	2008	2013	2008	2013
循环系统	46.6	63.9	51.9	65.9	40.1	59.1
肌肉骨骼系统	12.3	6.1	10.9	4.2	14.1	10.6
消化系统	11.2	5.1	7.2	3.5	16.1	8.9
呼吸系统	6.2	2.8	4.9	1.8	7.7	5.1
内分泌系统	8.4	15.9	10.9	19.0	5.3	8.4
泌尿、生殖系统	4.9	1.6	4.0	1.5	6.1	2.1
神经系统	1.7	1.1	1.7	1.1	1.7	1.1
传染病	2.3	0.4	1.5	0.3	3.2	0.6
眼及附属器	1.7	0.5	2.5	0.4	0.7	0.5
精神病	0.5	0.5	0.5	0.4	0.5	0.7
其他	4.3	2.2	4.1	1.9	4.5	2.8
合计	100.0	100.0	100.0	100.0	100.0	100.0

从慢性病患病的疾病别构成（表3.3.5）来看，排在前五位的慢性病依次为：高血压、糖尿病、脑血管病、其他类型心脏病、其他缺血性心脏病。无论城乡，高血压、糖尿病和脑血管疾病都已经成为最主要的慢性病。城市地区和农村地区高血压在慢性病患病中的构成分别为48.6%和40.0%。与2008年比较，农村地区类风湿关节炎的顺位后移，糖尿病顺位明显前移，疾病谱已经基本和城市地区接近。

表 3.3.5 吉林省调查地区 2008 年和 2013 年疾病别慢性病患病构成（%）

顺位	全省				城市				农村			
	2008		2013		2008		2013		2008		2013	
	疾病名称	构成	疾病名称	构成	疾病名称	构成	疾病名称	构成	疾病名称	构成	疾病名称	构成
1	高血压	18.7	高血压	46.0	高血压	21.7	高血压	48.6	高血压	15.0	高血压	40.0
2	脑血管病	8.4	糖尿病	15.3	脑血管病	10.0	糖尿病	18.3	其他类型心脏病	6.8	糖尿病	8.1
3	糖尿病	7.7	脑血管病	5.6	糖尿病	9.9	其他类型心脏病	5.6	脑血管病	6.6	脑血管病	6.3
4	其他类型心脏病	7.5	其他类型心脏病	5.2	其他类型心脏病	8.0	脑血管病	5.3	类风湿关节炎	5.7	骨髓炎	4.8
5	其他缺血性心脏病	5.0	其他缺血性心脏病	3.8	其他缺血性心脏病	6.8	其他缺血性心脏病	3.5	糖尿病	5.1	其他缺血性心脏病	4.5
6	骨髓炎	5.0	骨髓炎	2.6	骨髓炎	5.7	骨髓炎	1.7	胆结石、胆囊炎	4.4	其他类型心脏病	4.4
7	类风湿关节炎	4.0	其他运动系统疾病	2.0	类风湿关节炎	2.5	其他运动系统疾病	1.6	其他运动系统疾病	4.2	胃肠炎	3.6
8	其他运动系统疾病	3.2	胃肠炎	1.8	其他运动系统疾病	2.5	心绞痛	1.4	骨髓炎	4.1	类风湿关节炎	2.9
9	胆结石、胆囊炎	3.2	类风湿关节炎	1.5	胆结石、胆囊炎	2.2	胃肠炎	1.0	胃肠炎	4.0	其他运动系统疾病	2.8
10	胃肠炎	2.8	心绞痛	1.3	慢性阻塞性肺疾病	2.0	其他消化系统疾病	0.9	其他缺血性心脏病	3.0	慢性阻塞性肺疾病	2.5
11	慢性阻塞性肺疾病	2.0	胆结石、胆囊炎	1.1	白内障	1.9	类风湿关节炎	0.9	其他循环系统疾病	2.7	胆结石、胆囊炎	2.2
12	其他循环系统疾病	1.9	慢性阻塞性肺疾病	1.1	胃肠炎	1.9	其他循环系统疾病	0.8	消化性溃疡	2.4	其他消化系统疾病	1.3
13	消化性溃疡	1.6	其他消化系统疾病	1.0	其他神经系统疾病	1.4	其他神经系统疾病	0.8	肺气肿	2.2	其他循环系统疾病	1.2
14	肺源性心脏病	1.4	其他循环系统疾病	0.9	心绞痛	1.4	胆结石、胆囊炎	0.6	肺源性心脏病	2.0	心绞痛	1.0
15	肺气肿	1.4	其他神经系统疾病	0.8	其他循环系统疾病	1.2	消化性溃疡	0.5	慢性阻塞性肺疾病	2.0	消化性溃疡	1.0

第四节　本章小结

从自评健康各问题来看，与 2008 年相比，本次调查发现城乡居民在“行动”和“疼痛 / 不适”方面有中度及严重困难的比例都有较大幅度升高，但自评健康总体得分与 2008 年相比变化不大。行动、自己照顾自己、日常活动、疼痛 / 不适和焦虑 / 抑郁 5 个方面有困难的人口比例总体来说城市地区高于农村地区。“行动”和“疼痛 / 不适”方面有中度及严重困难的人口存在一定的性别差异，男性比女性高。自评健康得分随着年龄升高呈逐渐下降趋势，性别差异不明显，但是在 50 岁及以上人口中女性自评健康得分均低于同年龄组男性。

从两周患病情况看，调查地区 2013 年两周患病率为 25.7%，城市地区高达 30.6%。以 2010 年第六次全国人口普查的人口构成进行年龄标准化，相比于 2008 年，调查地区的两周患病率增加 129%，城市地区尤为明显。

城市地区两周患病率的升高以高文化程度组和高收入组为主要拉力，农村地区则以低收入组高患病率和增幅大为主要特征。另外，两周患病率升高也与辖区内人口构成呈现明显老龄化趋势相关，这与本次调查所发现的循环系统和内分泌系统疾病占两周患病主要构成的疾病谱变化相一致。以上调查结果表明，调查地区人群门诊服务需要有大幅提升，而城乡关注重点有所不同，城市地区的门诊服务资源配置应更为关注高收入和高文化程度人群需要，而农村地区则应重点关注低收入人群的门诊卫生服务需要。

从慢性病患病率看，与 2008 年相比，无论城乡，慢性病患病率均有不同程度升高，农村地区增幅更大。这一发现与两周患病以慢性病持续到两周内为主的患病特征相一致。从慢性病患病的年龄分布看，患病率随年龄增加而升高，特别是在 35 ~ 65 岁年龄组，呈直线上升趋势。从慢性病患病的文化程度分布看，无论城乡，较低文化程度者慢性病患病率更高，但与 2008 年比较，城市地区高学历人群慢性病患病率增幅更加明显。从慢性病患病的收入分布看，城市地区各收入组患病率差异不明显，但农村地区的慢性病患病呈现出清晰的收入等级，即越贫穷的农村地区人群慢性病患病率越高。更值得关注的是，与 2008 年相比较，农村地区低收入组人群的慢性病患病率增幅明显高于高收入组人群。从疾病构成看，无论城乡，以高血压、糖尿病和脑血管疾病为主的慢性非传染性疾病已经成为主要疾病负担。上述事实说明，慢性病不再仅仅是“富贵病”和“老龄化问题”，慢性病的管理还必须关注两大重点人群：一是发病率直线升高的 35 ~ 65 岁工作年龄的中青年人群，二是农村的低收入人群。

（冯星淋）

第四章　居民医疗服务需求、利用及费用

本章提要

本章关注居民医疗服务需求、利用及费用情况。通过两周患病治疗方式反映调查居民就医行为，以两周就诊率反映门诊服务利用情况，以住院率反映住院服务利用情况。同时分析了两周患病未治疗和应住院未住院的原因。对于医疗费用，既关注门诊和住院医疗服务费用，也关注居民自我医疗费用。

从两周患病治疗方式看，全省调查地区 2013 年两周患病自我医疗的比例为 77.5%（城市地区为 82.4%，农村地区为 67.4%），两周内就诊的比例为 12.8%，未治疗的比例为 9.7%。两周患病自我医疗的原因中，“按医嘱持续治疗”和“自感病轻”分别占 55.2% 和 23.3%。两周患病未治疗的原因中，“自感病轻”占 37.6%，“经济困难”和“就诊麻烦”分别占 19.4% 和 3.3%。

调查地区 2013 年两周就诊率为 10.7%，城市地区 7.9%、农村地区 14.4%。排在前五位的就诊疾病为高血压、上呼吸道感染、普通感冒、糖尿病、脑血管病。城乡合计两周患病基层医疗机构首诊比例为 77%，城市地区为 69%，农村地区为 84%。

调查地区 2013 年住院率为 5.9%，城市地区为 6.7%，农村地区为 4.8%。城乡合计在县级及以下基层医疗机构住院的比例为 65.4%，城市地区为 55.6%，农村地区为 83.1%。平均住院床日数近 14 天，城市地区为 14.4 天，农村地区为 11.9 天。58.7% 的患者因疾病痊愈医生要求出院，33.1% 的患者自己要求出院。

两周自我医疗药费人均 122 元（城市地区为 132 元，农村地区为 106 元）。城乡合计门诊次均直接医疗费用为 589 元（城市地区为 788 元，农村地区为 440 元），门诊次均间接医疗费用为 86 元（城市地区为 122 元，农村地区为 60 元）。城乡合计住院次均直接医疗费用为 10 005 元（城市地区为 10 475 元，农村地区为 9 154 元），住院次均间接医疗费用为 1 293 元（城市地区为 1 118 元，农村地区为 1 612 元）。

第一节　门诊服务需求

一、两周患病治疗方式

国家卫生服务调查询问的两周患病治疗方式包括就诊和未就诊。其中就诊的定义为到医疗机构就诊，包括居民自报患病两周内就诊和两周前就诊两种情况；未就诊包括纯自我医疗和未治疗两种情况。2013 年国家卫生服务调查中，将两周前到医疗机构就诊但调查时遵医嘱服药和纯自我医疗两种情况均称作自我医疗。

如表 4.1.1 和图 4.1.1 所示，调查地区 2013 年两周患病的主要治疗方式为自我医疗，占 77.5%（城市地区 82.4%、农村地区 67.4%）。但城市地区的自我医疗主要是两周前就诊按医嘱服药（49.9%），农村地区则主要为纯自我医疗（51.3%）。两周内就诊的患者城市

表 4.1.1　吉林省 2008 年和 2013 年调查地区居民两周患病治疗方式构成（%）

治疗情况	城乡合计		城市		农村	
	2008	2013	2008	2013	2008	2013
就诊						
两周内就诊	26.2	12.8	18.4	8.2	31.5	22.3
两周前就诊	19.4	38.9	21.4	49.9	18.0	16.1
未就诊						
纯自我医疗	44.4	38.6	49.7	32.5	40.7	51.3
未治疗	10.1	9.7	10.5	9.5	9.7	10.3
合计	100.0	100.0	100.0	100.0	100.0	100.0

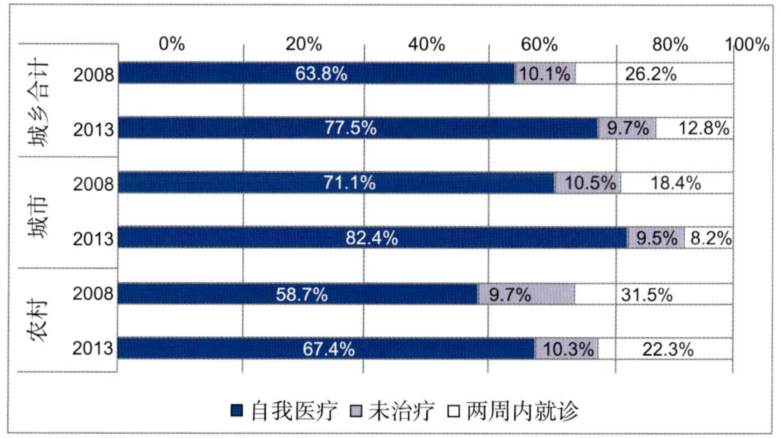

图 4.1.1　吉林省调查地区 2008 年和 2013 年两周患病治疗方式构成比例

地区为 8.2%，农村地区不到 1/4。调查地区两周患病未治疗的构成比均在 10% 左右，与 2008 年比较无明显变化。

二、自我医疗原因

如表 4.1.2 所示，调查地区调查人口选择自我医疗的原因主要是“按医嘱持续治疗中”（55.2%）和“自感病轻”（23.3%）。城市地区以“按医嘱持续治疗中”为主，占 63.9%，这与城市地区自我医疗以两周前就诊按医嘱服药为主相一致；农村地区以“自感病轻”为主，占 37.1%，“按医嘱持续治疗中”占 30.7%。城乡合计有 8.5% 的调查对象因经济困难而选择自我医疗，城市地区为 4.1%，而农村地区达 21%，但相对于 2008 年有较大幅度降低。

表 4.1.2　2008 年和 2013 年调查地区居民自我医疗原因构成（%）

自我医疗原因	城乡合计		城市		农村	
	2008	2013	2008	2013	2008	2013
按医嘱持续治疗中	24.2	55.2	21.1	63.9	27.0	30.7
自感病轻	26.3	23.3	19.5	18.4	32.7	37.1
经济困难	45.4	8.5	54.1	4.1	37.1	21.0
就诊麻烦	0.0	1.9	0.0	1.8	0.0	2.2
无时间	1.6	1.8	2.3	1.6	0.9	2.2
交通不便	0.5	0.3	0.0	0.1	0.9	0.7
其他原因	2.1	9.0	3.0	10.1	1.3	6.1
合计	100.0	100.0	100.0	100.0	100.0	100.0

三、两周患病纯自我医疗人群特征

对选择纯自我医疗的调查人群进行分析发现，纯自我医疗者中年轻人比例较高，男、女性存在一定差异，并存在较为明显的年龄波动，和样本年龄分布有一定关系；45 岁以上人群这一比例基本降到 40% 左右，但无明显的性别差异（图 4.1.2）。由表 4.1.3 可见，选择纯自我医疗与被调查对象的文化程度无明显关联；与 2008 年相比，城市地区不同文化程度居民的纯自我医疗比例均有所下降，而农村地区则在总体上表现出明显的上升趋势。

由表 4.1.4 看出，低收入人群的纯自我医疗比例高于高收入人群。与 2008 年相比，城市地区不同收入人群的纯自我医疗比例都有不同程度降低，而农村地区则有一定程度升高，特别是农村地区的最低收入人群，增幅在 60% 左右（图 4.1.3）。

四、两周患病未治疗原因

调查地区 2013 年调查人口两周患病未采取任何治疗的原因主要是自感病轻（37.6%）；

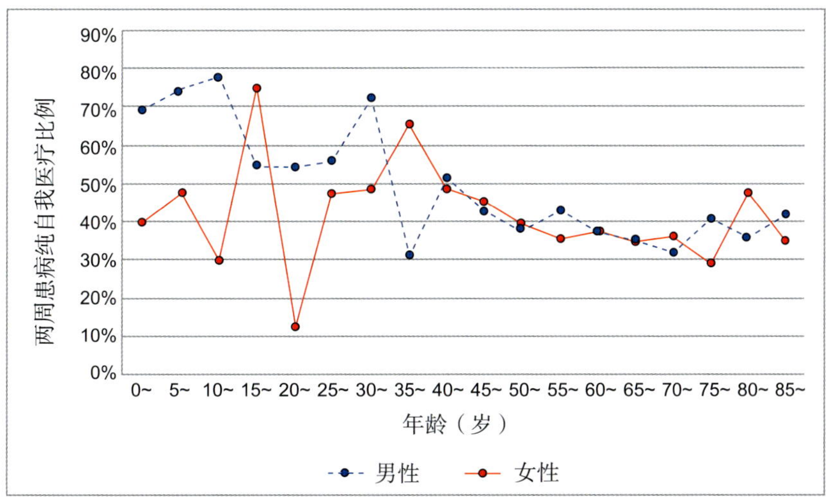

图 4.1.2　吉林省调查地区 2013 年两周患病纯自我医疗比例的性别年龄分布

表 4.1.3　吉林省调查地区 2008 年和 2013 年不同文化程度组两周患病纯自我医疗比例（%）

文化程度	城乡合计		城市		农村	
	2008	2013	2008	2013	2008	2013
没上过学	48.5	44.4	58.8	31.7	45.1	52.5
小学	46.7	46.2	50.0	35.8	45.8	54.2
初中	43.7	37.0	54.3	32.3	35.0	49.6
中专	29.7	26.3	32.3	23.9	16.7	66.7
高中 / 技校	48.9	36.8	51.4	35.3	39.3	52.9
大专	38.9	32.8	37.5	32.3	50.0	44.4
本科及以上	35.0	37.1	36.8	36.6	0.0	66.7

表 4.1.4　吉林省调查地区 2008 年和 2013 年不同收入分组居民纯自我医疗比例（%）

收入分组*	城乡合计		城市		农村	
	2008	2013	2008	2013	2008	2013
最低	39.5	48.4	58.7	43.0	32.7	52.0
较低	49.0	45.3	56.5	37.0	45.9	56.1
中等	49.0	38.1	54.9	35.5	46.1	45.8
较高	43.0	31.7	49.0	28.5	38.6	48.9
最高	41.2	31.8	41.1	30.1	41.7	46.3

* 收入分组根据每次调查结果，按照家庭人均年收入将所有被调查者等分为五组：2008 年划分标准线分别为 2 400.0、3 750.0、5 400.0 和 8 400.0 元，2013 年划分标准线分别为 5 666.7、10 000.0、12 500.0 和 19 800.0 元。

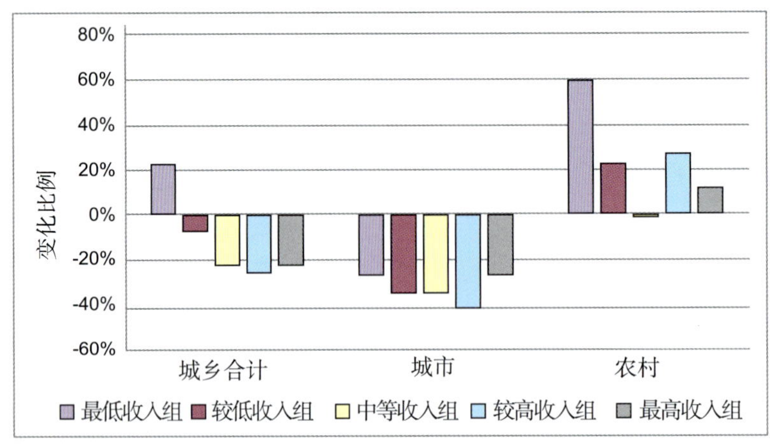

图 4.1.3 吉林省调查地区 2013 年与 2008 年比较不同收入组两周患病纯自我医疗比例变化情况

其次是经济困难和就诊麻烦，两者合计占 22.7%。尽管农村地区仍有约 1/3 的两周患病对象因经济困难未治疗，但相比于 2008 年的 63% 大幅度降低（表 4.1.5）。

图 4.1.4 显示了吉林省 2008 年和 2013 年因经济困难两周患病未治疗比例。调查地区 2013 年因经济困难两周患病未治疗的比例为 1.9%，较 2008 年下降了约 2 个百分点。城市地区从 1.6% 下降至 1.0%，农村地区从 6.1% 下降至 3.5%。

五、两周患病未治疗人群特征

从文化程度组看，这一指标与调查人口的文化程度关联程度不高，不同文化程度组这一比例为 4.7% ~ 12.1%（表 4.1.6）。从收入组看，城市地区中等和较高收入组两周患病未治疗比例较高，分别为 20.0% 和 11.0%；而农村地区则是最低收入组比例较高，为 13.7%（表 4.1.7）。

表 4.1.5 2008 年和 2013 年调查地区居民两周患病未治疗原因构成（%）

两周患病未治疗原因	城乡合计		城市		农村	
	2008	2013	2008	2013	2008	2013
自感病轻	39.8	37.6	58.7	36.7	24.6	39.0
经济困难	41.8	19.4	15.2	10.6	63.2	34.2
就诊麻烦	0.0	3.3	0.0	5.3	0.0	0.0
无时间	3.9	1.2	8.7	1.0	0.0	1.6
交通不便	0.0	0.3	0.0	0.0	0.0	0.8
无有效措施	9.7	7.6	13.0	8.2	7.0	6.5
其他原因	4.9	30.6	4.4	38.2	5.3	17.9
合计	100.0	100.0	100.0	100.0	100.0	100.0

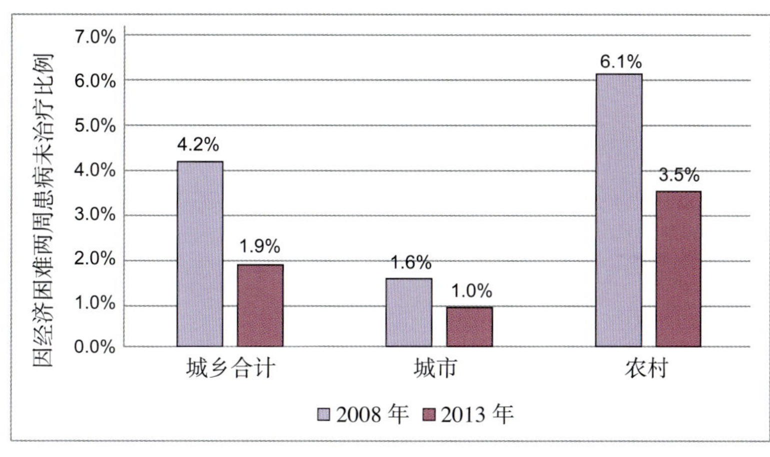

图 4.1.4　吉林省调查地区 2008 年和 2013 年因经济困难两周患病未治疗比例（%）

表 4.1.6　吉林省调查地区 2008 年和 2013 年不同文化程度组两周患病未治疗比例（%）

文化程度	城乡合计		城市		农村	
	2008	2013	2008	2013	2008	2013
没上过学	8.8	12.1	9.8	10.4	8.5	13.1
小学	8.5	9.5	12.2	9.5	7.5	9.5
初中	10.6	10.8	5.8	10.1	14.5	12.6
中专	13.5	8.4	9.7	8.9	33.3	0.0
高中 / 技校	9.8	10.0	10.5	10.8	7.1	1.9
大专	27.8	7.4	31.3	7.2	0.0	11.1
本科及以上	10.0	4.7	10.5	4.8	0.0	0.0

表 4.1.7　吉林省调查地区 2008 年和 2013 年不同收入组两周患病未治疗比例（%）

收入分组*	城乡合计		城市		农村	
	2008	2013	2008	2013	2008	2013
最低	10.8	12.0	6.7	9.4	12.3	13.7
较低	11.4	8.1	11.8	7.5	11.2	8.8
中等	7.7	17.4	7.3	20.0	7.9	9.6
较高	9.2	10.1	13.5	11.0	6.1	5.0
最高	10.7	6.3	11.4	6.3	8.3	6.0

* 收入分组根据每次调查结果，按照家庭人均年收入将所有被调查者等分为五组：2008 年划分标准线分别为 2 400.0、3 750.0、5 400.0 和 8 400.0 元，2013 年划分标准线分别为 5 666.7、10 000.0、12 500.0 和 19 800.0 元。

第二节 门诊服务利用

一、两周就诊率

按照国家卫生服务调查的定义，两周就诊率是指每百调查人口（或每千人口）中两周内因病或身体不适到各种医疗机构寻求咨询或治疗服务的人次数。该指标反映调查地区辖区内居民对各级各类医疗机构门诊服务的实际利用情况。

本次调查显示，调查地区2013年两周就诊率为10.7%，较2008年的水平翻了近一番。农村地区的两周就诊率升高尤为明显，翻了近两番，达14.4%，比城市地区几乎高1倍。从年龄标化两周就诊率来看，即便去除年龄影响，上述趋势依然存在（表4.2.1和图4.2.1）。

表4.2.1 吉林省调查地区2008年和2013年两周就诊率（%）

	城乡合计	城市	农村
两周就诊率			
2008年	5.6	5.3	5.9
2013年	10.7	7.9	14.4
年龄标化两周就诊率*			
2008年	5.8	4.9	6.3
2013年	9.3	6.3	13.8

*用2010年全国人口普查人口构成标化，可直接与国家报告计算的标化率比较。

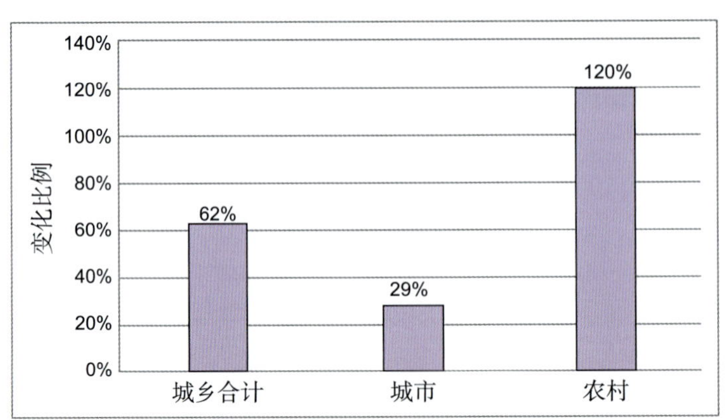

图4.2.1 吉林省调查地区2013年与2008年比较年龄标化两周就诊率变化情况

两周就诊的性别年龄分布（图 4.2.2）显示，本次调查的两周就诊率无明显的性别差异。两周年龄别就诊率呈 U 形曲线：0 ~ 20 岁两周就诊率随年龄增加而降低，20 岁以后两周就诊率随年龄增加而升高，但 65 岁以后略有下降趋势。两周就诊率年龄分布上的“两边高、中间低”趋势比两周患病率（图 3.2.2）明显。

本次调查显示，两周就诊率有明显的文化程度差异和收入等级差异（表 4.2.2 和表 4.2.3）。总体来看，文化程度和收入水平越高，两周就诊率越低，各文化程度组两周就诊率差异更为明显。如没上过学组比本科及以上组两周就诊率高 15 个百分点，最低收入组两周就诊率比最高收入组只高近 8 个百分点。与 2008 年比较，农村地区较低的文化程度组和城乡中低收入组的两周就诊率都有较大幅度升高（图 4.2.3 和图 4.2.4）。

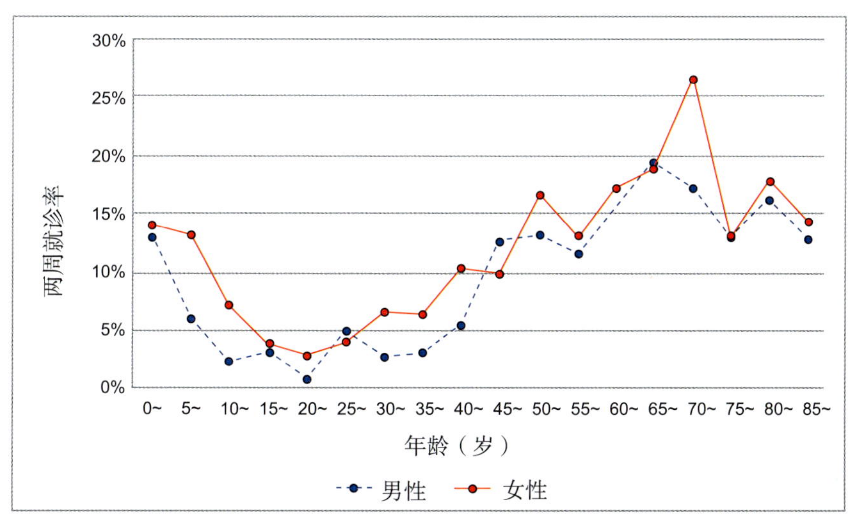

图 4.2.2 吉林省调查地区 2013 年两周就诊率的性别年龄分布

表 4.2.2 吉林省调查地区 2008 年和 2013 年不同文化程度组两周就诊率（%）

文化程度	城乡合计		城市		农村	
	2008	2013	2008	2013	2008	2013
没上过学	11.4	19.6	13.1	14.9	10.9	21.9
小学	7.6	16.2	11.4	12.7	6.9	17.9
初中	3.9	10.2	4.1	8.4	3.8	12.2
中专	6.6	4.2	6.9	4.2	4.2	4.0
高中 / 技校	5.5	9.1	4.9	9.2	7.7	8.4
大专	3.5	5.3	3.3	5.1	5.8	7.3
本科及以上	2.3	4.6	2.4	4.2	2.0	8.2

表 4.2.3 吉林省调查地区 2008 年和 2013 年不同收入组两周就诊率（%）

收入分组*	城乡合计		城市		农村	
	2008	2013	2008	2013	2008	2013
最低	6.1	15.3	4.1	11.6	6.6	17.5
较低	5.7	10.8	6.5	7.9	5.4	13.5
中等	4.4	10.1	3.7	6.6	4.6	15.8
较高	5.4	9.5	3.8	7.3	7.1	14.6
最高	6.6	7.4	6.9	7.2	5.8	8.2

*收入分组根据每次调查结果，按照家庭人均年收入将所有被调查者等分为五组：2008 年划分标准线分别为 2 400.0、3 750.0、5 400.0 和 8 400.0 元，2013 年划分标准线分别为 5 666.7、10 000.0、12 500.0 和 19 800.0 元。

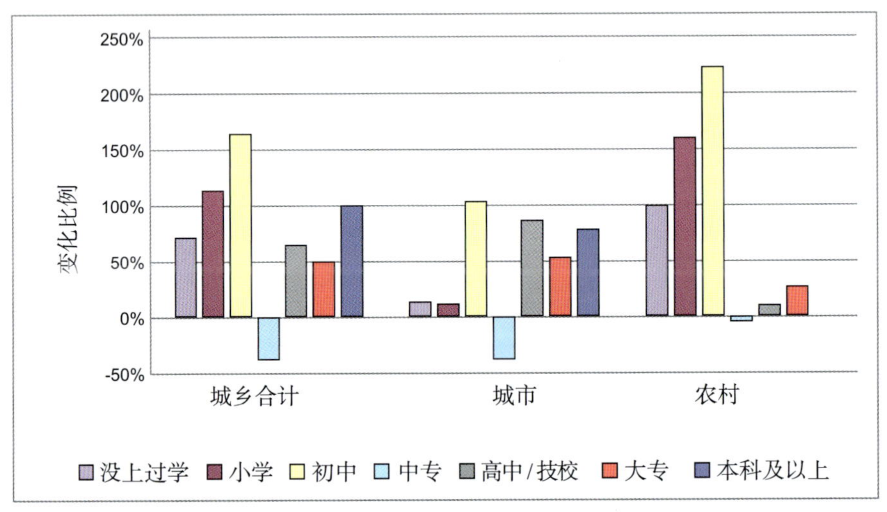

图 4.2.3 吉林省调查地区 2013 年与 2008 年比较不同文化程度组两周就诊率变化情况

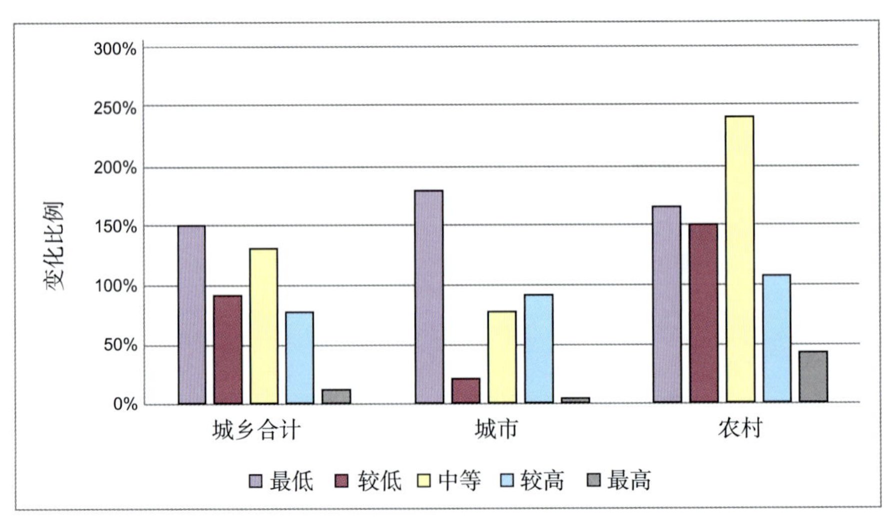

图 4.2.4 吉林省调查地区 2013 年与 2008 年比较不同收入组两周就诊率变化情况

表 4.2.4　吉林省调查地区 2008 年和 2013 年疾病系统别两周就诊构成（%）

疾病分类	城乡合计		城市		农村	
	2008	2013	2008	2013	2008	2013
循环系统	23.2	38.9	30.2	52.5	20.4	28.6
呼吸系统	27.7	28.2	22.9	15.8	29.6	37.6
消化系统	19.1	8.6	12.5	4.1	21.7	12.1
肌肉骨骼系统	6.6	5.5	8.3	3.6	5.8	6.9
内分泌系统	3.3	7.4	7.3	12.7	1.7	3.5
泌尿、生殖系统	3.0	2.7	1.0	1.8	3.8	3.5
损伤、中毒	3.6	1.6	4.2	1.4	3.3	1.7
神经系统	2.1	1.0	2.1	0.9	2.1	1.0
皮肤	1.5	1.6	2.1	1.8	1.3	1.4
传染病	3.3	0.8	3.1	0.9	3.3	0.7
其他	6.9	3.7	6.3	4.5	7.1	3.1
合计	100.0	100.0	100.0	100.0	100.0	100.0

二、两周就诊疾病构成

从两周就诊疾病的系统别构成（表 4.2.4）看，排在前五位的分别是：循环系统（38.9%）、呼吸系统（28.2%）、消化系统（8.6%）、内分泌系统（7.4%）和肌肉骨骼系统（5.5%）。城市地区两周就诊疾病中循环系统疾病超过一半，相较于 2008 年的 30.2% 有大幅增加；同样，内分泌系统疾病占比也有所上升，呼吸系统疾病占比则从 2008 年的 22.9% 下降至 15.8%，消化系统和肌肉骨骼系统占比也明显下降。农村地区则有近 40% 是呼吸系统疾病，循环系统疾病占 28.6%，均较 2008 年有所上升。

从两周就诊的疾病别构成（表 4.2.5）看，排在前五位的疾病为：高血压、上呼吸道感染、普通感冒、糖尿病、脑血管病。与 2008 年相比，高血压构成比顺位迅速从第五位上升至第一位，而上呼吸道感染顺位下降至第二位。城市地区以高血压、糖尿病和其他心脑血管疾病为主要两周就诊疾病，其中高血压和糖尿病两者占比达近 50%；农村地区的高血压两周就诊构成比已经上升到第一位（18.3%），但仍有相当比例为急性上呼吸道感染（13.8%）。

三、两周就诊机构类型及治疗方式

调查地区 2013 年两周就诊的首诊机构主要是各类诊所或村卫生室，城市地区这一项的构成比为 35.5%，农村地区为 53.3%。城市地区近 3 成患者选择在社区中心、社区卫生站首诊，其构成比与各类医院相当；农村地区 30% 的患者的首诊机构为乡镇卫生院（表 4.2.6）。总体而言，城市地区近 70% 的两周就诊首诊机构为社区和诊所等基层医疗机构，

表 4.2.5　吉林省调查地区 2008 年和 2013 年疾病别两周就诊构成（%）

顺位	城乡合计				城市				农村			
	2008		2013		2008		2013		2008		2013	
	疾病名称	构成	疾病名称	构成	疾病名称	构成	疾病名称	构成	疾病名称	构成	疾病名称	构成
1	上呼吸道感染	13.1	高血压	25.6	脑血管病	10.5	高血压	35.3	上呼吸道感染	14.6	高血压	18.3
2	急、慢性胃肠炎	11.0	上呼吸道感染	9.0	上呼吸道感染	9.5	糖尿病	11.8	急、慢性胃肠炎	13.3	上呼吸道感染	13.8
3	流行性感冒	6.4	普通感冒	8.8	糖尿病	6.3	普通感冒	7.7	流行性感冒	7.3	普通感冒	9.7
4	高血压	6.1	糖尿病	6.5	普通感冒	6.3	脑血管病	5.9	高血压	6.9	流行性感冒	5.9
5	其他类型心脏病	4.9	脑血管病	4.9	其他缺血性心脏病	5.3	其他缺血性心脏病	5.0	其他类型心脏病	5.6	急、慢性胃肠炎	4.5
6	脑血管病	4.9	流行性感冒	4.1	急、慢性胃肠炎	5.3	上呼吸道感染	2.7	普通感冒	4.3	脑血管病	4.1
7	普通感冒	4.9	其他缺血性心脏病	3.5	心绞痛	4.2	心绞痛	2.3	其他消化系统疾病	3.9	椎间盘疾病	3.5
8	其他消化系统疾病	3.7	急、慢性胃肠炎	3.1	高血压	4.2	其他运动系统疾病	2.3	胆结石和胆囊炎	3.0	肺炎	2.8
9	糖尿病	2.7	椎间盘疾病	2.4	流行性感冒	4.2	其他类型心脏病	1.8	脑血管病	2.6	糖尿病	2.4
10	其他缺血性心脏病	2.7	肺炎	2.2	椎间盘疾病	4.2	流行性感冒	1.8	细菌性痢疾	2.2	其他缺血性心脏病	2.4
11	胆结石和胆囊炎	2.7	其他运动系统疾病	2.2	其他类型心脏病	3.2	其他消化系统疾病	1.8	肺炎	2.2	慢性咽喉炎	2.1
12	椎间盘疾病	2.7	其他消化系统疾病	1.6	其他消化系统疾病	3.2	其他皮肤和皮下组织疾病	1.8	类风湿关节炎	2.2	其他运动系统疾病	2.1
13	其他运动系统疾病	2.1	其他类型心脏病	1.4	其他运动系统疾病	3.2	肺炎	1.4	椎间盘疾病	2.2	胆结石和胆囊炎	1.7
14	心绞痛	1.8	慢性咽喉炎	1.4	气管、支气管和肺恶性肿瘤	2.1	急、慢性胃肠炎	1.4	其他缺血性心脏病	1.7	消化性溃疡	1.4
15	细菌性痢疾	1.5	其他皮肤和皮下组织疾病	1.4	肺源性心脏病	2.1	其他非肠道传染病	0.9	其他循环系统疾病	1.7	其他消化系统疾病	1.4

而农村地区在村卫生室和乡镇卫生院首诊的患者比例则超过 80%（图 4.2.5）。相比于 2008 年，无论城乡，首诊机构选择在基层的患者都有所增加，特别是城市地区，首诊选择在基层医疗机构的比例增加了 30 个百分点。

两周就诊患者中接受输液治疗的比例为 45.6%，城市地区 31.2%、农村地区 56.6%。无论城乡，这一比例均比 2008 年有不同程度降低。城市地区降幅高于农村地区，降低了 24 个百分点（图 4.2.6）。

表 4.2.6　吉林省调查地区 2008 年和 2013 年两周就诊机构类型构成（%）

首诊机构	城乡合计		城市		农村	
	2008	2013	2008	2013	2008	2013
诊所 / 村卫生室	45.2	45.2	28.0	35.5	53.9	53.3
社区卫生站	0.0	5.4	0.0	11.0	0.0	0.6
社区中心 / 卫生院	20.0	26.5	10.3	22.3	24.9	30.1
县 / 市辖区医院	30.4	14.9	50.3	17.1	20.3	13.0
省级及以上医院	3.5	6.4	9.1	13.2	0.6	0.7
其他	1.0	1.7	2.3	0.9	0.3	2.4
合计	100.0	100.0	100.0	100.0	100.0	100.0

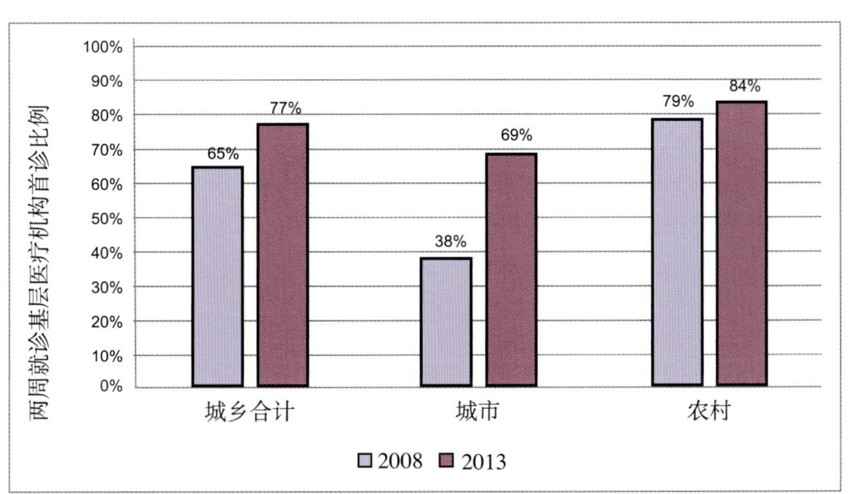

图 4.2.5　吉林省调查地区 2008 年和 2013 年两周患病基层医疗机构首诊比例

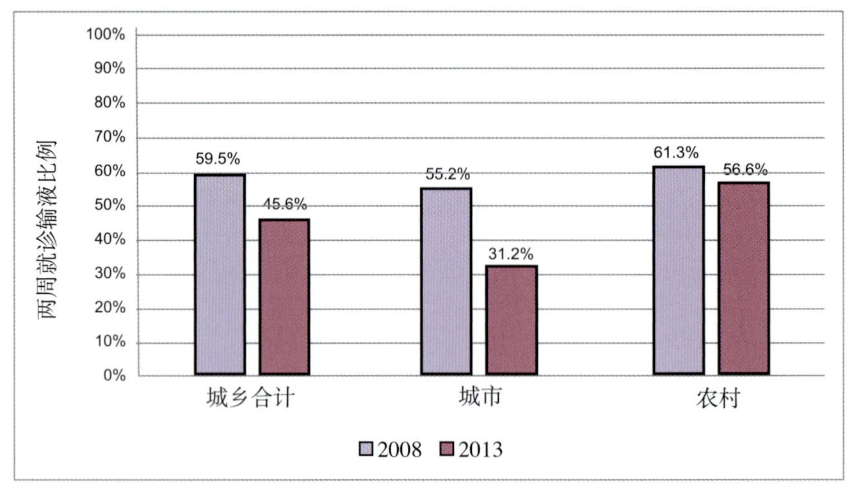

图 4.2.6　吉林省调查地区 2008 年和 2013 年两周就诊输液比例

第三节　住院服务利用

一、住院率

住院率用每百人口（或每千人口）年住院人次数表示。

吉林省住院率在全国居于较低水平。调查地区 2013 年住院率为 5.9%，城市地区高于农村地区，分别为 6.7% 和 4.8%（表 4.3.1）。与 2008 年相比，年龄标化住院率升高 10% 左右（图 4.3.1）。

从性别年龄分布（图 4.3.2）看，住院率的性别差异不大，但 15 ~ 35 岁女性的住院率呈峰形升高，这可能与住院分娩服务利用有关。住院率的年龄分布也基本呈 U 形，5 岁以后住院率有所降低，但 35 岁以后住院率随年龄增加而升高。

从文化程度组（表 4.3.2）看，没上过学和小学文化程度组的住院率较高，分别为 10.7% 和 8.0%。城市地区各文化程度组住院率均高于农村地区相应的文化程度组。与 2008 年相比，除了城乡高中（技校）组和农村中专组，各文化程度组住院率均有不同程度

表 4.3.1　吉林省调查地区 2008 年和 2013 年住院率及年龄标化住院率（%）

	城乡合计	城市	农村
住院率			
2008 年	4.5	5.1	4.1
2013 年	5.9	6.7	4.8
年龄标化住院率*			
2008 年	4.9	5.2	4.4
2013 年	5.4	5.8	4.8

*用 2010 年全国人口普查人口构成标化，可直接与国家报告计算的标化率比较。

的上升（图 4.3.3）。各收入组的住院率差异不大，在 5.1%～7.1% 之间变化；与 2008 年相比，城市较高收入组和农村中等收入组住院率增幅较大（表 4.3.3 和图 4.3.4）。

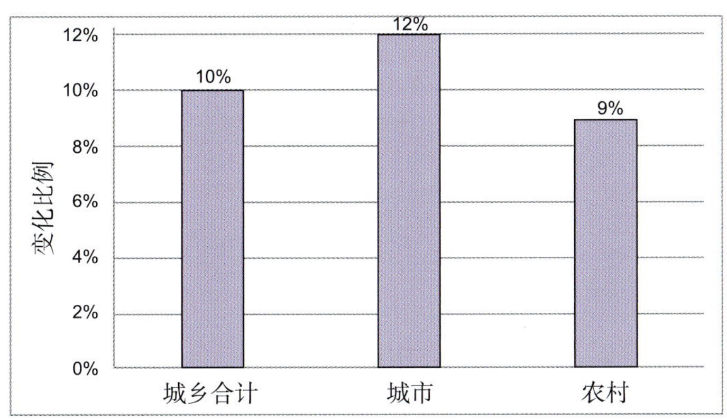

图 4.3.1 吉林省调查地区 2013 年与 2008 年比较年龄标化住院率变化情况

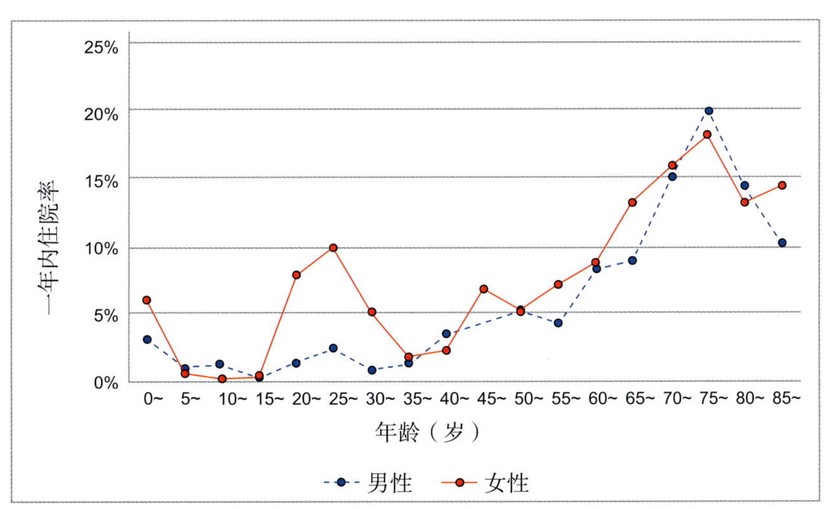

图 4.3.2 吉林省调查地区 2013 年住院率的性别年龄分布

表 4.3.2 吉林省调查地区 2008 年和 2013 年不同文化程度组住院率（%）

文化程度	城乡合计		城市		农村	
	2008	2013	2008	2013	2008	2013
没上过学	7.0	10.7	10.6	11.0	5.9	10.5
小学	5.5	8.0	9.8	11.8	4.7	6.2
初中	3.8	5.4	4.0	6.8	3.8	3.8
中专	4.4	6.3	4.7	7.4	2.8	0.8
高中 / 技校	5.3	4.5	5.7	4.8	3.7	3.4
大专	6.0	7.2	6.4	7.8	1.9	2.1
本科及以上	3.0	6.3	3.3	6.6	0.0	3.5

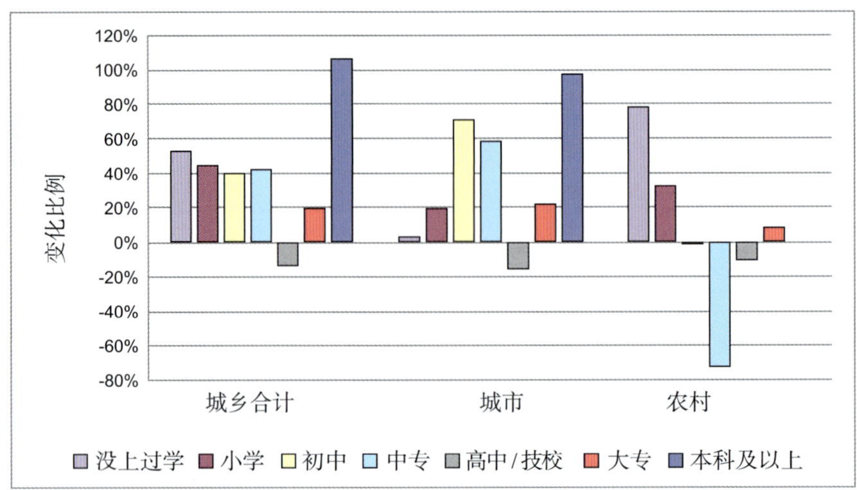

图 4.3.3 吉林省调查地区 2013 年与 2008 年比较不同文化程度组住院率变化情况

表 4.3.3 吉林省调查地区 2008 年和 2013 年不同收入组住院率（%）

收入分组*	城乡合计		城市		农村	
	2008	2013	2008	2013	2008	2013
最低	5.3	5.7	4.7	6.4	5.4	5.3
较低	4.3	5.1	5.2	5.4	4.0	4.9
中等	3.8	6.0	4.8	5.8	3.3	6.4
较高	3.9	7.1	5.0	8.6	2.8	3.7
最高	5.1	5.9	5.4	6.7	4.3	3.4

* 收入分组根据每次调查结果，按照家庭人均年收入将所有被调查者等分为五组：2008 年划分标准线分别为 2 400.0、3 750.0、5 400.0 和 8 400.0 元，2013 年划分标准线分别为 5 666.7、10 000.0、12 500.0 和 19 800.0 元。

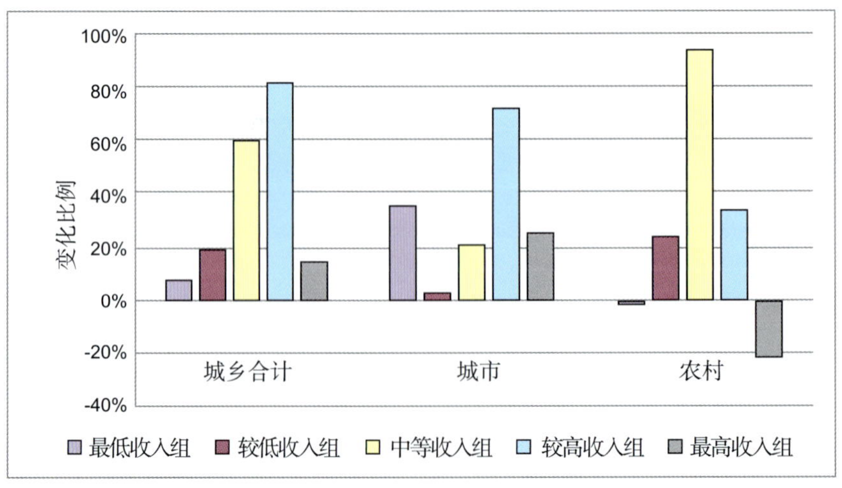

图 4.3.4 吉林省调查地区 2013 年与 2008 年比较不同收入组住院率变化情况

二、住院者疾病构成

调查地区2013年住院最主要原因是循环系统疾病（构成比为36.1%），与2008年相比，在城市地区和农村地区其构成比都有不同程度升高（表4.3.4）。排第二位的住院原因是妊娠分娩（10.3%），城市地区妊娠分娩构成比为9.5%，农村地区为11.7%，均较2008年有所下降。城市地区排第三位的住院原因是消化系统疾病（9.2%），农村地区为呼吸系统疾病（11.4%）。

表4.3.4　吉林省调查地区2008年和2013年疾病系统别住院构成（%）

疾病分类	城乡合计		城市		农村	
	2008	2013	2008	2013	2008	2013
循环系统	23.5	36.1	29.4	39.3	18.7	30.5
呼吸系统	6.3	7.0	6.4	4.6	6.2	11.4
消化系统	9.0	9.4	3.0	9.2	13.8	9.9
肌肉骨骼系统	3.1	4.8	4.7	4.6	1.7	5.2
内分泌系统	5.3	5.3	7.2	6.1	3.8	3.7
泌尿、生殖系统	4.2	2.6	5.1	2.6	3.5	2.8
损伤、中毒	8.4	6.4	4.3	4.9	11.8	8.9
神经系统	1.0	2.3	1.3	2.7	0.7	1.5
传染病	1.2	1.4	0.4	0.9	1.7	2.5
妊娠分娩	17.9	10.3	17.0	9.5	18.7	11.7
恶性肿瘤	3.6	5.5	6.0	6.8	1.7	3.1
良性肿瘤	2.9	3.0	3.0	2.6	2.8	3.7
其他	13.7	5.9	12.3	6.3	14.9	5.2
合计	100.0	100.0	100.0	100.0	100.0	100.0

从疾病别住院构成看，调查地区2013年排在前五位的分别是：脑血管病（16.0%）、正常分娩（8.4%）、除心绞痛外的其他类型心脏病（5.3%）、除急性心肌梗死外的其他缺血性心脏病（4.8%）和除阑尾疾病外的其他消化系统病（4.1%）。无论城乡，脑血管疾病已经成为居民住院的首要原因（表4.3.5）。城市地区高血压和乳房恶性肿瘤住院构成顺位呈上升趋势。农村地区梗阻性分娩、其他妊娠分娩并发症及产褥期并发症住院构成比明显下降，高血压、上呼吸道感染住院构成顺位有所提前。

三、住院治疗情况

本次调查显示，接受调查的住院者中82.3%都因疾病住院，损伤和中毒的比例从2008年的7.3%降低到4.2%（表4.3.6）。从调查对象的住院单位（表4.3.7）看，54.4%的

表 4.3.5 吉林省调查地区 2008 年和 2013 年疾病别住院构成（%）

顺位	城乡合计				城市				农村			
	2008		2013		2008		2013		2008		2013	
	疾病名称	构成	疾病名称	构成	疾病名称	构成	疾病名称	构成	疾病名称	构成	疾病名称	构成
1	正常分娩	13.9	脑血管病	16.0	正常分娩	16.4	脑血管病	17.4	正常分娩	11.9	脑血管病	13.5
2	脑血管病	11.8	正常分娩	8.4	脑血管病	15.4	正常分娩	7.7	脑血管病	8.8	正常分娩	9.9
3	糖尿病	5.1	其他类型心脏病	5.3	糖尿病	7.5	其他类型心脏病	7.0	其他类型心脏病	6.1	其他缺血性心脏病	5.2
4	其他类型心脏病	4.6	其他缺血性心脏病	4.8	其他缺血性心脏病	5.1	糖尿病	4.9	阑尾疾病	5.4	其他消化系统疾病	5.2
5	其他妊娠分娩并发症及产褥期并发症	3.6	其他消化系统疾病	4.1	心绞痛	4.2	其他缺血性心脏病	4.6	其他妊娠分娩并发症及产褥期并发症	5.4	骨折	4.0
6	阑尾疾病	3.4	糖尿病	3.9	椎间盘疾病	3.3	高血压	4.1	其他损伤和中毒	4.6	高血压	3.4
7	骨折	3.4	高血压病	3.8	骨折	3.3	其他消化系统疾病	3.4	骨折	3.5	椎间盘疾病	3.4
8	其他缺血性心脏病	2.7	骨折	3.2	其他类型心脏病	2.8	其他神经系统疾病	2.7	糖尿病	3.1	上呼吸道感染	3.1
9	其他损伤和中毒	2.7	其他神经系统疾病	2.3	其他呼吸系统疾病	2.8	其他运动系统疾病	2.7	梗阻性分娩	2.7	阑尾疾病	2.8
10	椎间盘疾病	2.3	其他运动系统疾病	2.3	子宫良性肿瘤	2.3	骨折	2.7	慢性肝病和肝硬化	2.3	子宫良性肿瘤	2.2
11	其他呼吸系统疾病	2.1	椎间盘疾病	2.2	白内障	1.9	乳房恶性肿瘤	1.9	其他消化系统疾病	2.3	糖尿病	2.2
12	其他消化系统疾病	2.1	其他循环系统疾病	2.0	其他消化系统疾病	1.9	心绞痛	1.9	急、慢性胃肠炎	1.9	急性心肌梗死	2.2
13	子宫良性肿瘤	1.9	阑尾疾病	2.0	其他女性生殖器官疾病	1.9	其他循环系统疾病	1.9	开放性创伤和血管损伤	1.9	其他类型心脏病	2.2
14	心绞痛	1.9	急性心肌梗死	1.8	气管、支气管和肺恶性肿瘤	1.4	胆结石和胆囊炎	1.9	结核病	1.5	其他循环系统疾病	2.2
15	其他女性生殖器官疾病	1.5	心绞痛	1.5	乳房恶性肿瘤	1.4	其他呼吸系统疾病	1.7	子宫良性肿瘤	1.5	肺炎	1.9

调查对象在县/区级医院住院，农村地区这一比例超过70%。城市地区接近60%的患者在县/区级及以下医疗机构住院，农村地区这一比例超过80%(图4.3.5)。与2008年相比，城市地区患者在县/区级及以下医疗机构住院的比例升高了约16个百分点。

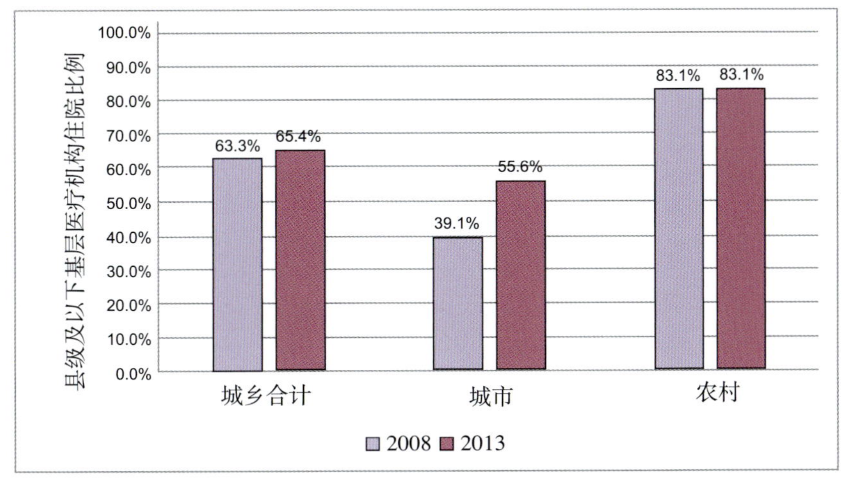

图4.3.5 吉林省调查地区2008年和2013年县级及以下基层医疗机构住院比例

表4.3.6 吉林省调查地区2008年和2013年住院治疗原因构成(%)

住院原因	城乡合计		城市		农村	
	2008	2013	2008	2013	2008	2013
疾病	68.0	82.3	70.6	83.8	65.9	79.6
损伤、中毒	7.3	4.2	5.5	3.4	8.7	5.6
康复	0.2	1.1	0.0	1.4	0.4	0.6
计划生育	0.6	0.4	0.4	0.5	0.7	0.3
正常分娩	20.1	9.9	20.9	9.2	19.5	11.1
健康体检	0.0	0.1	0.0	0.2	0.0	0.0
其他	3.8	2.0	2.6	1.5	4.9	2.8
合计	100.0	100.0	100.0	100.0	100.0	100.0

表4.3.7 吉林省调查地区2008年和2013年住院单位构成(%)

住院单位	城乡合计		城市		农村	
	2008	2013	2008	2013	2008	2013
卫生院/社区中心	9.7	11.0	4.3	11.7	14.1	9.5
县(市)、区医院	53.6	54.4	34.8	43.9	69.0	73.5
地市医院	18.8	22.6	35.6	27.9	4.9	12.9
省医院	13.4	10.3	21.5	14.6	6.7	2.5
其他	4.6	1.8	3.9	1.9	5.3	1.5
合计	100.0	100.0	100.0	100.0	100.0	100.0

调查地区2013年平均住院床日数接近14天，城市地区高于农村地区，分别为14.4天和11.9天（表4.3.8）。农村地区乡镇卫生院的平均住院床日数最低，接近9天。与2008年相比，地市级及以上医院的平均住院床日数有所降低，但无论城乡，县/区级医院的平均住院床日数都升高20%以上（图4.3.6）。

表4.3.8 吉林省调查地区2008年和2013年平均住院天数（天）

住院单位	城乡合计		城市		农村	
	2008	2013	2008	2013	2008	2013
卫生院/社区中心	8.7	11.2	15.5	12.3	7.3	8.8
县（市）、区医院	10.3	13.4	12.1	15.1	9.5	11.6
地市医院	20.3	14.9	20.8	14.6	17.2	16.1
省医院	23.3	13.8	24.2	13.9	20.8	12.9
其他	14.3	11.6	14.0	12.3	14.5	10.2
合计	13.9	13.5	18.0	14.4	10.6	11.9

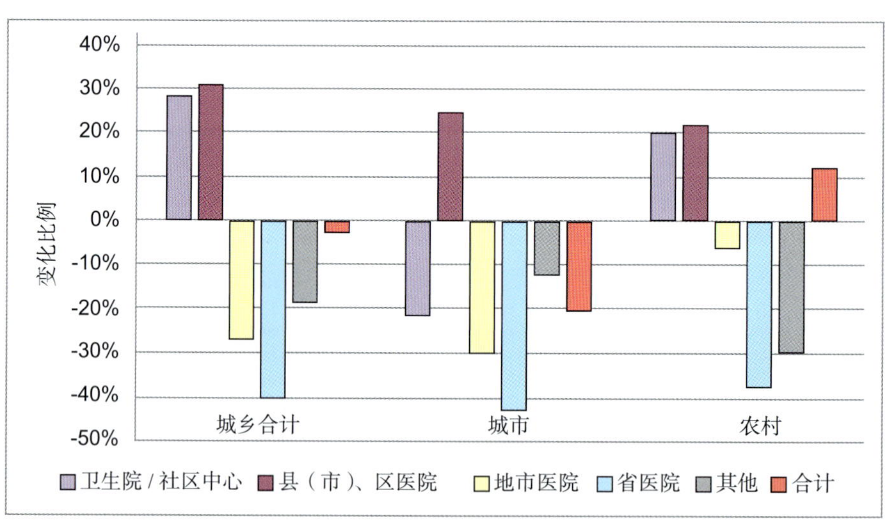

图4.3.6 吉林省调查地区2013年与2008年比较不同机构平均住院天数变化情况

调查地区2013年有近30%的住院患者进行了手术治疗，相比于2008年降低了14个百分点（表4.3.9）。从各类医疗机构的手术比例看，级别越高，手术比例相对越高，地市医院高于省医院，但在城市地区，即便是地市医院和省医院，其手术比例也不足40%。无论城乡，手术患者比例均比2008年大幅降低（图4.3.7），特别是农村乡镇卫生院，手术比例下降了80%（26个百分点）。

表 4.3.9　吉林省调查地区 2008 年和 2013 年不同住院单位手术比例（%）

住院单位	城乡合计		城市		农村	
	2008	2013	2008	2013	2008	2013
卫生院 / 社区中心	28.0	10.0	10.0	11.6	32.5	6.5
县（市）、区医院	41.7	28.6	38.3	28.3	43.1	28.9
地市医院	44.3	38.8	43.4	34.8	50.0	54.8
省医院	51.5	28.7	52.0	26.7	50.0	50.0
其他	58.3	25.0	44.4	27.3	66.7	20.0
合计	42.9	28.8	42.1	27.9	43.7	30.5

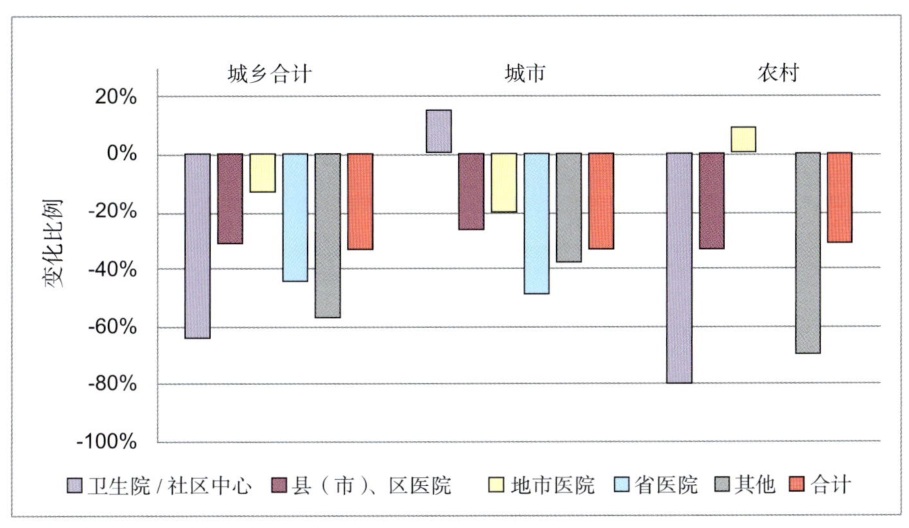

图 4.3.7　吉林省调查地区 2013 年与 2008 年比较不同住院机构手术比例变化情况

四、转归与出院

调查地区 2013 年有 58.7% 的患者因病愈而由医生要求出院（表 4.3.10）。自己要求出院的比例为 33.1%，较 2008 年下降近 9 个百分点。农村地区依然有 40.9% 的患者自己要求出院。

从自己要求出院的原因看，最主要的原因是“自认为病愈”（33.0%），其次为“经济困难”（29.6%），农村地区这一比例高于城市地区。尽管农村地区依然有 37.4% 的自己要求出院的患者认为原因是经济困难，但比 2008 年的 50.0% 有较大幅度的降低。

五、应住院而未住院

国家卫生服务调查对应住院而未住院比例的定义为，调查人口中有医生诊断需要住院但由于各种原因未能住院的人次数占所有住院和未住院人次数之和的比例，用百分数表示。

调查地区 2013 年应住院而未住院比例为 23.1%，农村地区高于城市地区，分别为 27.1% 和 20.6%（表 4.3.11）。进行年龄标化后，农村地区这一比例仍然比城市地区高约 4

表 4.3.10　吉林省调查地区 2008 年和 2013 年出院原因构成（%）

转归与出院	城乡合计		城市		农村	
	2008	2013	2008	2013	2008	2013
出院原因						
病愈医生要求	46.7	58.7	46.1	62.2	47.1	52.3
病未愈医生要求	6.5	6.9	9.2	7.8	4.3	5.2
自己要求	42.3	33.1	40.4	28.7	43.9	40.9
其他原因	4.5	1.3	4.4	1.2	4.6	1.5
合计	100.0	100.0	100.0	100.0	100.0	100.0
自己要求出院原因						
久病不愈	4.8	7.1	7.5	7.2	2.8	6.9
自认为病愈	18.9	33.0	21.5	28.9	16.9	38.2
经济困难	44.2	29.6	36.5	23.5	50.0	37.4
花费太多	25.3	19.9	27.1	27.7	23.9	9.9
医院条件差	1.2	1.7	1.9	3.0	0.7	0.0
服务态度不好	0.0	0.0	0.0	0.0	0.0	0.0
其他	5.6	8.8	5.6	9.6	5.6	7.6
合计	100.0	100.0	100.0	100.0	100.0	100.0

表 4.3.11　吉林省调查地区 2008 年和 2013 年应住院而未住院比例（%）

	城乡合计	城市	农村
应住院而未住院比例			
2008 年	28.5	29.5	27.5
2013 年	23.1	20.6	27.1
年龄标化应住院而未住院比例*			
2008 年	23.4	24.7	24.8
2013 年	19.7	18.3	22.7

* 用 2010 年全国人口普查人口构成标化，可直接与国家报告计算的标化率比较。

个百分点；与 2008 年相比，城乡合计应住院而未住院比例下降了 16%，城市地区降幅超过农村地区，达 26%（图 4.3.8）。

从性别年龄分布（图 4.3.9）看，15～35 岁年龄段，女性应住院而未住院比例低于男性，这可能与住院分娩的普及有关；35～65 岁工作年龄组应住院而未住院比例明显高于其他各年龄组；65 岁以后，随着年龄增加，应住院而未住院比例呈下降趋势。

无论城乡，低文化程度组的应住院而未住院比例相对较高，没上过学组为 32.2%，城市地区为 30.0%，农村地区为 33.3%；小学组为 29.1%，城市地区为 25.8%，农村地区为 31.8%；与之相对比，本科及以上组该比例仅为 5.4%（表 4.3.12）。但与 2008 年比较，总体上看，各文化程度组应住院而未住院比例有不同程度降低（图 4.3.10）。

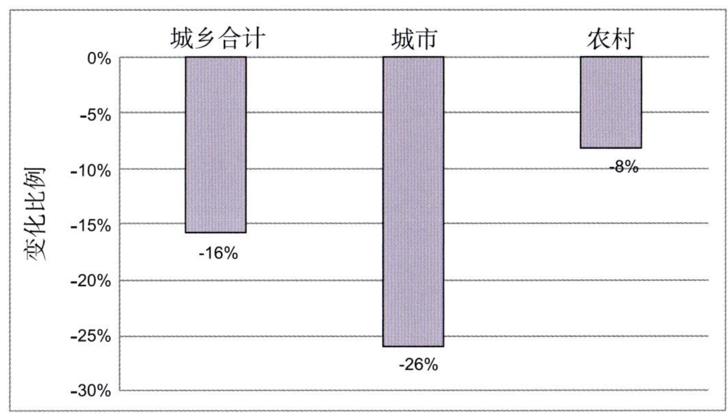

图 4.3.8　吉林省调查地区 2013 年与 2008 年比较年龄标化应住院而未住院比例变化情况

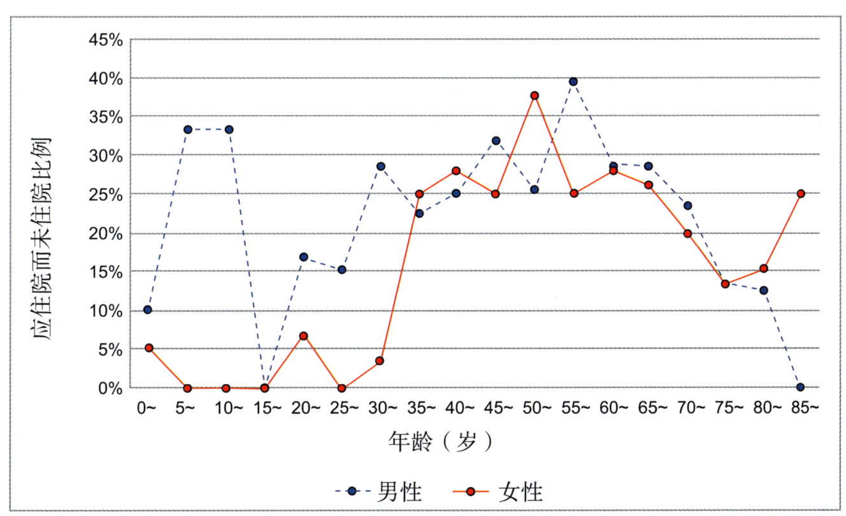

图 4.3.9　吉林省调查地区 2013 年应住院而未住院比例的性别年龄分布

表 4.3.12　吉林省调查地区 2008 年和 2013 年不同文化程度组应住院而未住院比例（%）

文化程度	城乡合计		城市		农村	
	2008	2013	2008	2013	2008	2013
没上过学	45.0	32.2	44.4	30.0	45.3	33.3
小学	31.0	29.1	34.7	25.8	29.4	31.8
初中	28.1	20.4	43.1	20.7	17.1	19.8
中专	21.9	21.7	20.7	22.0	33.3	0.0
高中 / 技校	19.7	23.7	18.6	23.3	25.0	26.3
大专	12.8	11.0	13.2	11.3	0.0	0.0
本科及以上	15.0	5.4	15.0	5.7	0.0	0.0

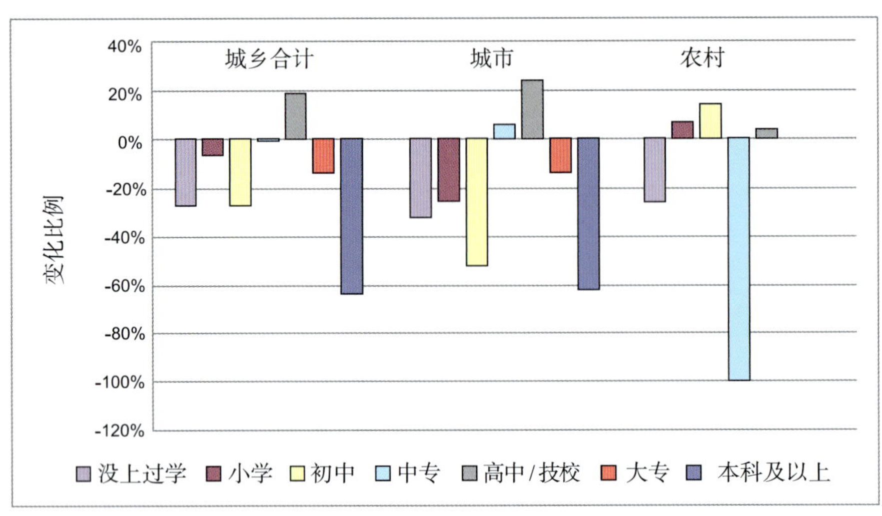

图 4.3.10　吉林省调查地区 2013 年与 2008 年比较不同文化程度组应住院而未住院比例变化情况

城市地区低收入组应住院而未住院比例高于高收入组，最高相差 20 个百分点；农村地区的应住院而未住院比例与收入的关系呈 U 形曲线，最低收入组和最高收入组的应住院而未住院比例较中等收入组要高，均达到 30% 以上（表 4.3.13）。与 2008 年相比，除农村最低收入组和最高收入组，其他各收入组应住院而未住院比例均有不同程度降低，而农村最高收入组应住院而未住院比例增幅达 120%（图 4.3.11）。

表 4.3.13　吉林省调查地区 2008 年和 2013 年不同收入组应住院而未住院比例（%）

收入分组*	城乡合计		城市		农村	
	2008	2013	2008	2013	2008	2013
最低	31.1	35.3	42.2	35.4	28.2	35.2
较低	36.7	24.5	45.1	24.0	31.6	25.0
中等	28.8	15.3	32.8	15.7	25.9	14.7
较高	22.1	15.2	20.0	16.1	26.0	10.5
最高	21.4	17.9	22.9	15.4	13.8	30.6

* 收入分组根据每次调查结果，按照家庭人均年收入将所有被调查者等分为五组：2008 年划分标准线分别为 2 400.0、3 750.0、5 400.0 和 8 400.0 元，2013 年划分标准线分别为 5 666.7、10 000.0、12 500.0 和 19 800.0 元。

从调查时最近一次应住院而未住院原因（表 4.3.14）看，调查地区 2013 年排在第一位的主要是经济困难（65.7%），其次是认为没有必要。与 2008 年比较，“经济困难”这一选项的构成比下降了近 13 个百分点，“无有效措施”也有所下降，“无时间”和“无床位”略有上升。值得注意的是，农村地区“经济困难”这个选项的构成比略有升高，已达 81.8%。

根据应住院而未住院比例和原因构成，估算吉林省 2008 年和 2013 年调查人口因经济困难应住院而未住院比例，如图 4.3.12 所示。调查地区 2013 年因“经济困难”应住院而未

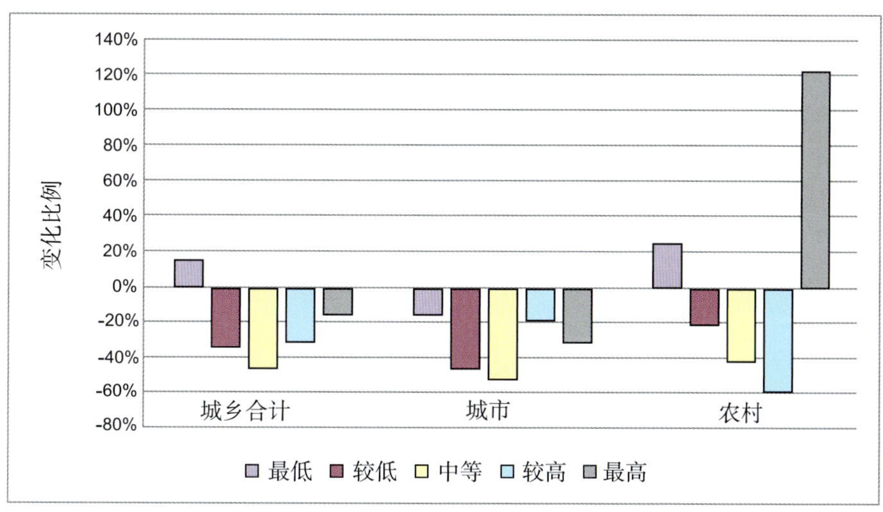

图 4.3.11 吉林省调查地区 2013 年与 2008 年比较不同收入组应住院而未住院比例变化情况

表 4.3.14 吉林省调查地区 2008 年和 2013 年应住院而未住院原因构成（%）

应住院而未住院原因	城乡合计		城市		农村	
	2008	2013	2008	2013	2008	2013
没必要	10.9	14.2	8.3	19.0	13.28	8.3
无有效措施	4.4	1.5	5.8	2.0	3.13	0.8
经济困难	78.6	65.7	77.5	52.9	79.7	81.8
医院服务差	0.0	0.0	0.0	0.0	0.0	0.0
无时间	1.6	2.9	1.7	3.3	1.56	2.5
无床位	0.0	1.1	0.0	2.0	0.0	0.0
其他	4.4	14.6	6.7	20.9	2.34	6.6
合计	100.0	100.0	100.0	100.0	100.0	100.0

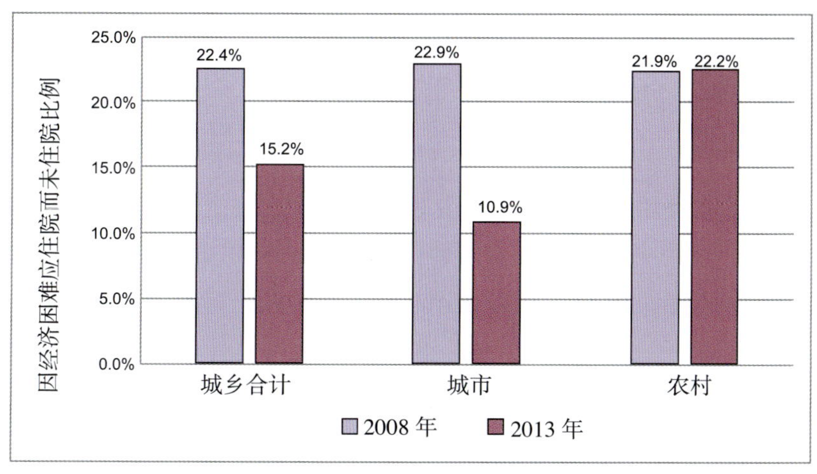

图 4.3.12 吉林省调查地区 2008 年和 2013 年因经济困难应住院而未住院比例（%）

住院比例为 15.2%，其中城市地区为 10.9%，农村地区为 22.2%。与 2008 年相比，城市地区该比例明显下降，但农村地区则略有上升。

第四节 居民医疗费用

一、自我医疗费用

2013 年的调查中新增了居民两周内自我医疗费用这一项，具体指居民两周患病自我医疗，在两周内新购药物的自付费用。本次调查发现，城乡居民自我医疗药品主要是家里原有的药品（62.3%），但也有相当部分为两周内新购药物（37.1%）。从两周内自我医疗新购药物的费用看，人均自我医疗费用为 122 元，城市地区比农村地区高近 20%，分别为 132 元和 106 元；城市地区 50% 的调查对象自我医疗费用（中位数）为 50 元，农村地区为 40 元（表 4.4.1）。

表 4.4.1 吉林省调查地区 2013 年自我医疗药品来源构成（%）和费用（元）

	城乡合计	城市	农村
自我医疗药品来源（%）			
两周内新购买	37.1	34.1	44.0
家里原有	62.3	65.1	55.9
其他	0.6	0.8	0.1
自我医疗费用（元）			
平均数	122	132	106
中位数	50	50	40

注：2008 年调查问卷的设计无法与本次调查对比分析。

二、门诊医疗服务费用

由表 4.4.2 可知，调查地区 2013 年门诊直接医疗费用平均数为 589 元 / 次，中位数为 120 元 / 次；间接医疗费用平均数为 86 元 / 次，中位数为 5 元 / 次。无论是直接费用还是间接费用，农村地区每次就诊的医疗费用中位数高于城市地区，平均数低于城市地区。这提示农村地区大多数居民的次门诊医疗费用高于城市地区，但城市地区少部分居民的次门诊费用较高，从而拉高了平均值。以 2013 年为参照，按吉林省历年居民消费价格指数调整后发现，与 2008 年相比，无论城乡，2013 年每次就诊的门诊费用都有 20% 以上的降幅（图 4.4.1）。

表 4.4.2 吉林省调查地区 2008 年和 2013 年门诊医疗费用（元）

	城乡合计		城市		农村	
	2008*	2013	2008*	2013	2008*	2013
次直接医疗费用						
平均数	631	589	1 185	788	404	440
中位数	184	120	236	80	173	130
次间接医疗费用						
平均数	121	86	190	122	88	60
中位数	23	5	23	3	20	6

* 以 2013 年为参照，按吉林省历年居民消费价格指数调整，吉林省 2009—2013 年 CPI 分别为 100.1、103.7、105.2、102.9 和 102.5。

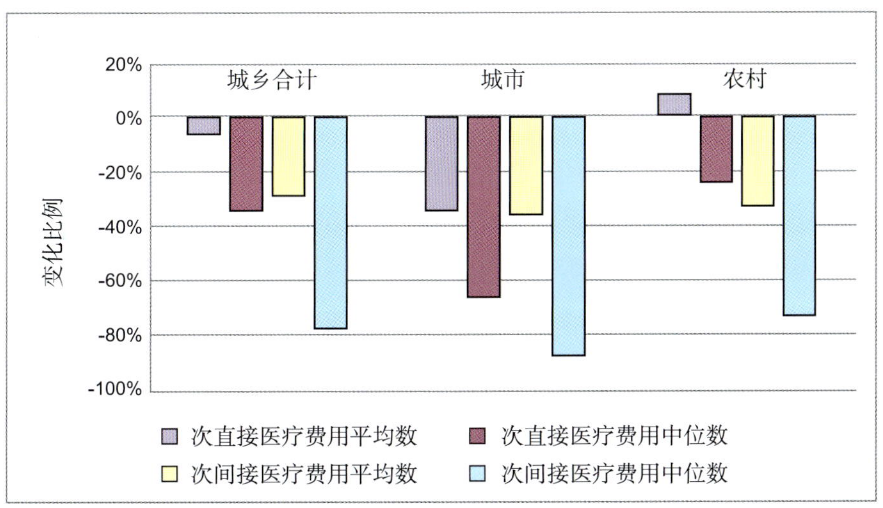

图 4.4.1 吉林省调查地区 2013 年与 2008 年比较门诊费用变化情况（可比价格）

三、住院医疗服务费用

调查地区 2013 年住院直接医疗费用平均数为 10 005 元 / 次，中位数为 5 835 元 / 次，其中城市地区分别为 10 475 元 / 次和 6 000 元 / 次，农村地区分别为 9 154 元 / 次和 4 600 元 / 次。无论是平均数还是中位数，城市地区的次均住院直接医疗费用都要略高于农村地区（表 4.4.3）。

调查地区 2013 年住院自付直接医疗费用的平均数为 5 684 元 / 次，中位数为 2 700 元 / 次，城市地区分别为 5 401 元 / 次和 2 800 元 / 次，农村地区分别为 6 169 元 / 次和 2 600 元 / 次。农村地区住院自付直接医疗费用的平均数高于城市地区，中位数则略低于城市地区。

调查地区 2013 年住院间接医疗费用的平均数为 1 293 元 / 次，中位数为 600 元 / 次，城市地区分别为 1 118 元 / 次和 500 元 / 次，农村地区分别为 1 612 元 / 次和 990 元 / 次。可见，

表 4.4.3 吉林省调查地区 2008 年和 2013 年住院医疗费用（元）

	城乡合计		城市		农村	
	2008*	2013	2008*	2013	2008*	2013
次直接医疗费用						
平均数	7 986	10 005	10 181	10 475	6 164	9 154
中位数	3 455	5 835	4 933	6 000	2 995	4 600
次自付直接医疗费用						
平均数	5 732	5 684	7 140	5 401	4 587	6 196
中位数	2 355	2 700	3 455	2 800	1 843	2 600
次间接医疗费用						
平均数	1 166	1 293	1 525	1 118	862	1 612
中位数	576	600	576	500	518	990

* 以 2013 年为参照，按吉林省历年居民消费价格指数调整，吉林省 2009—2013 年 CPI 分别为 100.1、103.7、105.2、102.9 和 102.5。

无论是平均数还是中位数，农村地区住院间接医疗费用均高于城市地区。

以 2013 年为参照，按吉林省历年居民消费价格指数调整后，相比于 2008 年，城市地区住院直接医疗费用略有升高，而自付费用则有约 20% 的降低；但农村地区则无论是住院直接医疗费用还是自付费用，都有约 40% 的升高，自付费用的增幅低于住院直接医疗费用增幅（图 4.4.2）。需要关注的是，农村地区住院所花的车费、住宿、伙食、陪护等住院间接医疗费用的增幅大大高于住院直接医疗花费，增幅超过 80%。

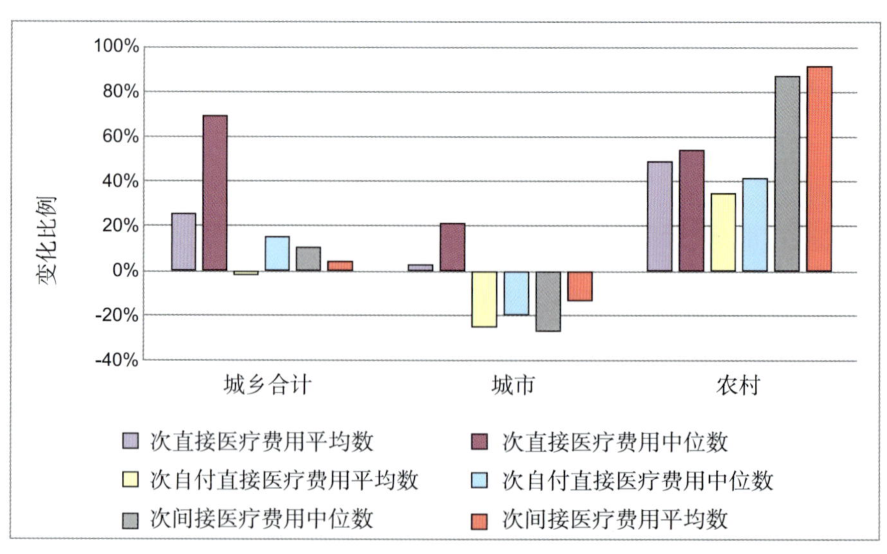

图 4.4.2 吉林省调查地区 2013 年与 2008 年比较住院费用变化情况（可比价格）

第五节　本章小结

调查地区 2013 年两周患病的主要治疗方式为自我医疗，城市地区主要是两周前就诊按医嘱服药，农村地区则主要为纯自我医疗。城市地区和农村地区两周患病未治疗的比例均在 10% 左右，与 2008 年比较无明显变化。农村地区自我医疗原因中“经济困难”的构成比和因“经济困难”两周患病未治疗的比例较 2008 年明显下降。

调查地区 2013 年两周就诊率为 10.7%，较 2008 年的水平翻了近一番。农村地区的两周就诊率升高尤为明显，翻了接近两番。两周就诊率有非常明显的文化程度等级和收入等级，文化程度高、收入水平高的居民，两周就诊率相对较低。与 2008 年相比，农村较低文化程度和城乡中低收入组两周就诊率的增幅较为明显。

循环系统和呼吸系统疾病位居两周就诊疾病的前两位。城市地区以循环系统疾病为主，农村地区呼吸系统疾病构成比仍较高。无论城乡，高血压都已经成为最主要的两周就诊疾病。

城市地区近 70% 的两周就诊首诊机构为社区和诊所等基层医疗机构，而农村地区在村卫生室和乡镇卫生院首诊的患者比例则超过 80%。与 2008 相比，无论城乡，首诊机构选择在基层的患者都大幅增加。特别是城市地区，首诊选择在基层医疗机构的比例接近翻番。

两周就诊患者中接受输液治疗的比例为 45.6%，与 2008 年比较，无论城乡，都有不同程度降低，城市地区降幅高于农村地区。

与全国水平比较，吉林省住院率居于较低水平。全省调查地区 2013 年住院率为 5.9%，城市地区高于农村地区。没上过学和小学文化程度组的住院率较高。各收入组的住院率差异不大。循环系统疾病是住院的最主要原因。无论城乡，脑血管疾病已经成为住院的首要原因。

城市地区接近 60% 的患者在县 / 区级及以下医疗机构住院，农村地区这一比例超过 80%。与 2008 年比较，城市地区患者在社区中心住院的比例升高了 7.4 个百分点。

调查地区 2013 年平均住院床日数接近 14 天，城市地区高于农村地区。与 2008 年相比，地市级及以上医院的平均住院床日数有所降低。但无论城乡，县 / 区级医院的平均住院床日数都有 20% 以上的升高。住院患者中有 28.8% 进行了手术治疗，相比于 2008 年降低了 14 个百分点。特别是农村乡镇卫生院，手术比例下降了 80%（26 个百分点）。

调查地区 58.7% 的患者因病愈由医生要求出院。从自己要求出院的原因看，最主要的原因是自认为病愈。与 2008 年比较，因经济困难而自己要求出院的比例大幅降低，但农村地区仍有相当比例。

调查地区 2013 年应住院而未住院比例为 23.1%，农村地区高于城市地区。与 2008 年相比，应住院而未住院比例下降了16%，城市地区降幅超过农村地区。15～35岁年龄段，女性应住院而未住院比例低于男性，考虑与住院分娩的普及有关，此后性别差异不明显；35～65岁工作年龄组这一比例明显高于其他各年龄组。城市地区低收入组应住院而未住院比例高于高收入组；农村地区应住院而未住院比例与收入的关系呈U形曲线，最低收入组和最高收入组的应住院而未住院比例较中等收入组高。与2008年相比，除农村最低收入组和最高收入组，应住院而未住院比例均有不同程度降低。从应住院而未住院原因看，“经济困难”仍是最主要的原因，城市地区和农村地区2013年因“经济困难”应住院而未住院比例分别为10.9%和22.2%；与2008年比较，城市地区这一选项的构成比有大幅降低，而农村地区则略有上升。

居民医疗费用主要包括自我医疗费用、门诊医疗服务费用和住院医疗服务费用。自我医疗费用为2013年调查新增项目。全省调查地区2013年人均自我医疗费用为122元，城市地区高于农村地区。

调查地区2013年门诊直接医疗费用平均数为589元/次，中位数为120元/次。无论是直接费用还是间接费用，农村地区每次就诊的医疗费用中位数高于城市地区，平均数低于城市地区。这提示农村地区大多数居民的次均门诊医疗费用高于城市地区，但城市地区部分居民的次均门诊费用较高，从而拉高了平均值。与2008年可比价格相比，无论城乡，2013年每次就诊的门诊费用都有20%以上的降幅。

调查地区2013年住院直接医疗费用的平均数为10 005元/次，城市地区高于农村地区。与2008年可比价格比较，城市地区的住院直接医疗费用略有升高，但自付费用则有所降低。农村地区则无论是住院直接医疗费用还是自付费用，都有所升高，自付费用的增幅低于住院直接医疗费用的增幅。特别需要关注的是，农村地区住院所花的车费、住宿、伙食、陪护等住院间接医疗费用的增幅大大高于住院直接医疗费用的增幅。

（冯星淋）

第五章　医疗保障、医疗服务利用和疾病经济负担

本章提要

本章关注医疗保障制度发展的情况，以及被不同医疗保障覆盖居民的医疗服务利用和疾病经济负担情况。本章分析医疗保障所关注的重点是社会医疗保险，主要包括城镇职工基本医疗保险、城镇居民基本医疗保险、新型农村合作医疗。分析不同医疗保障覆盖居民的医疗服务利用指标与第四章相同，疾病经济负担则采用家庭灾难性卫生支出和因病致贫的发生情况来反映。

从社会医疗保险的覆盖情况看，调查地区 2013 年社会医疗保险覆盖率达 88.7%，其中城市地区为 84.1%，农村地区为 94.7%；城乡合计 2.5% 的调查人口为政府规定的医疗救助对象。无任何医疗保障覆盖的比例为 9.2%，城市地区为 12.6%，农村地区为 4.8%。

城镇职工基本医疗保险覆盖人群两周患病率为 40.8%，两周就诊率为 7.2%，纯自我医疗比例为 28.5%，两周患病未治疗比例为 9.9%；住院率为 8.9%，应住院而未住院比例为 15.6%。两周人均自我医疗费用为 163 元，次均门诊直接医疗费用 976 元，次均住院直接医疗费用为 11 492 元，住院报销比例为 55.4%。灾难性卫生支出发生比例为 13.8%，因病致贫（WHO 标准）发生比例为 1.1%。

城镇居民基本医疗保险覆盖人群两周患病率为 32.3%，两周就诊率为 9.3%，纯自我医疗比例为 37.6%，两周患病未治疗比例为 6.9%；住院率为 6.5%，应住院而未住院比例为 23.8%。两周人均自我医疗费用为 113 元，次均门诊直接医疗费用为 923 元，次均住院直接医疗费用为 10 258 元，住院报销比例为 36.6%。灾难性卫生支出发生比例为 15.9%，因病致贫（WHO 标准）发生比例为 3.7%。

新型农村合作医疗覆盖人群两周患病率为 20.2%，两周就诊率为 13.8%，纯自我医疗比例为 49.3%，两周患病未治疗比例为 10.9%；住院率为 5.1%，应住院而未住院比例为 27.9%。两周人均自我医疗费用为 106 元，次均门诊直接医疗费用为 407 元，次均住院直接医疗费用为 8 788 元，住院报销比例为 34.7%。灾难性卫生支出发生比例为 20.2%，因病致贫（WHO 标准）发生比例为 7.3%。

第一节 医疗保障覆盖情况

一、社会医疗保险覆盖情况

吉林省的社会医疗保险以城镇职工基本医疗保险、城镇居民基本医疗保险和新型农村合作医疗为主。从本次调查结果看，调查地区 2013 年三大社会医疗保险的覆盖率为 88.7%，城市地区为 84.1%，农村地区为 94.7%（表 5.1.1）。城市地区城镇职工基本医疗保险覆盖率为 38.4%，城镇居民基本医疗保险的覆盖率为 25.4%，新型农村合作医疗的覆盖率为 21.4%；农村地区以合作医疗为主，覆盖率达 92.0%，基本实现全民覆盖。与 2008 年相比，社会医疗保险的覆盖率大幅增加，特别是城市地区，社会医疗保险的覆盖率基本翻番，三种社会医疗保险覆盖率均不同程度增加（图 5.1.1）。城市地区城镇职工基本医疗保险覆盖率增加了 14 个百分点，城镇居民基本医疗保险覆盖率增加 17 个百分点，新型农村合作医疗增加了近 20 个百分点。

表 5.1.1 吉林省调查地区 2008 年和 2013 年社会医疗保险覆盖率（%）

社会医疗保险	城乡合计		城市		农村	
	2008	2013	2008	2013	2008	2013
城镇职工基本医疗保险	10.5	22.6	24.4	38.4	0.6	2.1
城镇居民基本医疗保险	3.6	15.2	8.4	25.4	0.1	1.8
新型农村合作医疗*	51.7	52.0	1.6	21.4	87.5	92.0
合计	65.8	88.7	34.4	84.1	88.2	94.7

* 含城乡居民合作医疗保险。

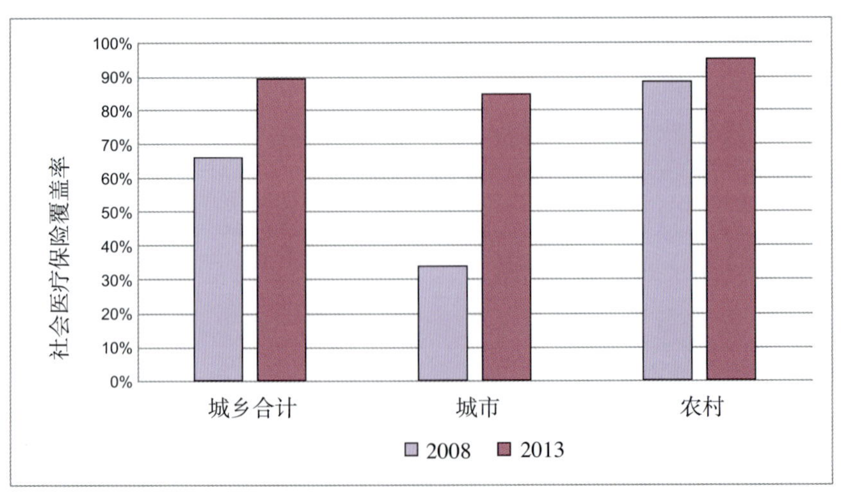

图 5.1.1 吉林省调查地区 2008 年和 2013 年社会医疗保险覆盖情况

从性别年龄分布看，社会医疗保险覆盖率基本无性别差异。城市地区存在一定年龄差异，5～20 岁年龄段人群社会医疗保险的覆盖率明显要低于其他年龄组。而农村地区各年龄组的社会医疗保险覆盖率均在较高水平（图 5.1.2、图 5.1.3 和图 5.1.4）。

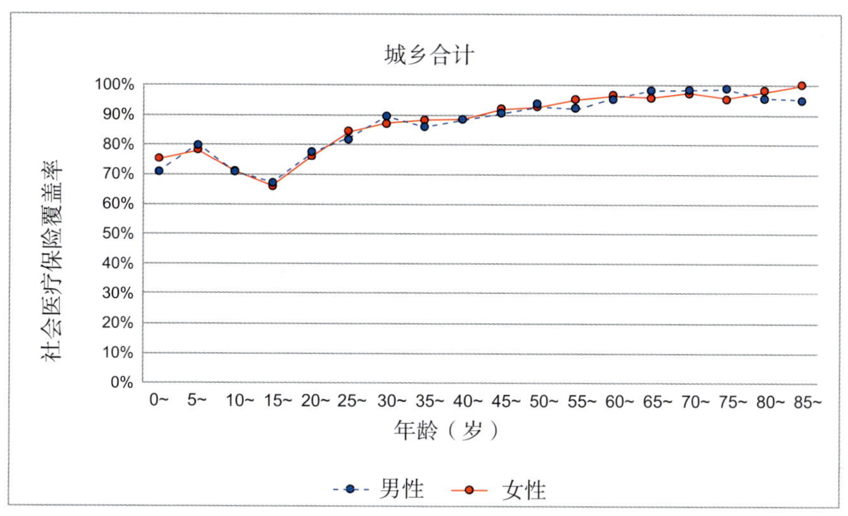

图 5.1.2　吉林省调查地区 2013 年社会医疗保险覆盖率的性别年龄分布

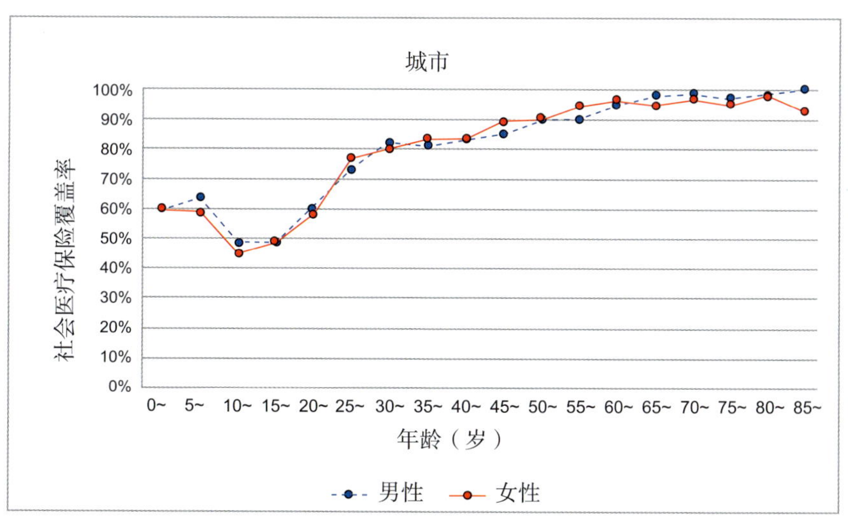

图 5.1.3　吉林省城市调查地区 2013 年社会医疗保险覆盖率的性别年龄分布

从文化程度组（图 5.1.5）看，无论城乡，没上过学组的社会医疗保险覆盖率最高。城市地区高中（技校）文化程度组的社会医疗保险覆盖率最低，农村地区本科及以上文化程度组的社会医疗保险覆盖率最低。与 2008 年相比，城市地区不同文化程度组的社会医疗保险覆盖情况出现了反转：2008 年，较低文化程度组的覆盖率相对较低，但 2013 年，较低文化程度组的覆盖率明显升高并超过了较高文化程度组。

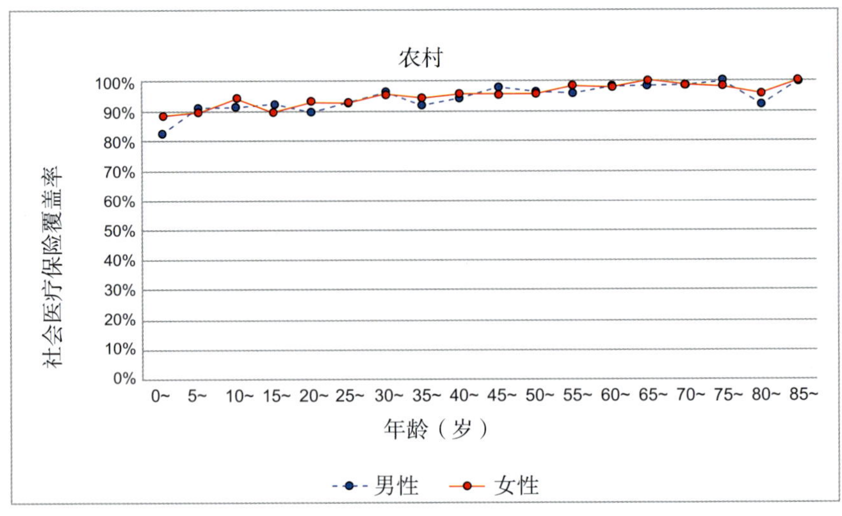

图 5.1.4 吉林省农村调查地区 2013 年社会医疗保险覆盖率的性别年龄分布

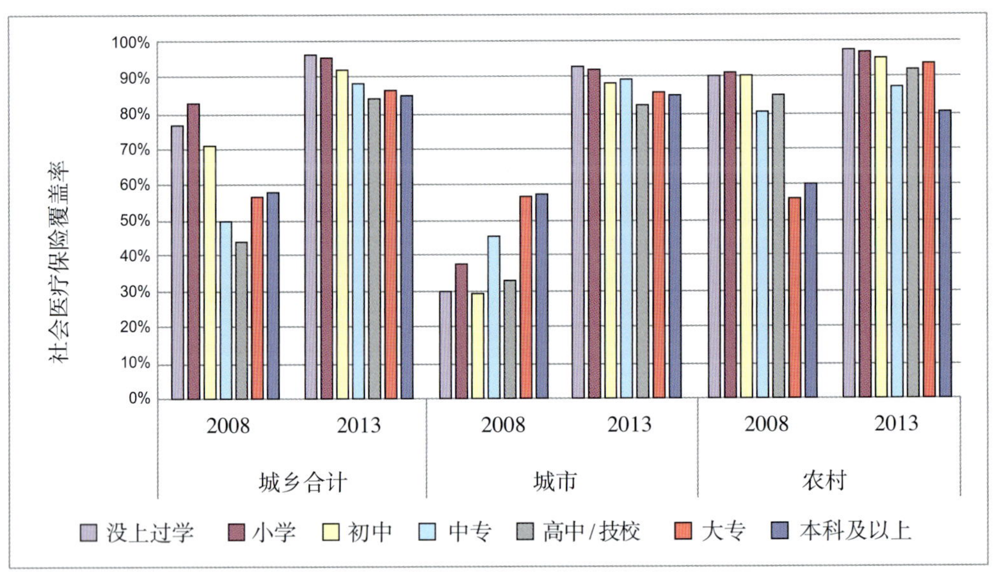

图 5.1.5 吉林省调查地区 2008 年和 2013 年不同文化程度组社会医疗保险覆盖情况

从收入组（图 5.1.6）看，调查地区 2013 年各收入组社会医疗保险覆盖率差异不明显。与 2008 年比较，城市地区收入相对较低的各组社会医疗保险的覆盖率明显增加，使 2013 年各收入组间覆盖率差异缩小。农村地区社会医疗保险覆盖率则在 2008 年已经较高的水平上略有增加，没有明显的收入差异。

二、商业医疗保险覆盖情况

吉林省居民购买商业医疗保险的人群比例较低，从调查结果看，2008 年这一比例几乎为 0，2013 年略有升高。调查地区 2013 年商业保险覆盖率不足 5%，城市地区略高（图 5.1.7）。

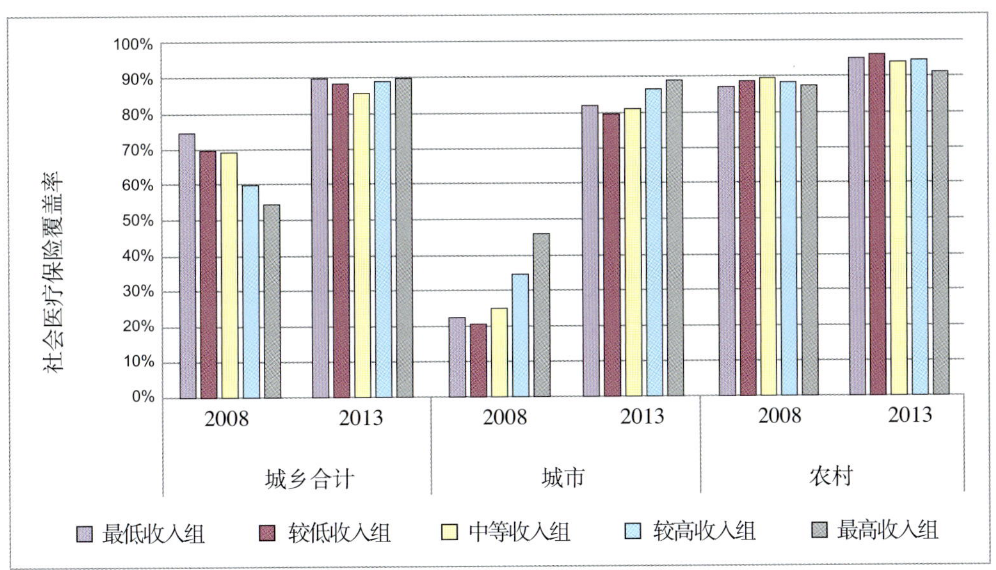

图 5.1.6　吉林省调查地区 2008 年和 2013 年不同收入组社会医疗保险覆盖情况

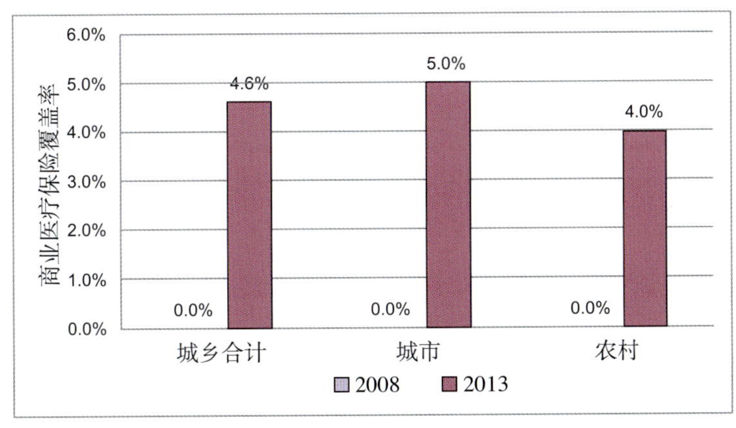

图 5.1.7　吉林省调查地区 2008 年和 2013 年商业医疗保险覆盖情况

商业医疗保险覆盖率有明显的收入等级，即收入水平越高的人群购买商业医疗保险的比例越高，以城市地区尤为明显（图 5.1.8）。

三、医疗救助覆盖情况

调查地区 2013 年 2.5% 的调查人口为政府规定的医疗救助对象，与 2008 年比较，这一比例略有降低（图 5.1.9）。

从文化程度分组看，文化程度越低组接受医疗救助的比例越高（图 5.1.10）。从收入水平分组看，收入越低组接受医疗救助的比例越高（图 5.1.11）。

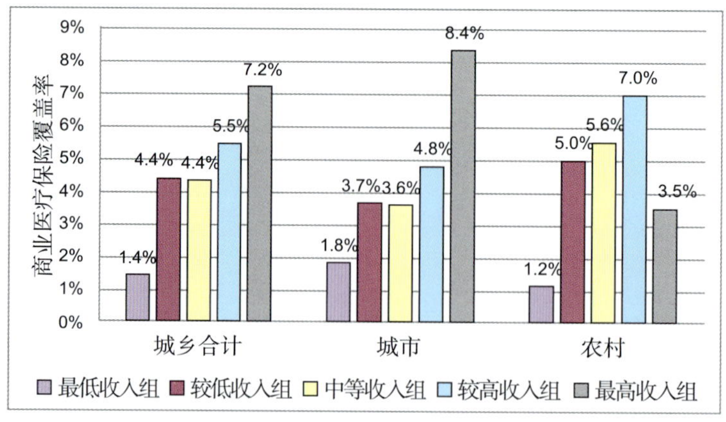

图 5.1.8 吉林省调查地区 2013 年不同收入组商业医疗保险覆盖情况

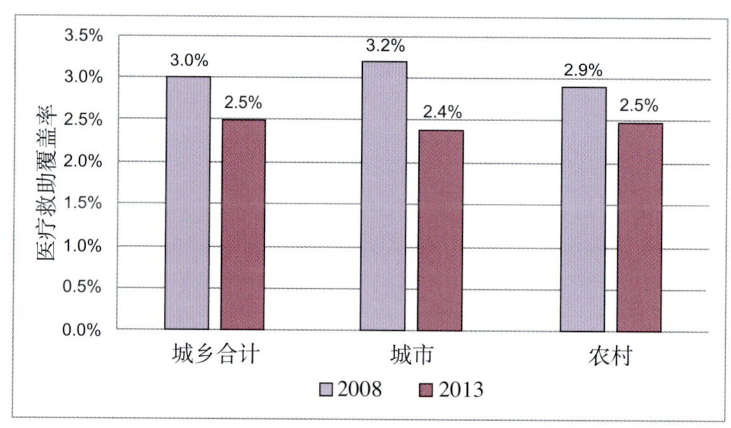

图 5.1.9 吉林省调查地区 2008 年和 2013 年医疗救助覆盖情况

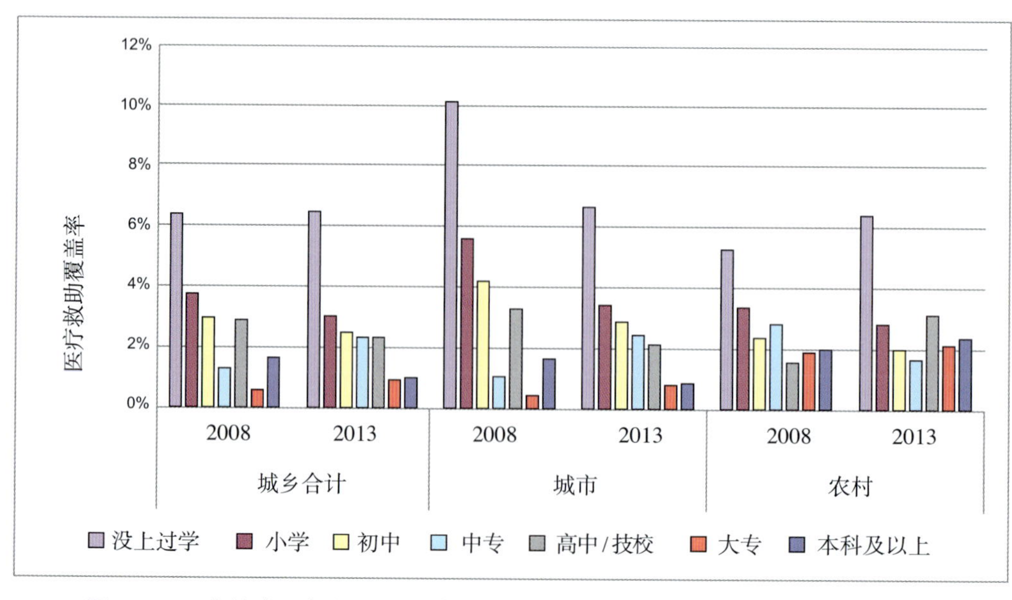

图 5.1.10 吉林省调查地区 2008 年和 2013 年不同文化程度组医疗救助覆盖情况

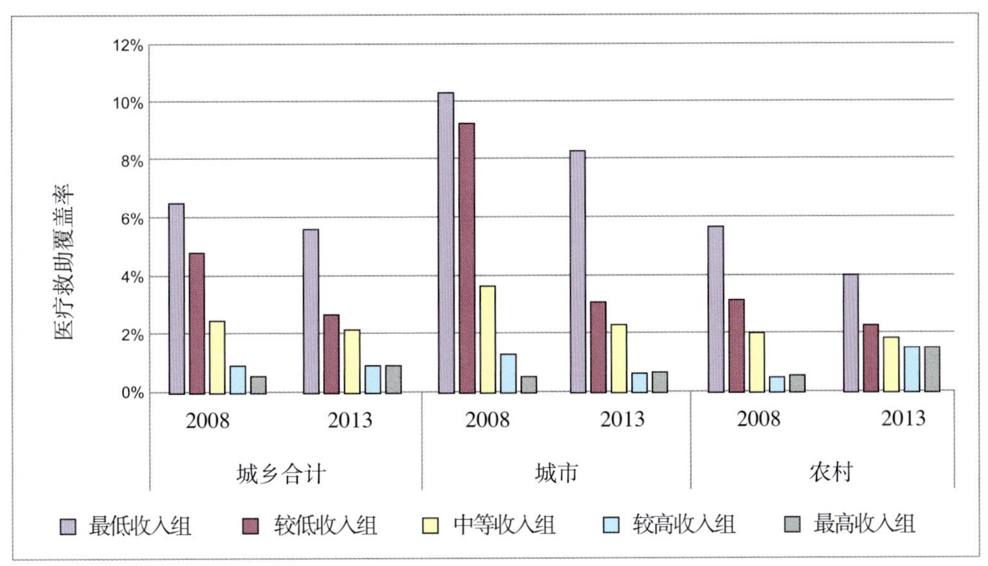

图 5.1.11　吉林省调查地区 2008 年和 2013 年不同收入组医疗救助覆盖情况

四、无任何医疗保障覆盖情况

调查地区 2013 年无任何医疗保障覆盖（包括社会医疗保险、商业医疗保险和医疗救助）的比例为 9.2%，城市地区为 12.6%，高于农村地区的 4.8%（图 5.1.12）。与 2008 年相比，无论城乡，无任何医疗保障覆盖的人群比例都大幅降低，以城市地区降幅最为显著。

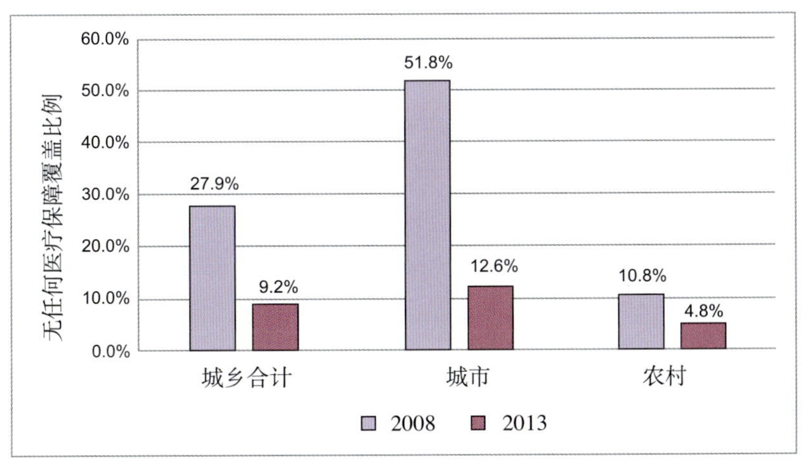

图 5.1.12　吉林省调查地区 2008 年和 2013 年无任何医疗保障覆盖情况

从性别分布看，无任何医疗保障覆盖人群的性别差异不明显；从年龄分布看，随年龄增加，无任何医疗保障覆盖人群比例逐渐降低，但 5 ~ 20 岁年龄组无任何医疗保障覆盖人群的比例呈峰形升高，与社会医疗保险覆盖的年龄差异相对应（图 5.1.13）。

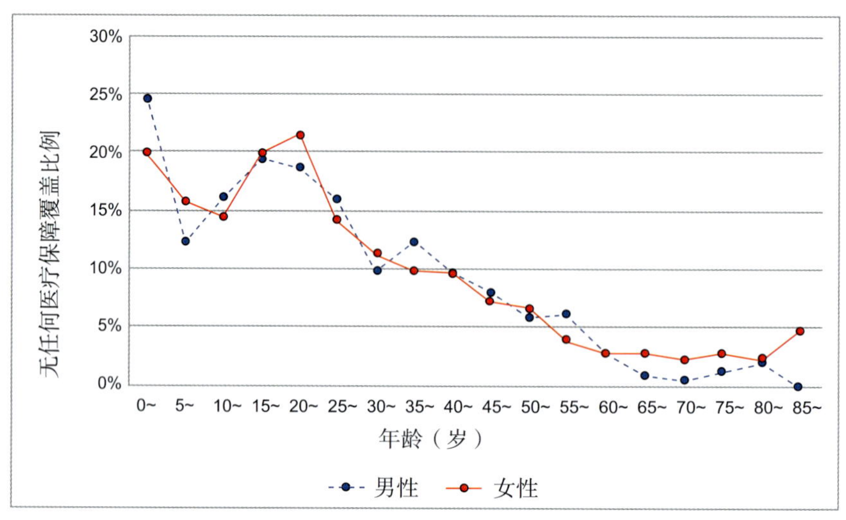

图 5.1.13 吉林省调查地区 2013 年无任何医疗保障覆盖率的性别年龄分布

从文化程度组（图 5.1.14）看，调查地区 2013 年高文化程度组中无任何医疗保障覆盖的人群比例略高于低文化程度组。与 2008 年比较，城市地区低文化程度组无任何医疗保障覆盖的人群比例明显降低，降幅超过高文化程度组。这与社会医疗保险覆盖的变化相对应，提示自 2008 年以来，城市地区低文化程度组人群的社会医疗保险覆盖率明显提高，从而使无医疗保险覆盖的人群比例大幅降低。

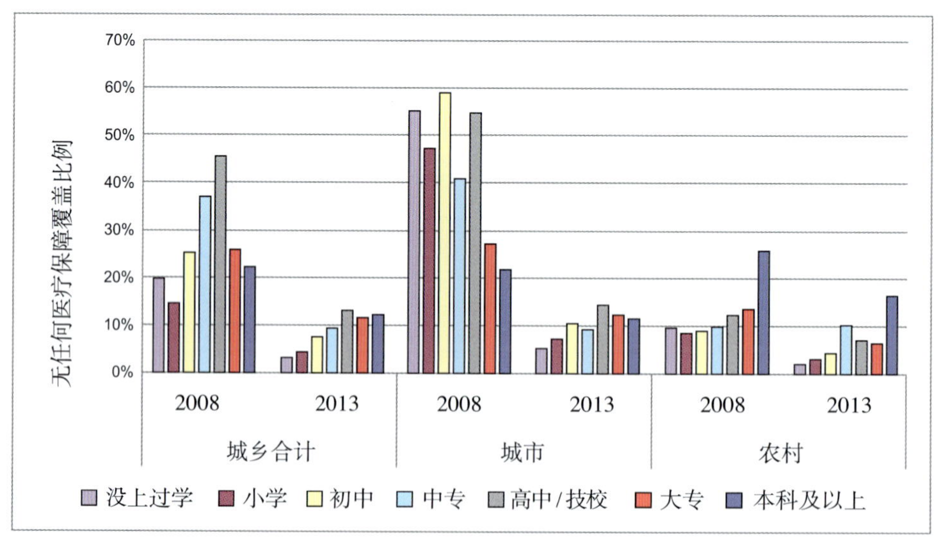

图 5.1.14 吉林省调查地区 2008 年和 2013 年不同文化程度组无任何医疗保障覆盖情况

从收入组（图 5.1.15）看，与 2008 年相比，城市地区低收入组中无任何医疗保障人群比例降幅高于高收入组，收入差异缩小；而在农村地区，不同收入水平人群间这一比例则基本上没有差异。

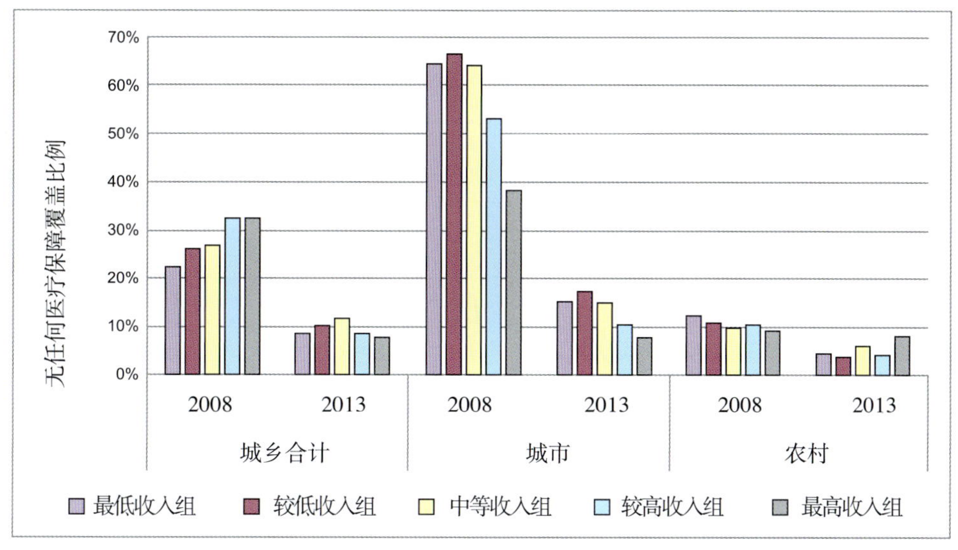

图 5.1.15　吉林省调查地区 2008 年和 2013 年不同收入组无任何医疗保障覆盖情况

第二节　医疗保障与医疗服务利用

一、医疗保障与两周患病

从两周患病情况（表 5.2.1）看，城镇职工基本医疗保险覆盖人群的两周患病率（40.8%）高于城镇居民基本医疗保险的覆盖人群（32.3%），两者均高于新型农村合作医疗保险的覆盖人群（20.2%）。但从农村地区看，三者两周患病率相当。无任何医疗保障

表 5.2.1　吉林省调查地区 2008 年和 2013 年不同医疗保障人群两周患病率（%）

两周患病率	城乡合计		城市		农村	
	2008	2013	2008	2013	2008	2013
城镇职工基本医疗保险	9.4	40.8	9.3	41.9	14.6	14.8
城镇居民基本医疗保险	18.3	32.3	18.2	32.8	25.0	20.2
新型农村合作医疗*	9.9	20.2	12.0	20.7	9.8	20.0
商业医疗保险	—	9.0	—	9.2	—	7.1
医疗救助	11.6	41.9	13.6	44.0	0.0	33.3
无任何医疗保障	6.9	11.9	7.1	13.3	6.1	7.1

* 含城乡居民合作医疗。

组两周患病率相对较低，为 11.9%。政府医疗救助对象的两周患病率为各组中最高，达 41.9%。与 2008 年相比，各组两周患病率均有不同程度升高，城镇职工基本医疗保险的增幅最大（图 5.2.1）。

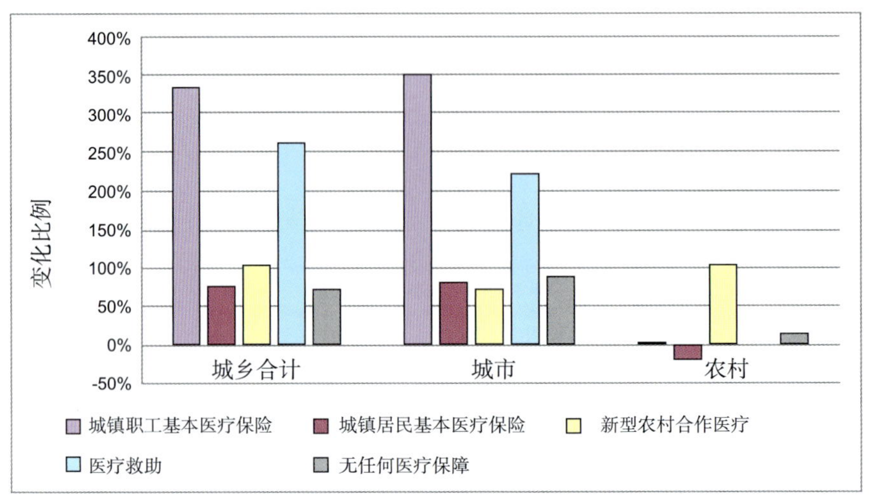

图 5.2.1　吉林省调查地区 2013 年与 2008 年比较不同医疗保障人群两周患病率变化情况

二、医疗保障与纯自我医疗

从不同医疗保障组的自我医疗情况看，调查地区 2013 年商业医疗保险覆盖人群的纯自我医疗比例最高，接近 90%。新型农村合作医疗组的纯自我医疗比例（49.3%）高于城镇居民基本医疗保险组（37.6%），两者均高于城镇职工基本医疗保险组（28.5%）（表 5.2.2）。无任何医疗保障组该比例也较高，为 45.5%。与 2008 年相比，除农村地区新型农村合作医疗组外，其他医疗保障组纯自我医疗的比例都有不同程度降低（图 5.2.2）。

表 5.2.2　吉林省调查地区 2008 年和 2013 年不同医疗保障人群两周患病纯自我医疗比例（%）

两周患病纯自我医疗比例	城乡合计		城市		农村	
	2008	2013	2008	2013	2008	2013
城镇职工基本医疗保险	39.1	28.5	37.4	28.3	71.4	42.9
城镇居民基本医疗保险	58.2	37.6	59.6	37.4	0.0	44.4
新型农村合作医疗*	40.3	49.3	63.6	38.1	40.0	52.8
商业医疗保险	—	86.7	—	85.7	—	100.0
医疗救助	61.1	25.0	61.1	30.0	—	0.0
无任何医疗保障	54.3	45.5	55.9	44.4	48.1	52.4

* 含城乡居民合作医疗。

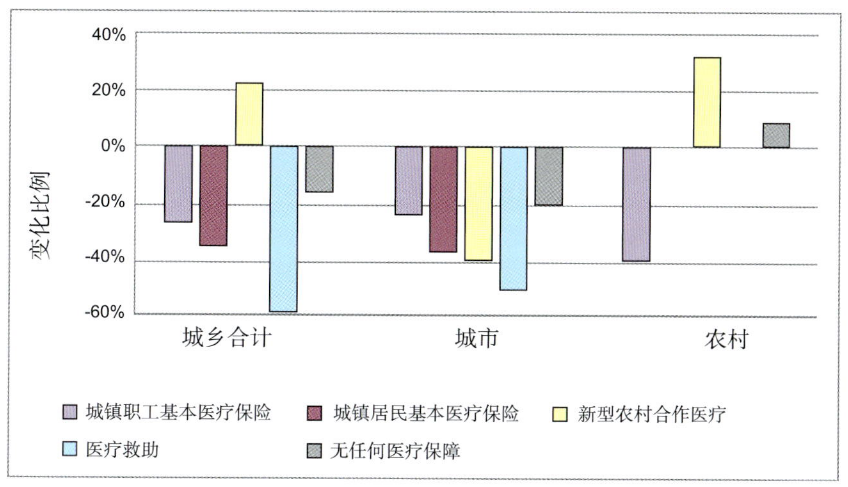

图 5.2.2 吉林省调查地区 2013 年与 2008 年比较不同医疗保障人群两周患病纯自我医疗比例变化情况

三、医疗保障与两周患病未治疗

从不同医疗保障组两周患病未治疗的情况看，调查地区 2013 年医疗救助组两周患病未治疗比例最高，达 23.1%。新型农村合作医疗组和城镇职工基本医疗保险组两周患病未治疗比例相当，约为 10%，城镇居民基本医疗保险组两周患病未治疗比例最低（6.9%）（表 5.2.3）。与 2008 年对比，城镇居民基本医疗保险组两周患病未治疗比例略有升高，医疗救助组大幅升高，农村地区无任何医疗保障组两周患病未治疗比例也大幅增加（图 5.2.3）。

表 5.2.3　吉林省调查地区 2008 年和 2013 年不同医疗保障人群两周患病未治疗比例（%）

两周患病未治疗比例	城乡合计		城市		农村	
	2008	2013	2008	2013	2008	2013
城镇职工基本医疗保险	15.2	9.9	16.0	9.9	0.0	4.8
城镇居民基本医疗保险	3.3	6.9	3.4	7.0	0.0	5.3
新型农村合作医疗*	—	10.9	0.0	13.6	9.7	10.1
商业医疗保险	9.6	0.0	—	0.0	—	0.0
医疗救助	5.6	23.1	5.6	9.1	—	100.0
无任何医疗保障	11.6	10.0	11.7	7.5	11.1	26.1

* 含城乡居民合作医疗

四、医疗保障与门诊服务利用

从两周就诊率（表 5.2.4）看，新型农村合作医疗组的两周就诊率最高（13.8%），是城镇职工基本医疗保险两周就诊率（7.2%）的 2 倍；城镇居民基本医疗保险组两周就诊率居于二者之间（9.3%）；医疗救助对象和无任何医疗保险覆盖组的两周就诊率相对较

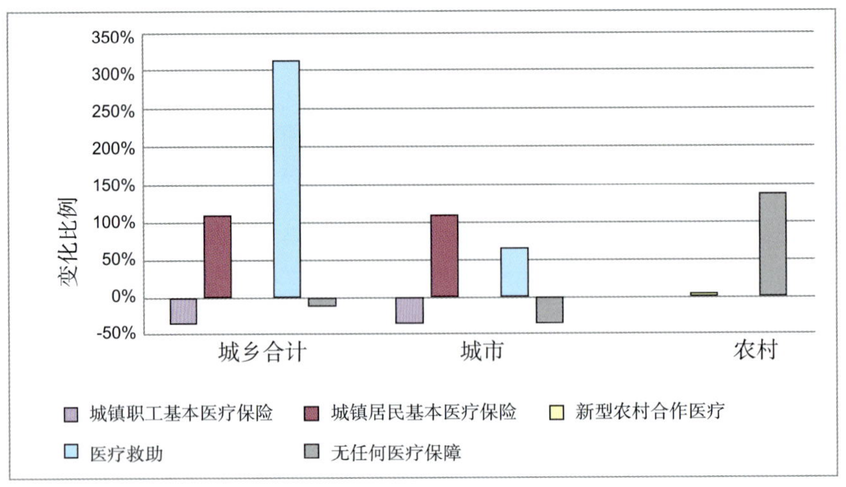

图 5.2.3 吉林省调查地区 2013 年与 2008 年比较不同医疗保障人群两周患病未治疗变化情况

表 5.2.4 吉林省调查地区 2008 年和 2013 年不同医疗保障人群两周就诊率（%）

两周就诊率	城乡合计		城市		农村	
	2008	2013	2008	2013	2008	2013
城镇职工基本医疗保险	6.6	7.2	6.6	7.2	4.2	7.7
城镇居民基本医疗保险	5.8	9.3	5.3	9.2	37.5	12.8
新型农村合作医疗*	6.4	13.8	18.5	9.6	6.3	15.0
商业医疗保险	—	7.2	—	7.2	—	7.1
医疗救助	9.7	6.5	11.4	8.0	0.0	0.0
无任何医疗保障	3.1	5.5	3.2	5.4	2.8	5.6

* 含城乡居民合作医疗。

低。与 2008 年相比，除了医疗救助组的两周就诊率有所降低外，其他各组均有所上升（图 5.2.4）。

从不同医疗保障组两周就诊的首诊机构（表 5.2.5 和图 5.2.5）看，新型农村合作医疗组两周就诊首诊在社区卫生机构及其他基层医疗机构的比例最高，达 80% 以上；城镇职工基本医疗保险和城镇居民基本医疗保险组首诊在基层这一比例相当，约 60%。与 2008 年相比，各医疗保障组社区首诊的比例都有所提高。

新型农村合作医疗组和城镇居民基本医疗保险组两周就诊接受输液治疗的比例均超过 40%，高于城镇职工基本医疗保险组的 32.1%；城市地区医疗救助对象和农村地区无任何医疗保障对象两周就诊输液治疗比例都达到 100%（表 5.2.6 和图 5.2.6）。与 2008 年相比，三大社会医疗保险组的两周就诊输液治疗比例均有所下降。

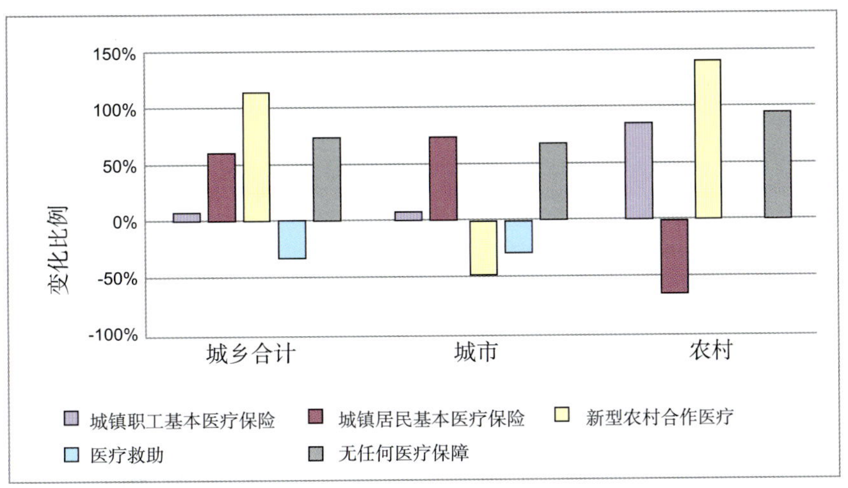

图 5.2.4 吉林省调查地区 2013 年与 2008 年比不同医疗保障人群两周就诊率变化情况

表 5.2.5 吉林省调查地区 2008 年和 2013 年不同医疗保障组两周就诊基层医疗机构首诊比例（%）

两周就诊基层医疗机构首诊比例	城乡合计		城市		农村	
	2008	2013	2008	2013	2008	2013
城镇职工基本医疗保险	35.7	61.1	33.3	60.1	100.0	85.7
城镇居民基本医疗保险	43.5	62.4	45.5	64.1	0.0	37.5
新型农村合作医疗*	78.5	85.5	16.7	88.5	79.7	84.8
商业医疗保险	—	62.5	—	57.1	—	100.0
医疗救助	60.0	50.0	60.0	50.0	—	—
无任何医疗保障	41.8	64.2	31.6	63.6	68.2	66.7

* 含城乡居民合作医疗。

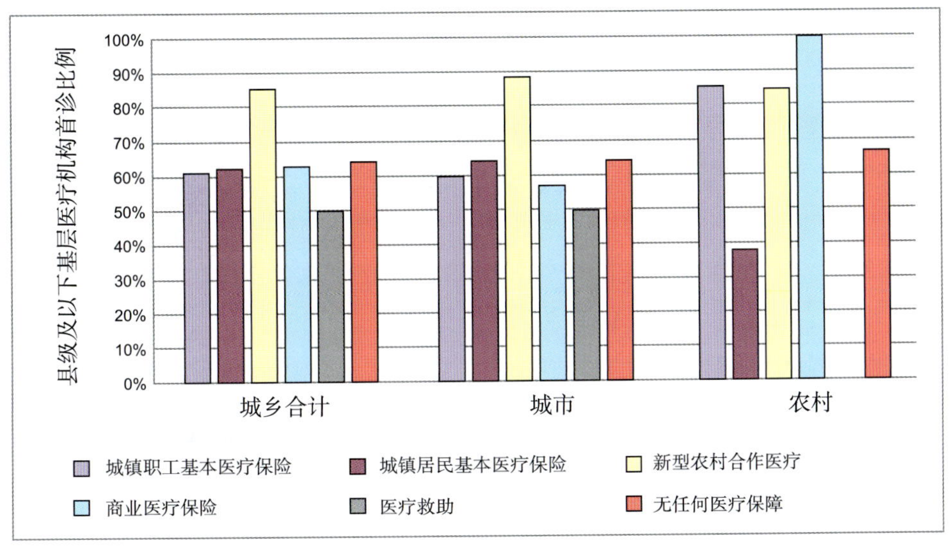

图 5.2.5 吉林省调查地区 2013 年不同医疗保障人群两周就诊基层医疗机构首诊比例

表 5.2.6 吉林省调查地区 2008 年和 2013 年不同医疗保障人群两周就诊输液治疗比例（%）

两周就诊输液治疗比例	城乡合计		城市		农村	
	2008	2013	2008	2013	2008	2013
城镇职工基本医疗保险	56.7	32.1	53.6	31.3	100.0	50.0
城镇居民基本医疗保险	66.7	43.8	72.7	38.1	0.0	83.3
新型农村合作医疗*	62.6	49.4	50.0	26.4	62.7	55.5
商业医疗保险	—	0.0	—	0.0	—	—
医疗救助	33.3	100.0	33.3	100.0	—	—
无任何医疗保障	51.0	45.2	56.8	32.0	33.3	100.0

* 含城乡居民合作医疗。

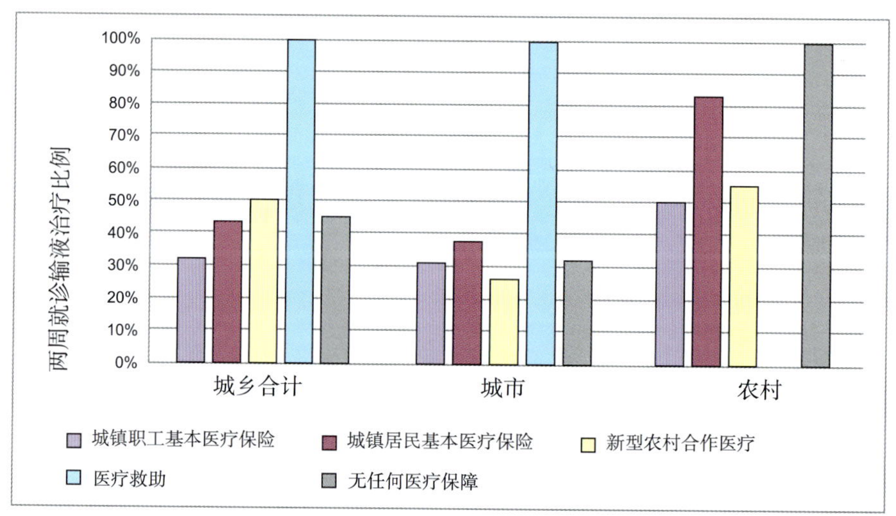

图 5.2.6 吉林省调查地区 2013 年不同医疗保障人群两周就诊接受输液治疗比例

五、医疗保障与住院服务利用

调查地区 2013 年城镇职工基本医疗保险组的住院率（8.9%）高于城镇居民基本医疗保险组（6.5%），两者住院率均高于新型农村合作医疗组（5.1%）；医疗救助组的住院率最高，达到 9.7%；商业医疗保险组和无任何医疗保障组的住院率均较低，分别为 0.6%和 2.4%（表 5.2.7）。与 2008 年相比，城镇职工基本医疗保险组和新型农村合作医疗组的住院率都有所增加，以城镇职工基本医疗保险组增幅最高（55%）；农村地区无任何医疗保障组住院率也有较大增幅（图 5.2.7）。

从就诊流向看，农村调查地区 2013 年新型农村合作医疗组的基层医疗机构住院比例超过了 80%，其他各类医疗保障组和无医疗保障对象组均达到了 100%。城市调查地区 2013 年商业医疗保险组选择在县级及以下基层医疗机构住院的比例达到 100%，城镇职工基本医疗保险组在县级及以下基层医疗机构住院的比例略低，但也达到了 50%（表 5.2.8 和图 5.2.8）。

表 5.2.7　吉林省调查地区 2008 年和 2013 年不同医疗保障人群住院率（%）

住院率	城乡合计		城市		农村	
	2008	2013	2008	2013	2008	2013
城镇职工基本医疗保险	5.7	8.9	5.9	9.2	2.1	2.8
城镇居民基本医疗保险	9.2	6.5	8.6	6.6	50.0	2.1
新型农村合作医疗*	4.3	5.1	4.3	5.3	4.3	5.0
商业医疗保险	—	0.6	—	0.7	—	0.0
医疗救助	8.4	9.7	9.1	8.0	4.3	16.7
无任何医疗保障	2.9	2.4	3.2	2.3	1.9	3.1

* 含城乡居民合作医疗。

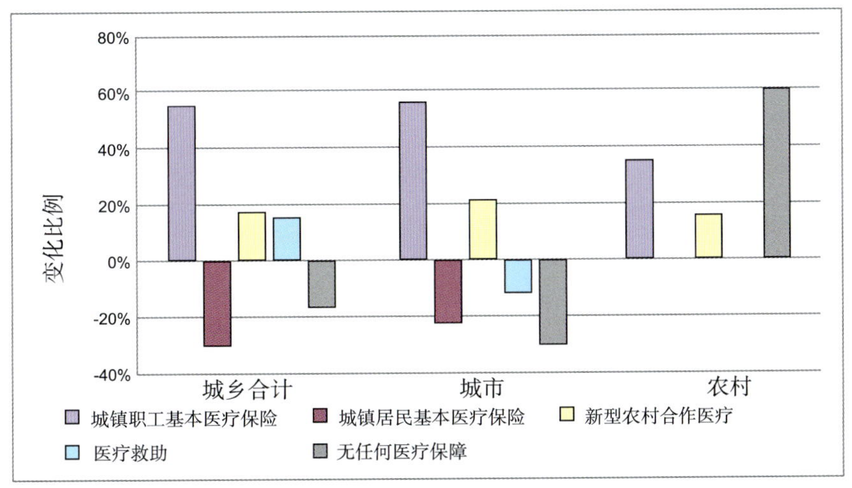

图 5.2.7　吉林省调查地区 2013 年与 2008 年比较不同医疗保障人群住院率变化情况

表 5.2.8　吉林省调查地区 2008 年和 2013 年不同医疗保障人群基层医疗机构住院比例（%）

基层医疗机构住院比例	城乡合计		城市		农村	
	2008	2013	2008	2013	2008	2013
城镇职工基本医疗保险	37.5	50.6	36.6	50.0	100.0	100.0
城镇居民基本医疗保险	45.2	59.2	41.4	58.6	100.0	100.0
新型农村合作医疗*	83.5	78.3	75.0	66.0	83.7	82.1
商业医疗保险	—	100.0	—	100.0	—	—
医疗救助	55.6	66.7	50.0	50.0	100.0	100.0
无任何医疗保障	48.5	74.3	43.9	64.0	70.6	100.0

* 含城乡居民合作医疗。

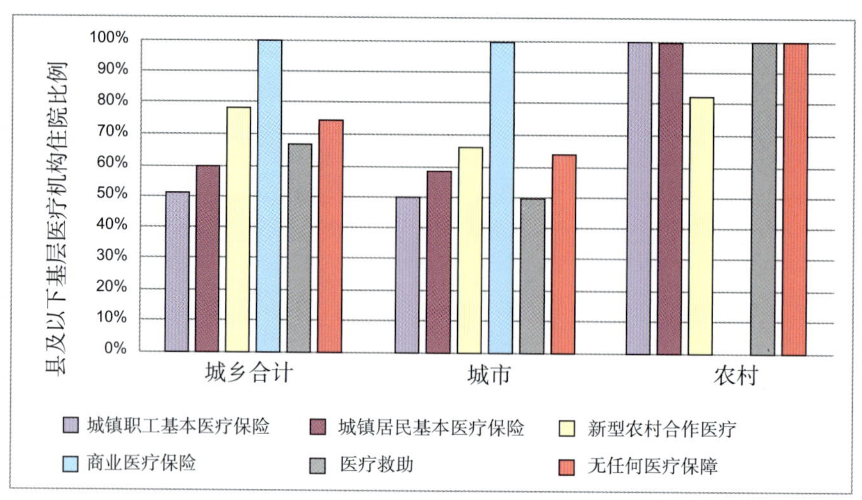

图 5.2.8 吉林省调查地区 2013 年不同医疗保障人群基层医疗机构住院比例

调查地区 2013 年商业医疗保险覆盖人群住院 100% 都进行了手术治疗；三大社会医疗保险组住院手术比例相当，约为 30%，城镇职工基本医疗保险组住院手术比例略低，为 24.2%（表 5.2.9 和图 5.2.9）。

调查地区 2013 年城镇职工基本医疗保险组平均住院床日数最多，超过 2 周；新型农村合作医疗组较低，也达 12 天（表 5.2.10）。与 2008 年相比，新型农村合作医疗组平均住院床日数略有增加，城镇职工基本医疗保险组和城镇居民基本医疗保险组平均住院床日数则有所降低，而政府医疗救助对象的平均住院床日数则大幅增加（图 5.2.10）。

表 5.2.9 吉林省调查地区 2008 年和 2013 年不同医疗保障人群住院手术比例（%）

住院手术比例	城乡合计		城市		农村	
	2008	2013	2008	2013	2008	2013
城镇职工基本医疗保险	41.7	24.2	42.3	23.9	0.0	50.0
城镇居民基本医疗保险	35.5	33.3	34.5	33.8	50.0	0.0
新型农村合作医疗*	45.1	30.9	75.0	30.9	44.7	30.8
商业医疗保险	—	100.0	—	100.0	—	—
医疗救助	33.3	0.0	37.5	0.0	0.0	0.0
无任何医疗保障	46.9	28.6	50.0	32.0	31.3	20.0

* 含城乡居民合作医疗。

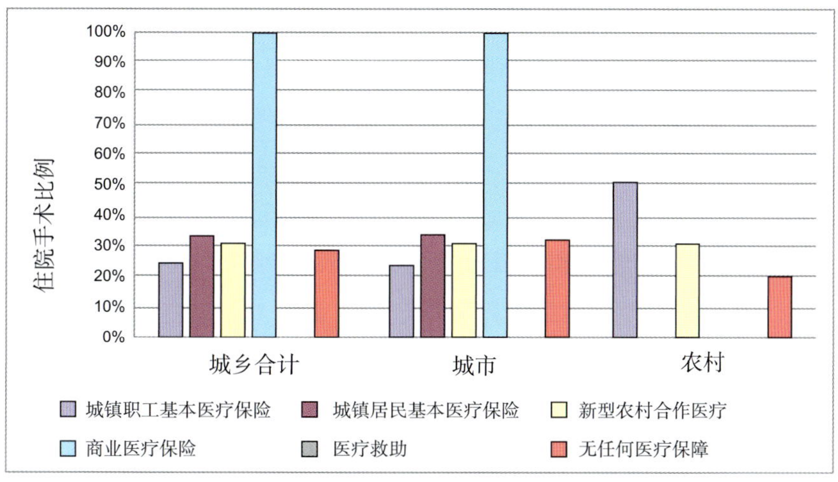

图 5.2.9 吉林省调查地区 2013 年不同医疗保障人群住院手术比例

表 5.2.10 吉林省调查地区 2008 年和 2013 年不同医疗保障人群平均住院床日数（天）

平均住院床日数	城乡合计		城市		农村	
	2008	2013	2008	2013	2008	2013
城镇职工基本医疗保险	21.4	15.2	21.4	15.3	—	10.5
城镇居民基本医疗保险	17.3	13.9	17.2	14.0	18.5	4.5
新型农村合作医疗*	10.7	12.1	10.3	12.5	10.7	12.0
商业医疗保险	—	3.0	—	3.0	—	—
医疗救助	15.3	38.3	16.0	52.5	10.0	10.0
无任何医疗保障	15.3	10.8	16.7	10.9	8.1	10.5

* 含城乡居民合作医疗。

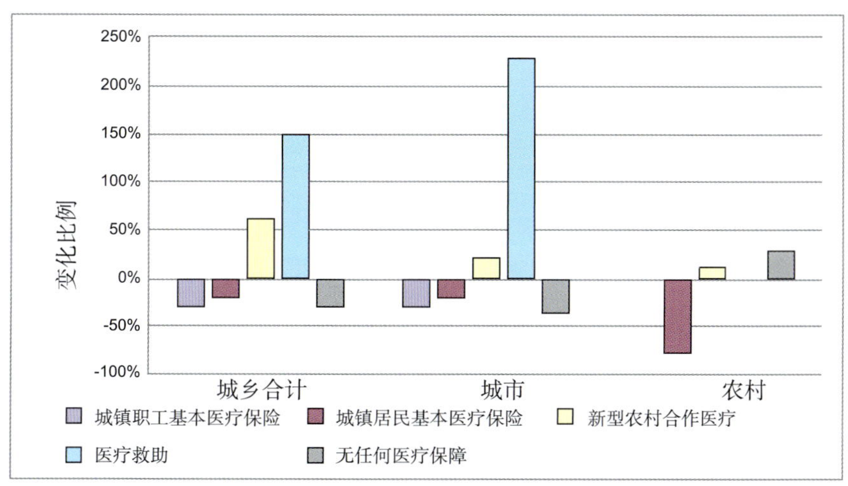

图 5.2.10 吉林省调查地区 2013 年与 2008 年比较不同医疗保障人群平均住院床日数变化情况

六、医疗保障与应住院而未住院

调查地区 2013 年医疗救助对象的应住院而未住院比例最高，达 40%；新型农村合作医疗组应住院而未住院比例约为 28%，是城镇职工基本医疗保险组的近 2 倍，略高于城镇居民基本医疗保险组的 23.8%；无任何医疗保障组该比例为 23.9%（表 5.2.11）。与 2008 年相比，城镇职工基本医疗保险和城镇居民基本医疗保险组的应住院而未住院比例都有超过 20% 的降幅，无任何医疗保障组的降幅也较大，新型农村合作医疗组变化不明显（图 5.2.11）。

表 5.2.11 吉林省调查地区 2008 年和 2013 年不同医疗保障人群应住院而未住院比例（%）

应住院未住院比例	城乡合计		城市		农村	
	2008	2013	2008	2013	2008	2013
城镇职工基本医疗保险	22.2	15.6	22.4	15.8	0.0	0.0
城镇居民基本医疗保险	32.4	23.8	34.4	23.7	0.0	33.3
新型农村合作医疗*	27.8	27.9	33.3	28.7	27.8	27.7
商业医疗保险	—	0.0	—	0.0	—	—
医疗救助	45.8	40.0	47.8	50.0	0.0	0.0
无任何医疗保障	34.5	23.9	35.3	26.5	29.2	16.7

* 含城乡居民合作医疗。

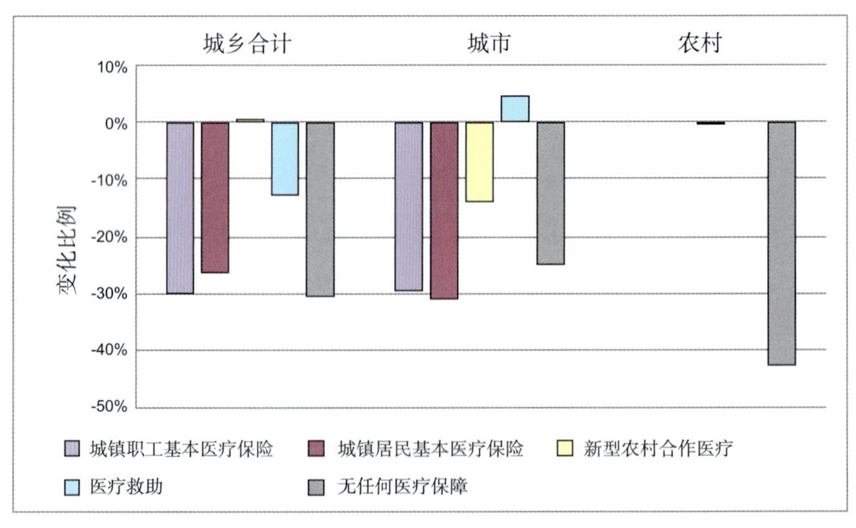

图 5.2.11 吉林省调查地区 2013 年与 2008 年比较不同医疗保障人群应住院而未住院比例变化情况

第三节 医疗保障与卫生费用

一、医疗保障与自我医疗费用

本次调查显示，三大社会医疗保险中，城镇职工基本医疗保险组两周患病新购药的人均自我医疗费用最高，为 163 元，城镇居民基本医疗保险组为 113 元，新型农村合作医疗组为 106 元。医疗救助组人均自我医疗费用最高，为 182 元。商业医疗保险组和无任何医疗保障组的人均自我医疗费用最低，不到 60 元（表 5.3.1）。

表 5.3.1 吉林省调查地区 2013 年不同医疗保障人群人均自我医疗费用（元）

人均自我医疗费用	城乡合计	城市	农村
城镇职工基本医疗保险	163	163	177
城镇居民基本医疗保险	113	115	23
新型农村合作医疗*	106	101	107
商业医疗保险	54	58	29
医疗救助	182	182	—
无任何医疗保障	59	55	89

* 含城乡居民合作医疗。

二、医疗保障与门诊治疗费用

本次调查发现，城镇职工基本医疗保险和城镇居民基本医疗保险组两周就诊的直接医疗费用平均数接近 1 000 元 / 次，大大高于新型农村合作医疗组的 407 元 / 次（表 5.3.2）。以 2013 年为参照，按吉林省历年居民消费价格指数调整后，发现城镇居民两周就诊的直

表 5.3.2 吉林省调查地区 2008 年和 2013 年不同医疗保障人群门诊直接医疗费用（元）

次均门诊直接医疗费用	城乡合计		城市		农村	
	2008**	2013	2008**	2013	2008**	2013
城镇职工基本医疗保险	979	976	1 030	1 008	259	368
城镇居民基本医疗保险	549	923	542	1 037	622	128
新型农村合作医疗*	403	407	418	279	403	441
商业医疗保险	—	1 300	—	1 300	—	—
医疗救助	537	—	537	—	—	—
无任何医疗保障	1 479	1 129	1 787	1 180	444	918

* 含城乡居民合作医疗。

** 以 2013 年为参照，按吉林省历年居民消费价格指数调整，吉林省 2009—2013 年 CPI 分别为 100.1、103.7、105.2、102.9 和 102.5。

接医疗费用大幅升高，新型农村合作医疗组略有升高，城镇职工基本医疗保险组没有变化（图 5.3.1）。

调查地区 2013 年城镇居民基本医疗保险组两周就诊的交通费等间接医疗费用最高，为 181 元 / 次，大大高于城镇职工基本医疗保险组的 88 元 / 次和新型农村合作医疗组的 65 元 / 次（表 5.3.3）。换算成 2013 年的可比价格后对比发现，除城镇居民基本医疗保险组间接医疗费用大幅升高外，城镇职工基本医疗保险组和新型农村合作医疗组的门诊间接费用都有一定程度的降低（图 5.3.2）。

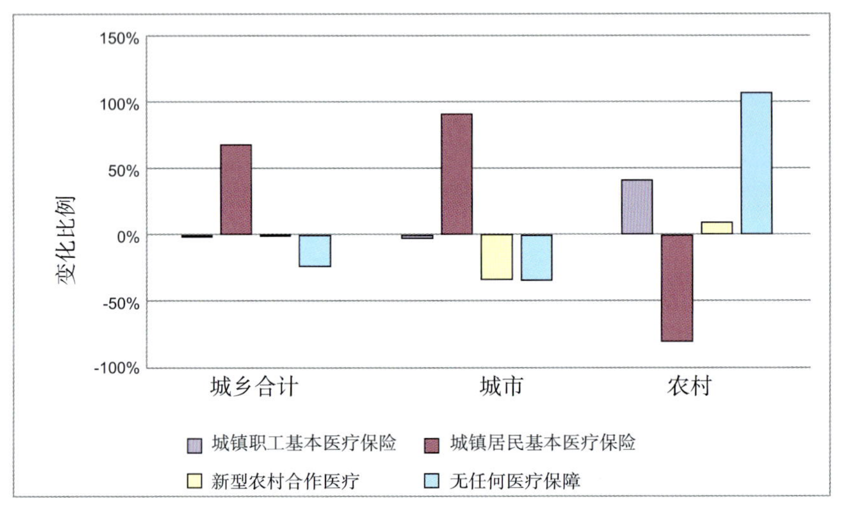

图 5.3.1 吉林省调查地区 2013 年与 2008 年比较两周患病门诊直接医疗费用变化情况（可比价格）

表 5.3.3 吉林省调查地区 2008 年和 2013 年不同医疗保障人群门诊间接医疗费用（元）

次均门诊间接医疗费用	城乡合计		城市		农村	
	2008**	2013	2008**	2013	2008**	2013
城镇职工基本医疗保险	124	88	124	90	0	17
城镇居民基本医疗保险	109	181	97	205	230	18
新型农村合作医疗*	88	65	138	82	87	61
商业医疗保险	—	—	—	0	—	—
医疗救助	4	—	4	—	—	—
无任何医疗保障	245	181	289	201	86	97

* 含城乡居民合作医疗。

** 以 2013 年为参照，按吉林省历年居民消费价格指数调整，吉林省 2009—2013 年 CPI 分别为 100.1、103.7、105.2、102.9 和 102.5。

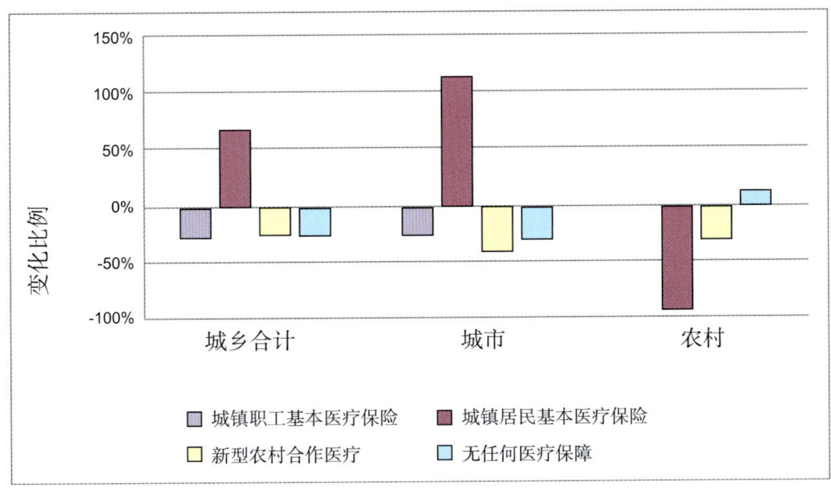

图 5.3.2　吉林省调查地区 2013 年与 2008 年比较两周患病门诊间接医疗费用变化情况（可比价格）

三、医疗保障与住院费用

调查地区 2013 年城镇职工基本医疗保险覆盖人群的次均住院直接费用约为 11 500 元，城镇居民基本医疗保险组为 10 258 元，新型农村合作医疗组略低，约为 8 800 元。换算成 2013 年的可比价格后发现，与 2008 年相比，新型农村合作医疗组的次均住院直接医疗费用上升较明显，达 50%；城镇职工基本医疗保险组和城镇居民基本医疗保险组则略有下降（图 5.3.3）。

表 5.3.4　吉林省调查地区 2008 年和 2013 年不同医疗保障人群住院直接医疗费用（元）

次均住院直接医疗费用	城乡合计		城市		农村	
	2008**	2013	2008**	2013	2008**	2013
城镇职工基本医疗保险	13 107	11 492	13 222	11 576	5 183	4 975
城镇居民基本医疗保险	10 639	10 258	11 119	10 394	3 686	405
新型农村合作医疗*	5 889	8 788	3 844	6 989	5 921	9 355
商业医疗保险	—	5 000	—	5 000	—	—
医疗救助	6 588	5 467	6 980	4 200	3 455	8 000
无任何医疗保障	8 142	9 103	7 657	10 132	10 503	6 530

* 含城乡居民合作医疗。

** 以 2013 年为参照，按吉林省历年居民消费价格指数调整，吉林省 2009—2013 年 CPI 分别为 100.1、103.7、105.2、102.9 和 102.5。

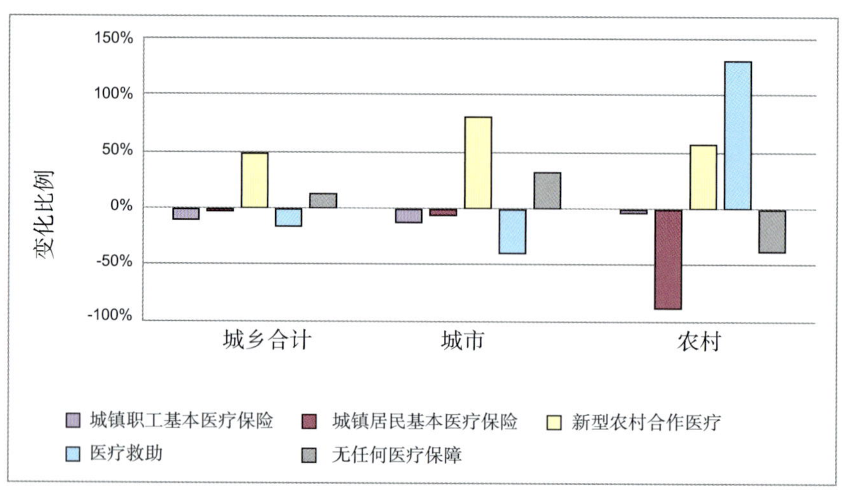

图 5.3.3 吉林省调查地区 2013 年与 2008 年比较住院直接医疗费用变化情况（可比价格）

从住院自付直接医疗费用（表 5.3.5）看，调查地区 2013 年城镇居民基本医疗保险覆盖人群的次均住院自付直接医疗费用为 6 505 元，高于新型农村合作医疗组（5 735 元）和城镇职工基本医疗保险组（5 128 元）。换算成 2013 年的可比价格后发现，与 2008 年相比，城镇职工基本医疗保险和城镇居民基本医疗保险组的次均住院自付直接医疗费用均有下降，但新型农村合作医疗组则有所上升（图 5.3.4）。

从报销比例（表 5.3.6）看，调查地区 2013 年城镇职工基本医疗保险组住院报销比例达 55.4%，高于城镇居民基本医疗保险组（36.6%）和新型农村合作医疗组（34.7%）；医疗救助组住院费用报销比例较低，为 29.3%。与 2008 年相比，城镇居民基本医疗保险组的住院费用报销比例增幅最大（超过 100%），城镇职工基本医疗保险组和新型农村合作医疗组也有一定程度的增加（图 5.3.5）。

表 5.3.5 吉林省调查地区 2008 年和 2013 年次均住院自付直接医疗费用（元）

次均住院自付直接医疗费用	城乡合计		城市		农村	
	2008**	2013	2008**	2013	2008**	2013
城镇职工基本医疗保险	7 821	5 128	7 858	5 163	5 183	2 375
城镇居民基本医疗保险	8 787	6 505	9 352	6 592	311	190
新型农村合作医疗*	4 279	5 735	3 369	3 960	4 293	6 294
商业医疗保险	—	2 000	—	2 000	—	—
医疗救助	4 489	3 867	4 777	1 800	2 188	8 000
无任何医疗保障	8 142	9 103	7 657	10 132	10 503	6 530

* 含城乡居民合作医疗。
** 以 2013 年为参照，按吉林省历年居民消费价格指数调整，吉林省 2009—2013 年 CPI 分别为 100.1、103.7、105.2、102.9 和 102.5。

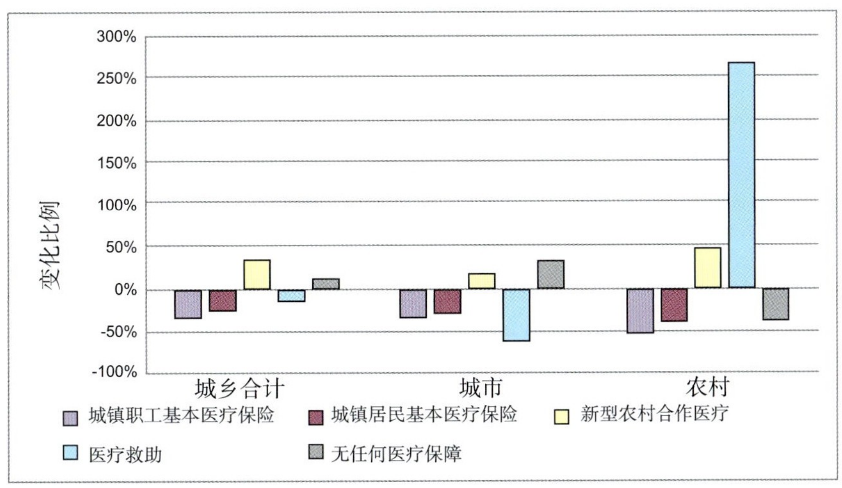

图 5.3.4　吉林省调查地区 2013 年与 2008 年比较次均住院自付直接医疗费用变化情况（可比价格）

表 5.3.6　吉林省调查地区 2008 年和 2013 年住院费用报销比例（%）

住院费用报销比例	城乡合计		城市		农村	
	2008	2013	2008	2013	2008	2013
城镇职工基本医疗保险	40.3	55.4	40.6	55.4	0.0	52.3
城镇居民基本医疗保险	17.4	36.6	15.9	36.6	91.6	53.1
新型农村合作医疗*	27.3	34.7	12.4	43.3	27.5	32.7
商业医疗保险	—	60.0	—	60.0	—	—
医疗救助	31.9	29.3	31.6	57.1	36.7	0.0

* 含城乡居民合作医疗。

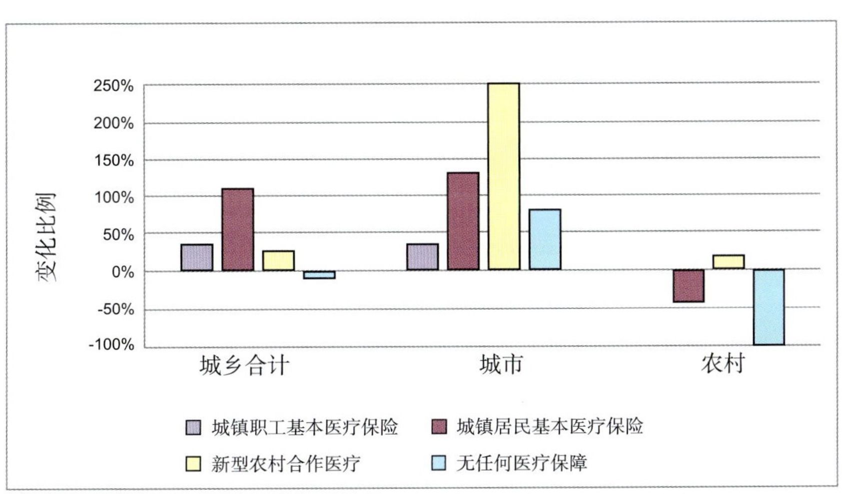

图 5.3.5　吉林省调查地区 2013 年与 2008 年比较住院费用报销比例变化情况

从住院间接医疗费用（表 5.3.7）看，调查地区 2013 年新型农村合作医疗覆盖人群的次均住院间接医疗费用为 1 512 元，高于城镇居民基本医疗保险组（1 153 元）和城镇职工基本医疗保险组（1 073 元）。换算成 2013 年的可比价格后发现，与 2008 年相比，新型农村合作医疗组的次均住院间接医疗费用有超过 50% 的上涨，城镇职工基本医疗保险和城镇居民基本医疗保险组则有所下降（图 5.3.6）。

表 5.3.7 吉林省调查地区 2008 年和 2013 年住院间接医疗费用（元）

次均住院间接医疗费用（元）	城乡合计		城市		农村	
	2008**	2013	2008**	2013	2008**	2013
城镇职工基本医疗保险	1 948	1 073	1 967	1 078	576	675
城镇居民基本医疗保险	1 526	1 153	1 551	1 167	1 152	135
新型农村合作医疗*	842	1 512	781	1 106	843	1 641
商业医疗保险	—	1 000	—	1 000	—	0
医疗救助	601	367	576	300	806	500
无任何医疗保障	1 513	1 099	1 584	933	1 152	1 500

* 含城乡居民合作医疗。

** 以 2013 年为参照，按吉林省历年居民消费价格指数调整，吉林省 2009—2013 年 CPI 分别为 100.1、103.7、105.2、102.9 和 102.5。

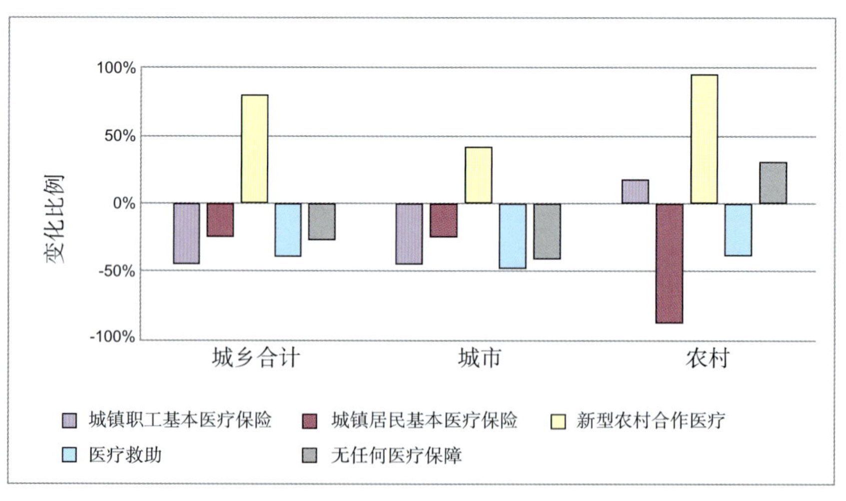

图 5.3.6 吉林省调查地区 2013 年与 2008 年比较住院间接医疗费用变化情况（可比价格）

第四节 医疗保障与疾病经济负担

一、医疗保障与门诊经济负担

如表 5.4.1 所示，调查地区 2013 年城镇职工基本医疗保险组年人均门诊医疗费用（含自我医疗购药费用）为 1 239 元，高于城镇居民基本医疗保险组（1 161 元）和新型农村合作医疗组（879 元）。换算成 2013 年的可比价格后发现，与 2008 年相比，城镇居民基本医疗保险组年人均门诊医疗费用涨幅最大，达 90%，城镇职工基本医疗保险组和新型农村合作医疗组也均有一定程度的升高（图 5.4.1）。

表 5.4.1 吉林省调查地区 2008 年和 2013 年不同医疗保障人群年人均门诊医疗费用（元）

年人均门诊医疗费用	城乡合计		城市		农村	
	2008**	2013	2008**	2013	2008**	2013
城镇职工基本医疗保险	991	1 239	1 015	1 275	281	393
城镇居民基本医疗保险	611	1 161	588	1197	2 021	318
新型农村合作医疗*	639	879	432	668	642	942
商业医疗保险	—	620	—	652	—	277
医疗救助	495	611	581	757	0	0
无任何医疗保障	634	734	722	775	335	595

* 含城乡居民合作医疗。

** 含自我医疗购药费用。以 2013 年为参照，按吉林省历年居民消费价格指数调整，吉林省 2009—2013 年 CPI 分别为 100.1、103.7、105.2、102.9 和 102.5。

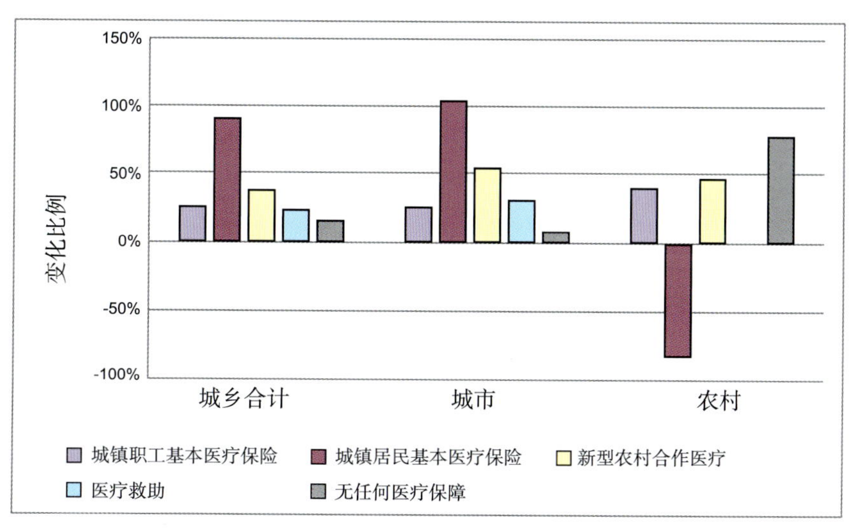

图 5.4.1 吉林省调查地区 2013 年与 2008 年比较不同医疗保障人群年人均门诊医疗费用变化情况（可比价格）

调查地区2013年新型农村合作医疗组年人均门诊医疗费用占家庭人均收入比例为8.6%，略高于城镇居民基本医疗保险组（7.5%）和城镇职工基本医疗保险组（6.3%）；相比于2008年，这三种社会医疗保险组的这一比例均有不同程度的降低（表5.4.2和图5.4.2）。

表5.4.2 吉林省调查地区2008年和2013年不同医保人群年人均门诊医疗费用占家庭人均收入比例（%）

年人均门诊医疗费用占家庭人均收入比例	城乡合计		城市		农村	
	2008	2013	2008	2013	2008	2013
城镇职工基本医疗保险	7.8	6.3	7.9	6.5	3.9	1.9
城镇居民基本医疗保险	7.8	7.5	7.4	7.7	35.7	2.1
新型农村合作医疗*	13.1	8.6	5.3	5.9	13.3	9.4
商业医疗保险	—	3.9	—	4.0	—	2.2
医疗救助	13.9	6.0	16.3	7.1	0.0	0.0
无任何医疗保障	8.6	5.9	8.8	6.1	7.1	5.0

*含城乡居民合作医疗。

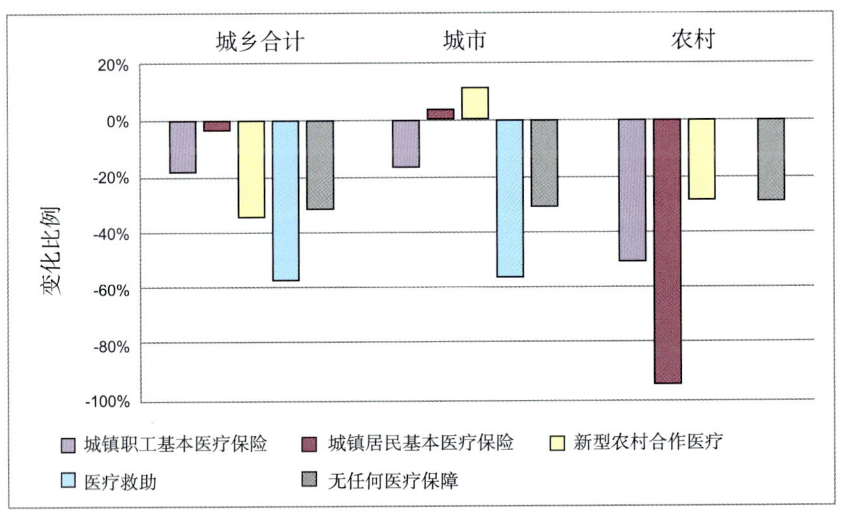

图5.4.2 吉林省调查地区2013年与2008年比较不同医保人群年人均门诊医疗费用占家庭人均收入比例变化情况

二、医疗保障与住院经济负担

如表5.4.3所示，调查地区2013年城镇职工基本医疗保险组年人均自付住院医疗费用为457元，高于城镇居民基本医疗保险组（420元）和新型农村合作医疗组（290元）。换算成2013年的可比价格后发现，与2008年相比，年人均自付住院费用新型农村合作医疗组有明显上涨（超过50%），城镇职工基本医疗保险组略有上涨，而城镇居民医疗保险组则有所下降（图5.4.3）。

调查地区2013年年人均住院医疗费用占家庭人均收入比例除农村地区医疗救助组的15.4%以及农村地区新型农村合作医疗组的3.2%外，其余均在3%以下，且较2008年大多有所下降（表5.4.4和图5.4.4）。

表 5.4.3 吉林省调查地区 2008 年和 2013 年不同医保人群年人均自付住院医疗费用（元）

年人均自付住院医疗费用	城乡合计		城市		农村	
	2008**	2013	2008**	2013	2008**	2013
城镇职工基本医疗保险	390	457	400	473	108	67
城镇居民基本医疗保险	565	420	573	437	78	4
新型农村合作医疗*	162	290	146	208	162	314
商业医疗保险	—	12	—	13	—	—
医疗救助	261	374	290	144	95	1333
无任何医疗保障	188	153	187	146	190	178

* 含城乡居民合作医疗。

** 以 2013 年为参照，按吉林省历年居民消费价格指数调整，吉林省 2009—2013 年 CPI 分别为 100.1、103.7、105.2、102.9 和 102.5。

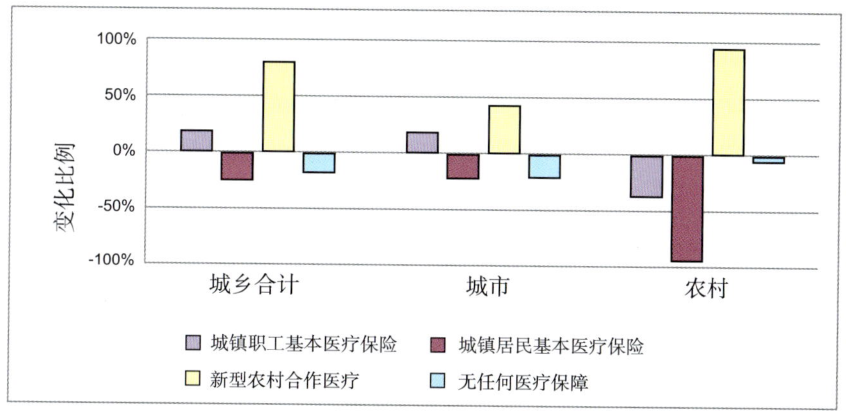

图 5.4.3 吉林省调查地区 2013 年与 2008 年比较不同医保人群年人均自付住院医疗费用变化情况（可比价格）

表 5.4.4 吉林省调查地区 2008 年和 2013 年不同医保人群年人均住院医疗费用占家庭人均收入比例（%）

年人均住院医疗费用占家庭人均收入比例	城乡合计		城市		农村	
	2008	2013	2008	2013	2008	2013
城镇职工基本医疗保险	3.1	2.3	3.1	2.4	1.5	0.3
城镇居民基本医疗保险	7.2	2.7	7.3	2.8	1.4	0.0
新型农村合作医疗*	—	2.8	—	1.8	—	3.2
商业医疗保险	3.3	0.1	1.8	0.1	3.3	0.0
医疗救助	7.3	3.7	8.1	1.4	2.7	15.4
无任何医疗保障	2.5	1.2	2.3	1.1	4.0	1.5

* 含城乡居民合作医疗。

三、医疗保障与灾难性卫生支出和因病致贫

为了衡量卫生支出对家庭造成的经济负担，比较不同医疗保障方式的保障水平，本次调查分析了不同医疗保障情况下家庭灾难性卫生支出和因病致贫的情况。灾难性卫生支出

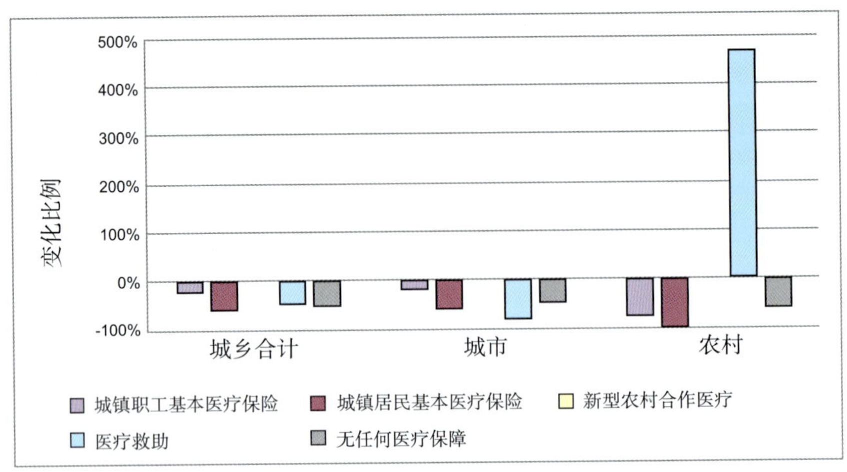

图 5.4.4 吉林省调查地区 2013 年与 2008 年比较不同医保人群人均住院医疗费用占家庭人均收入比例变化情况

采用 2003 年世界卫生组织（World Health Organization，WHO）提出的定义，指家庭卫生支出占家庭有效支付能力（家庭有效支付能力用家庭总支出扣除生活必需支出）的 40% 以上。因病致贫指家庭因卫生支出陷入了贫困，其比例由医药花费后低于贫困线的家庭比例减去医药花费前低于贫困线的家庭比例得到。本次分析采用了 WHO 和世界银行（World Bank, WB）两种贫困线的算法分别计算因病致贫比例。家庭医疗保障方式分类根据该家庭户主的医疗保障方式确定。

如表 5.4.5 和图 5.4.5 所示，调查地区 2013 年家庭灾难性卫生支出发生比例为 16.9%，农村（20.5%）高于城市（14.5%）；以 WHO 标准计算得到的家庭因病致贫比例略高于以 WB 标准计算得到的比例，两种算法城乡合计家庭因病致贫比例分别为 4.6% 和 3.3%，农

表 5.4.5 吉林省调查地区 2008 年和 2013 年灾难性卫生支出和因病致贫情况（%）

	城乡合计		城市		农村	
	2008	2013	2008	2013	2008	2013
灾难性卫生支出发生比例	16.7	16.9	13.5	14.5	19.2	20.5
因病致贫						
贫困线（元）*	4 411	4 204	4 693	4 614	3 898	3 263
医疗花费前低于贫困线比例	26.4	4.3	14.2	2.8	35.4	6.6
医疗花费后低于贫困线比例	36.1	9.0	19.9	5.6	48.1	14.0
因病致贫比例	9.7	4.6	5.6	2.8	12.7	7.4
贫困线（元）**	4 474	4 511	4 474	4 511	4 474	4 511
医疗花费前低于贫困线比例	9.9	3.1	4.6	1.1	13.9	6.2
医疗花费后低于贫困线比例	15.8	6.4	7.3	2.4	22.2	12.5
因病致贫比例	5.9	3.3	2.6	1.3	8.3	6.3

* 世界卫生组织算法。

** 世界银行算法。以 2008 年和 2013 年 8 月 1 日的汇率算，二者分别为 1 元人民币对 6.1289 美元和 1 元人民币对 6.1788 美元。

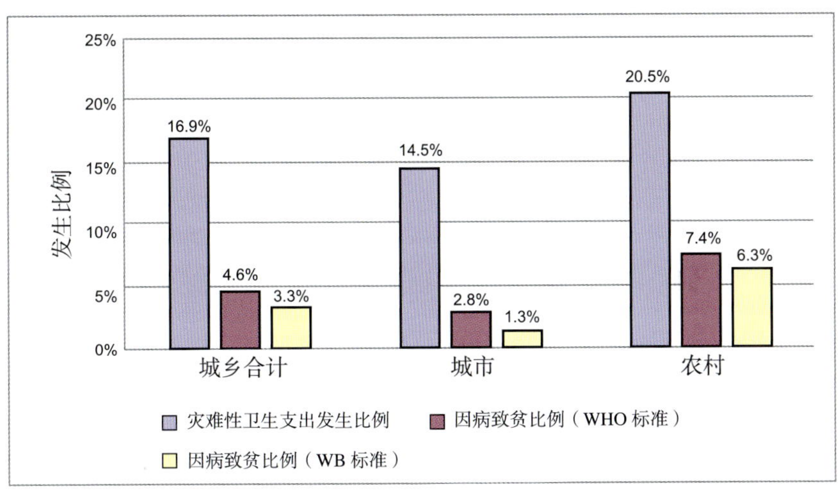

图 5.4.5　吉林省调查地区 2013 年灾难性卫生支出和因病致贫情况

村均明显高于城市。与 2008 年相比，家庭灾难性卫生支出发生比例略有增加，但因病致贫比例则有明显降低（图 5.4.6）。

从不同医疗保障组的家庭灾难性卫生支出发生比例看，调查地区 2013 年新型农村合作医疗组该比例为 20.2%，高于城镇居民基本医疗保险组（15.9%）和城镇职工基本医疗保险组（13.8%）；而政府医疗救助组该比例高达 41.2%（表 5.4.6 和图 5.4.7）。相比于 2008 年，城镇居民基本医疗保险组的灾难性卫生支出发生比例有所降低，而城镇职工基本医疗保险组和新型农村合作医疗组该比例略有升高；政府医疗救助组这一比例则有较大幅度升高（图 5.4.8）。

从不同医疗保障的家庭因病致贫发生比例（WHO 标准）看，调查地区 2013 年新型农村合作医疗组（7.3%）仍高于城镇居民基本医疗保险组（3.7%）和城镇职工基本医疗保险组（1.1%）；而医疗救助组该比例为 17.6%（表 5.4.7 和图 5.4.9）。相比于 2008 年，三大社会医疗保险组这一比例均明显下降，而医疗救助组则有明显上升（图 5.4.10）。

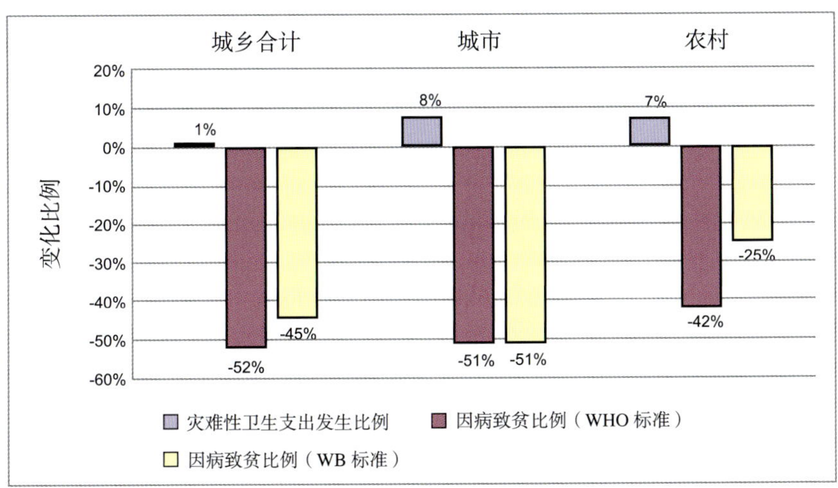

图 5.4.6　吉林省调查地区 2013 年与 2008 年比较灾难性卫生支出和因病致贫比例变化情况

表 5.4.6 吉林省调查地区 2008 年和 2013 年不同医疗保障人群灾难性卫生支出发生比例（%）

灾难性卫生支出发生比例	城乡合计		城市		农村	
	2008	2013	2008	2013	2008	2013
城镇职工基本医疗保险	12.2	13.8	12.1	14.1	14.3	6.3
城镇居民基本医疗保险	25.2	15.9	25.4	16.1	0.0	11.1
新型农村合作医疗*	19.1	20.2	17.1	15.7	19.2	21.6
商业医疗保险	—	0.0	—	0.0	—	0.0
医疗救助	21.6	41.2	21.3	33.3	25.0	100.0
无任何医疗保障	12.7	9.2	11.0	9.4	20.1	8.6

* 含城乡居民合作医疗。

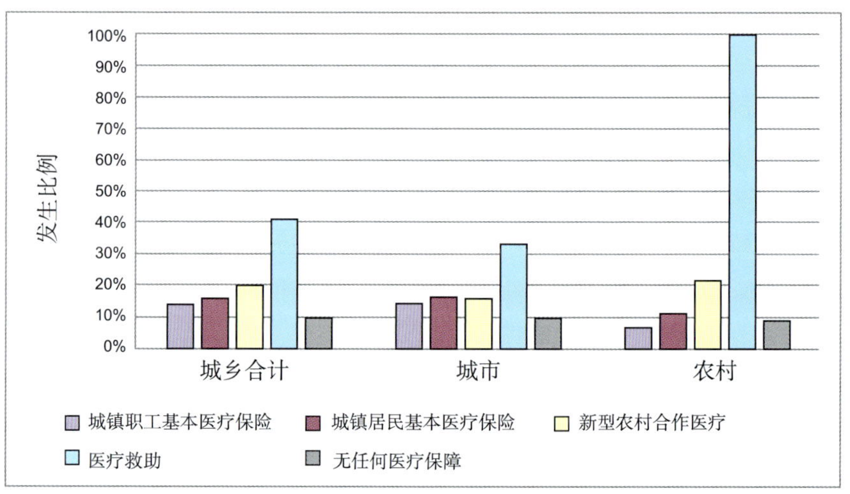

图 5.4.7 吉林省调查地区 2013 年不同医疗保障类型家庭灾难性卫生支出发生比例

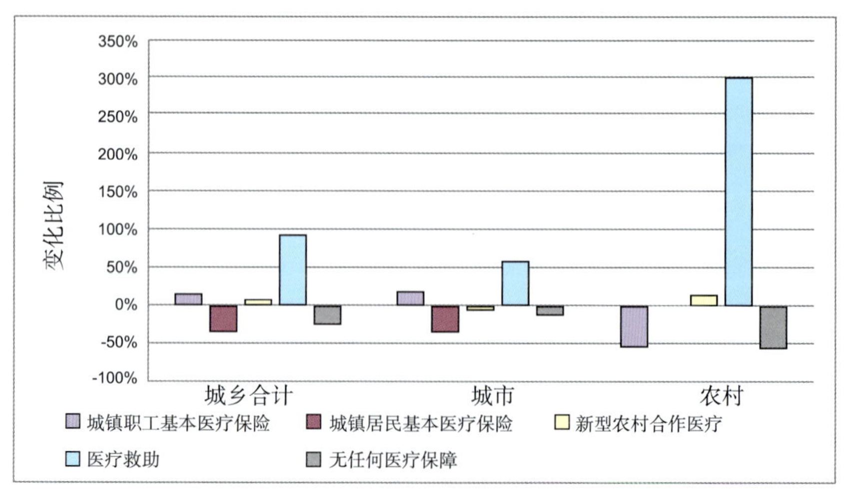

图 5.4.8 吉林省调查地区 2013 年与 2008 年比较不同医保类型灾难性卫生支出发生比例变化情况

表 5.4.7　吉林省调查地区 2008 年和 2013 年不同医疗保障人群因病致贫发生比例（%）

因病致贫发生比例	城乡合计		城市		农村	
	2008	2013	2008	2013	2008	2013
城镇职工基本医疗保险	4.0	1.1	4.0	1.1	3.6	0.0
城镇居民基本医疗保险	9.3	3.7	9.4	3.5	0.0	8.3
新型农村合作医疗*	13.1	7.3	14.3	5.3	13.1	7.9
商业医疗保险	—	0.0	—	0.0	—	0.0
医疗救助	7.8	17.6	8.5	20.0	0.0	0.0
无任何医疗保障	6.3	3.1	5.5	4.0	9.8	0.0

* 含城乡居民合作医疗。

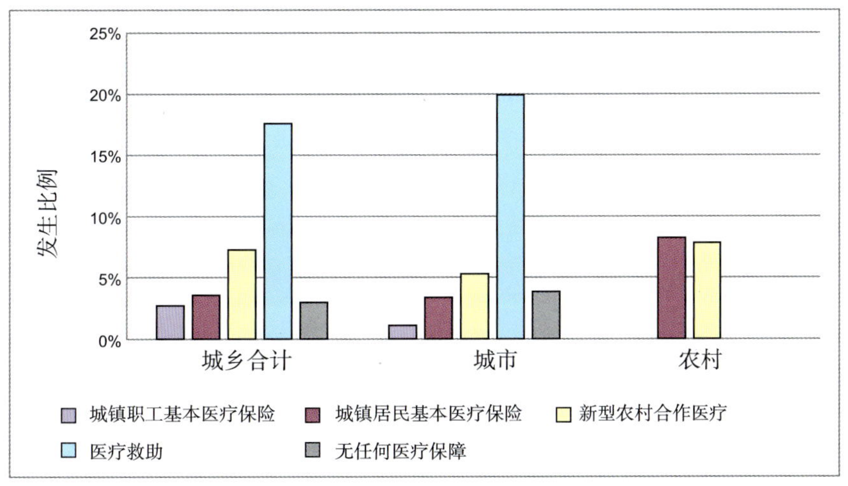

图 5.4.9　吉林省调查地区 2013 年不同医疗保障类型家庭因病致贫发生比例

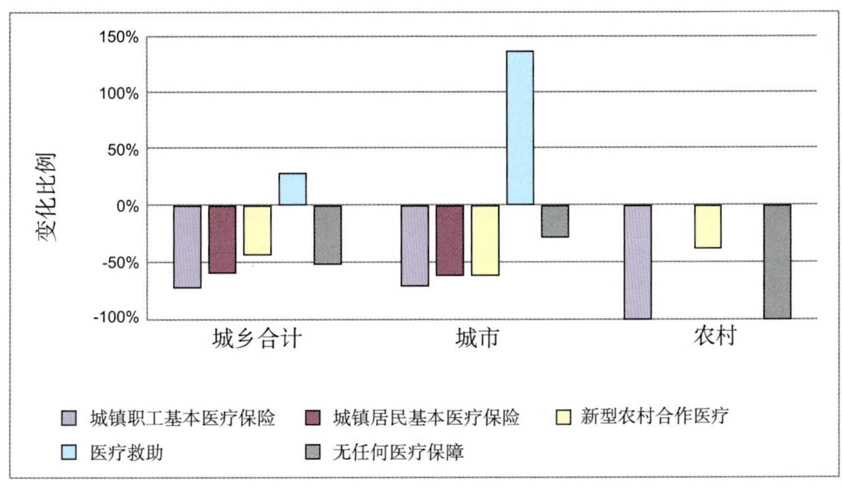

图 5.4.10　吉林省调查地区 2013 年与 2008 年比较因病致贫比例变化情况

第五节 本章小结

吉林省的社会医疗保险以城镇职工基本医疗保险、城镇居民基本医疗保险和新型农村合作医疗为主。与2008年相比，调查地区2013年社会医疗保险的覆盖率大幅增加，达到88.7%，城市地区为84.1%，农村地区为94.7%。农村地区以合作医疗为主，覆盖率达92.0%，基本实现全民覆盖。

社会医疗保险的覆盖无性别差异，城市地区存在一定的年龄差异，5～20岁年龄段人群社会医疗保险的覆盖率比其他年龄组低。城市地区高中文化程度及高收入人群的社会医疗保险覆盖率相对较低。

吉林省居民购买商业保险的比例较低，调查地区2013年覆盖率不足5%，城市地区略高于农村地区，且收入越高，购买商业保险的比例越高。约3%的调查对象为政府规定的医疗救助对象，文化程度和收入越低者接受医疗救助的比例越高。

调查地区2013年无任何医疗保障覆盖的比例约为9.2%，城市地区高于农村地区；相比于2008年，这一比例大幅降低，城市地区降低幅度更大。随年龄增加，无任何医疗保障覆盖人群比例逐渐降低，但5～20岁年龄组无任何医疗保障覆盖人群的比例呈峰形升高，与社会医疗保险覆盖的年龄差异相对应。这提示该年龄段人群目前可能缺乏统一、有效的社会医疗保障。

相比于2008年，城市地区低文化程度组和低收入人群无任何医疗保障覆盖的比例均有明显下降，这说明在提高低文化程度和低收入人群医疗保障覆盖率方面，城市地区取得了较大的进展。

全省调查地区2013年各医疗保障组两周患病率均有不同程度升高，表明吉林省居民卫生服务需要的增加，而不同医疗保障覆盖的居民对卫生服务的利用情况及变化情况存在差异。

与2008年相比，全省调查地区2013年新型农村合作医疗覆盖人群的两周就诊率有所升高，卫生服务利用有向基层医疗机构分流的趋势，如参保居民基层医疗机构首诊比例达80%以上，基层医疗机构住院比例也超过了80%。但受到筹资水平的限制，其保障水平仍有待提高。目前，新型农村合作医疗组的纯自我医疗比例高于城镇居民基本医疗保险组和城镇职工基本医疗保险组；应住院而未住院比例为城镇职工基本医疗保险组的近2倍，达到27.9%；次均住院直接和间接医疗费用上升较明显，而住院费用报销比例的涨幅相对较小，导致次均住院自付直接费用也有所上升。因此，需要进一步提高新型农村合作医疗的筹资水平，提高其对住院情况的保障水平。

城镇居民基本医疗保险覆盖面的扩大一定程度上促进了城镇居民对卫生服务的利用。与2008年相比，全省调查地区2013年城镇居民基本医疗保险覆盖人群的纯自我医疗比例有所降低，两周患病未治疗比例也是所有组中最低的。虽然目前城镇居民基本医疗保险的次均住院自付直接医疗费用（6 505 元）高于新型农村合作医疗组（5 735 元）和城镇职工基本医疗保险组（5 128 元），但其住院费用报销比例的涨幅最大，总体上呈下降趋势。总体而言，虽然城镇居民基本保险尚未达到较高的保障水平，但其发展较快。

城镇职工基本医疗保险发展相对较早，其保障水平相对较高，相比于新型农村合作医疗和城镇居民基本医疗保险组，其两周就诊率相对较低，但住院率较高。虽然较 2008 年有所提高，但其基层医疗卫生机构首诊率（约 60%）和在县级及以下基层医疗机构住院的比例（约 50%）仍然不高。从医疗费用看，其花费水平明显高于另外两种社会医疗保险。两周患病自我医疗的平均每人次购药费用为 163 元；次均门诊直接医疗费用接近 1 000 元，大大高于新型农村合作医疗组的 407 元；次均住院直接医疗费用为 11 492 元，高于城镇居民基本医疗保险组（10 258 元）和新型农村合作医疗组（8 788 元），但其住院费用报销比例也较高，达 55.4%，因此次均住院自付直接费用相对较低。

调查地区 2013 年三大社会医疗保险组住院手术比例相当。城镇职工基本医疗保险组平均住院天数最多，超过 2 周；新型农村合作医疗组较低，也达 12 天。与 2008 年相比，新型农村合作医疗组平均住院床日数略有增加，城镇职工基本医疗保险组和城镇居民基本医疗保险组平均住院床日数则有所降低。

本次调查也对不同医疗保障组的疾病经济负担进行了分析。从门诊经济负担看，虽然 2013 年相比于 2008 年，各组的年人均门诊医疗费用均有所上涨，但其占家庭人均收入比例则呈现不同程度的下降。从住院经济负担看，调查地区 2013 年城镇职工基本医疗保险组年人均自付住院医疗费用为 457 元，高于城镇居民基本医疗保险组（420 元）和新型农村合作医疗组（290 元）；与 2008 年相比，新型农村合作医疗组有明显上涨（超过 50%）。年人均住院医疗费用占家庭人均收入比例除农村地区医疗救助组为 15.4% 外，其余为 3% 左右，且较 2008 年大多有所下降。

调查地区 2013 年家庭灾难性卫生支出发生比例为 16.9%，农村地区（20.5%）高于城市地区（14.5%）；以 WHO 标准计算得到的家庭因病致贫比例略高于 WB 标准，两种算法城乡合计家庭因病致贫比例分别为 4.6% 和 3.3%，农村地区均明显高于城市地区。与 2008 年相比，家庭灾难性卫生支出发生比例略有增加，但因病致贫比例则有明显降低。

无论是家庭灾难性卫生支出还是因病致贫，新型农村合作医疗组的发生比例均较高，城镇居民基本医疗保险组其次，城镇职工基本医疗保险组最低。但是与 2008 年相比，三大社会医疗保险因病致贫发生比例都明显下降，城镇居民基本医疗保险组的灾难性卫生支出发生比例也有所下降。值得注意的是，政府医疗救助组灾难性卫生支出发生比例高达 41.2%，因病致贫比例为 17.6%，较 2008 年呈明显上升趋势；这部分群体应住院而未住院比例也最高，达 40%。因此，虽然该部分群体只占人群的不到 3%，但为其提供必要、足够的医疗救助，满足其基本的卫生服务需要，避免其发生灾难性卫生支出甚至因病致贫，仍然需要必要的政策支持。

（冯星淋　汪　颖　宋雨亭）

第六章　居民卫生服务满意度

本章提要

本章关注居民满意度。主要包括对门诊服务（机构等候时间和就医环境、医务人员态度、就诊花费、总体满意度）和住院服务（机构就医环境、医务人员态度、住院花费、总体满意度）的满意度。另外，对医患关系和医改情况也进行了调查。

门诊服务满意度方面，调查地区 2013 年认为门诊等候时间“短、很短”的比例为 70.3%（城市地区 74.0%，农村地区 67.6%），认为就诊环境“好、很好”的比例为 66.2%（城市地区 73.1%，农村地区 61.0%）；认为医护人员态度“好、很好”的比例为 87.0%（城市地区 87.2%，农村地区 86.9%），认为医护人员解释治疗方案清晰程度“好、很好”的比例为 87.4%，认为医护人员倾听病情认真程度“好、很好”的比例为 86.4%；就诊自感花费“不贵”或“一般”的比例为 79.2%（城市地区 71.4%，农村地区 85.2%）。门诊总体满意度为 76.8%（城市地区 78.7%，农村地区 75.4%）。不满意的主要原因为“医疗费用高”（构成比为 38.5%）。

住院服务满意度方面，调查地区 2013 年认为住院就医环境“好、很好”的比例为 62.4%（城市地区 63.5%，农村地区 60.3%）；认为医护人员态度“好、很好”的比例为 79.8%（城市地区 81.4%，农村地区 76.9%），认为医护人员解释治疗方案清晰程度“好、很好”的比例为 79.5%，认为医护人员倾听病情认真程度“好、很好”的比例为 81.3%；住院自感花费“贵”的比例为 42.2%（城市地区 44.1%，农村地区 38.6%）。住院总体满意度为 64.1%（城市地区 61.8%，农村地区 68.3%）。不满意的主要原因为“医疗费用高”（构成比为 45.5%）、“收费不合理”（构成比为 20.0%）。

医患关系与医改方面，调查地区 2013 年对门诊医护人员信任程度“好、很好”的比例为 92.5%，对住院医护人员信任程度“好、很好”的比例为 86.4%。全省调查地区 2013 年有 74.9% 的调查对象认为“看病难”问题有不同程度的改善（城市地区 70.2%，农村地区 82.0%），31.0% 的调查对象认为“看病贵”问题得到了不同程度改善（城市地区 22.4%，农村地区 44.0%）。大多数人对医患关系的认识为“朋友关系”（构成比为 52.0%）。

第一节　门诊服务满意度

一、对门诊等候时间和就诊环境的满意度

由表 6.1.1 可见，在“门诊等候时间”方面，调查地区 2013 年 70.3% 的被调查者认为“短、很短”（城市地区 74.0%，农村地区 67.6%），7.3% 的被调查则感觉“长、很长”（城市地区 10.1%，农村地区 5.2%）。与 2008 年相比，城乡合计认为就诊等候时间“长、很长”

表 6.1.1　吉林省调查地区 2008 年和 2013 年机构等候时间满意度构成（%）

等候时间	城乡合计		城市		农村	
	2008	2013	2008	2013	2008	2013
短、很短	65.3	70.3	53.1	74.0	70.5	67.6
一般	24.8	22.4	34.4	16.0	20.7	27.2
长、很长	9.9	7.3	12.5	10.1	8.8	5.2
合计	100.0	100.0	100.0	100.0	100.0	100.0

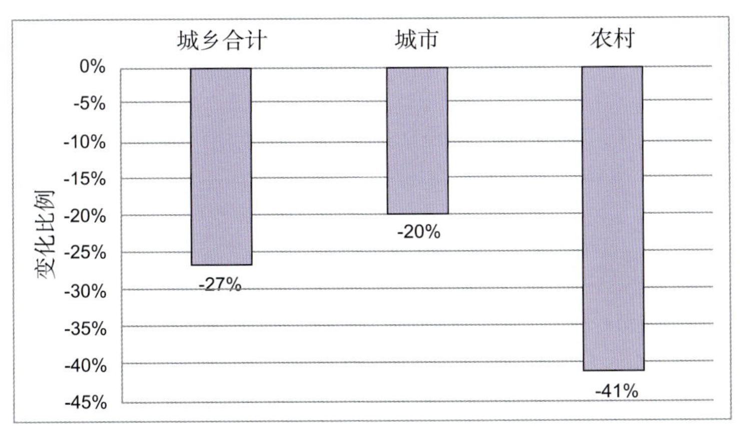

图 6.1.1　吉林省调查地区 2013 年与 2008 年比较认为门诊等候时间长或很长比例的变化情况

的比例有大幅度降低，农村地区下降更为明显（图 6.1.1）。

不同收入组对“门诊等候时间”的满意度有所不同（表 6.1.2）。最低收入组和较高收入组的满意度相对较高，认为门诊等候时间“短、很短”的比例最高，分别为 73.4% 和 72.5%，而认为“长、很长”的比例最低，分别为 5.7% 和 5.1%。最高收入组中，65.3% 的被调查者认为门诊等候时间“短、很短”，10.5% 的被调查者认为“长、很长”。除了较高收入组外，可以看到，随着收入的增加，对门诊等候时间的满意度基本呈降低趋势（图 6.1.2）。

表 6.1.2 吉林省调查地区 2013 年不同收入组门诊等候时间满意度构成（%）

等候时间	最低	较低	中等	较高	最高	合计
短、很短	73.4	70.5	68.0	72.5	65.3	70.3
一般	20.9	21.3	23.7	22.5	24.2	22.4
长、很长	5.7	8.2	8.3	5.1	10.5	7.3
合计	100.0	100.0	100.0	100.0	100.0	100.0

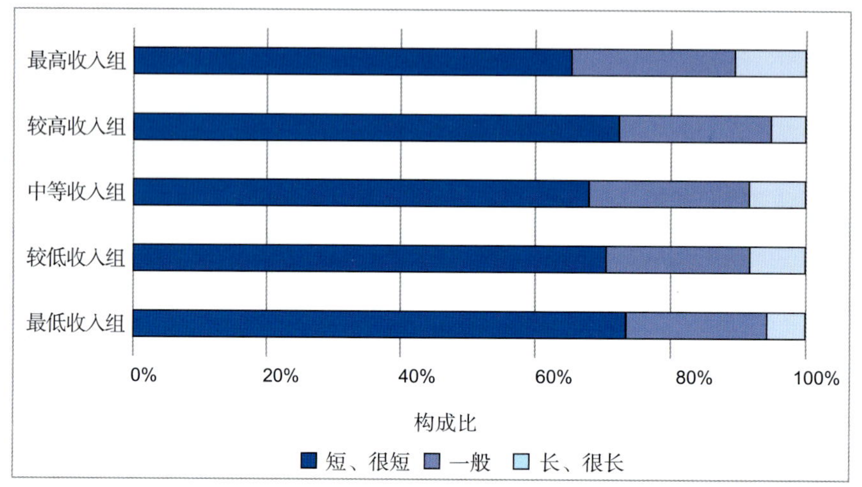

图 6.1.2 吉林省调查地区 2013 年不同收入组门诊等候时间满意度构成

从到达医疗机构的时间来看，到达最近医疗机构的时间在 30 分钟以上的被调查者的满意度相对较低。到达最近医疗机构的时间在 30 ~ 60 分钟的被调查者中有 22.2% 的人认为门诊等候时间“长、很长”。而在超过 60 分钟组，仅一半的人认为门诊等候时间“短、很短”，明显低于其他各组（表 6.1.3 和图 6.1.3）。

在“门诊就诊环境”方面，调查地区 2013 年 66.2% 的被调查者认为“好、很好”（城市地区 73.1%，农村地区 61.0%），1.8% 的人认为“差、很差”（城市地区 0.0%，农村地区 3.1%）（表 6.1.4）。与 2008 年相比，认为就诊环境“差、很差”的被调查对象比例明显降低，城市尤其明显，降幅达 100%（4.2 个百分点）（图 6.1.4）。

表 6.1.3 吉林省调查地区 2013 年距最近医疗机构不同时间组门诊等候时间满意度构成（%）

等候时间	到达最近医疗机构的时间（分）				合计
	≤15	16 ~	30 ~	60 ~	
短、很短	70.1	71.7	66.7	50.0	70.3
一般	22.5	22.5	11.1	50.0	22.4
长、很长	7.4	5.8	22.2	0.0	7.3
合计	100.0	100.0	100.0	100.0	100.0

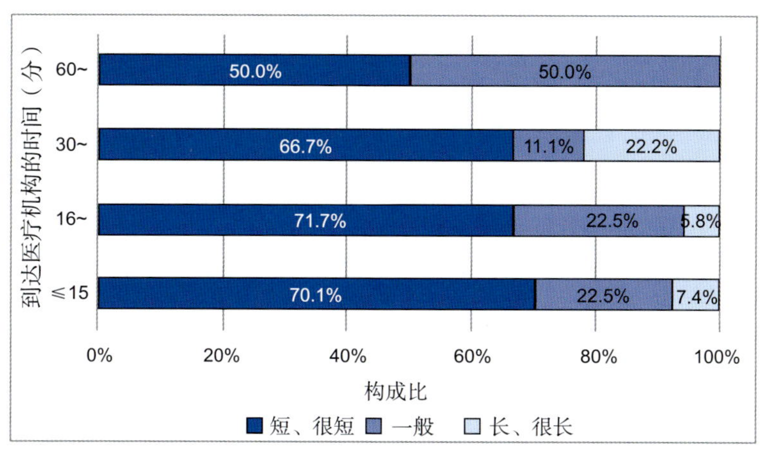

图 6.1.3　吉林省调查地区 2013 年距最近医疗机构不同时间组门诊等候时间满意度构成（%）

表 6.1.4　吉林省调查地区 2008 年和 2013 年门诊就诊环境满意度构成（%）

就诊环境	城乡合计		城市		农村	
	2008	2013	2008	2013	2008	2013
好、很好	48.8	66.2	45.8	73.1	50.0	61.0
一般	45.7	32.0	50.0	26.9	43.9	35.9
差、很差	5.6	1.8	4.2	0.0	6.1	3.1
合计	100.0	100.0	100.0	100.0	100.0	100.0

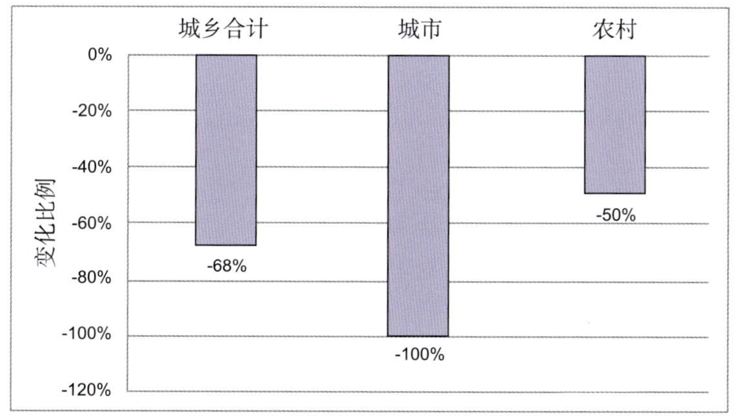

图 6.1.4　吉林省调查地区 2013 年与 2008 年比较认为门诊就诊环境差或很差比例的变化情况

二、对医务人员态度、解释和倾听的满意度

在“医务人员态度”方面（表 6.1.5），调查地区 2013 年 87.0% 的被调查者认为医务人员的态度“好、很好”，仅 0.8% 的被调查者认为“差、很差”（城市地区 1.8%，农村地区 0.0%）。与 2008 年相比，总体上认为医务人员态度“好、很好”的被调查者比例大幅增加，而认为“差、很差”的比例明显减小（图 6.1.5）。

表 6.1.5 吉林省调查地区 2008 年和 2013 年对医护人员态度的评价构成比（%）

医护人员态度	城乡合计		城市		农村	
	2008	2013	2008	2013	2008	2013
好、很好	66.1	87.0	70.8	87.2	64.0	86.9
一般	28.4	12.2	21.9	11.0	31.1	13.2
差、很差	5.6	0.8	7.3	1.8	4.8	0.0
合计	100.0	100.0	100.0	100.0	100.0	100.0

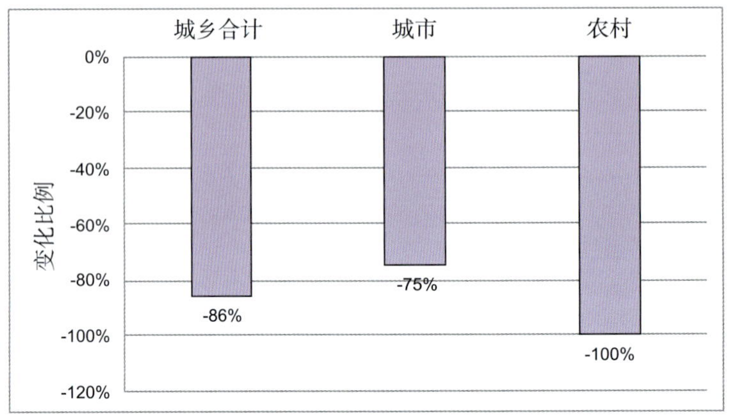

图 6.1.5 吉林省调查地区 2013 年与 2008 年比较认为门诊医护人员态度差或很差比例的变化情况

在“医护人员对就诊者解释治疗方案清晰程度”方面（表 6.1.6），调查地区 2013 年超过 87% 的被调查者认为“好、很好”，仅 0.4% 的被调查者认为“差、很差”（城市地区 0.9%，农村地区 0.0%）。与 2008 年相比，总体上认为医护人员解释治疗方案清晰程度“好、很好”的被调查者比例大幅增加，而认为“差、很差”的比例明显减小（图 6.1.6）。

在“医护人员倾听病情认真程度”方面（表 6.1.7），调查地区 2013 年有 86.4% 的被调查者认为医务人员的态度“好、很好”（城市地区 87.2%，农村地区 85.8%），仅 0.8% 的被调查者认为“差、很差”（城市地区 1.8%，农村地区 0.0%）。

表 6.1.6 吉林省调查地区 2008 年和 2013 年医护人员解释评价构成（%）

医护人员解释治疗方案清晰程度	城乡合计		城市		农村	
	2008	2013	2008	2013	2008	2013
好、很好	69.9	87.4	68.8	87.2	70.3	87.5
一般	27.4	12.2	27.1	11.9	27.5	12.5
差、很差	2.8	0.4	4.2	0.9	2.2	0.0
合计	100.0	100.0	100.0	100.0	100.0	100.0

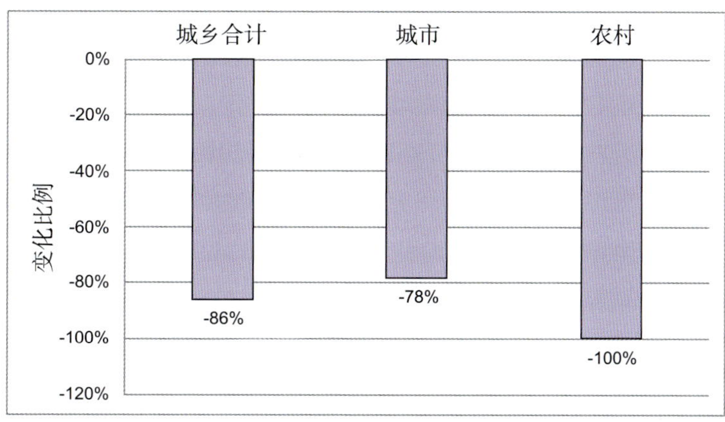

图 6.1.6　吉林省调查地区 2013 年与 2008 年比较认为门诊医护人员解释治疗方案清晰程度差或很差比例的变化情况

表 6.1.7　吉林省调查地区 2013 年医护人员倾听病情认真程度评价构成（%）

医护人员倾听病情认真程度	城乡合计	城市	农村
好、很好	86.4	87.2	85.8
一般	12.8	11.0	14.2
差、很差	0.8	1.8	0.0
合计	100.0	100.0	100.0

从文化程度看，调查地区 2013 年不同文化程度组对医务人员态度、解释和倾听的满意度表现出相同的特点。文化程度较高的被调查者（大专、本科及以上）对于门诊医护人员这三项的满意度均明显低于文化程度较低的被调查者（图 6.1.7 至图 6.1.9）。

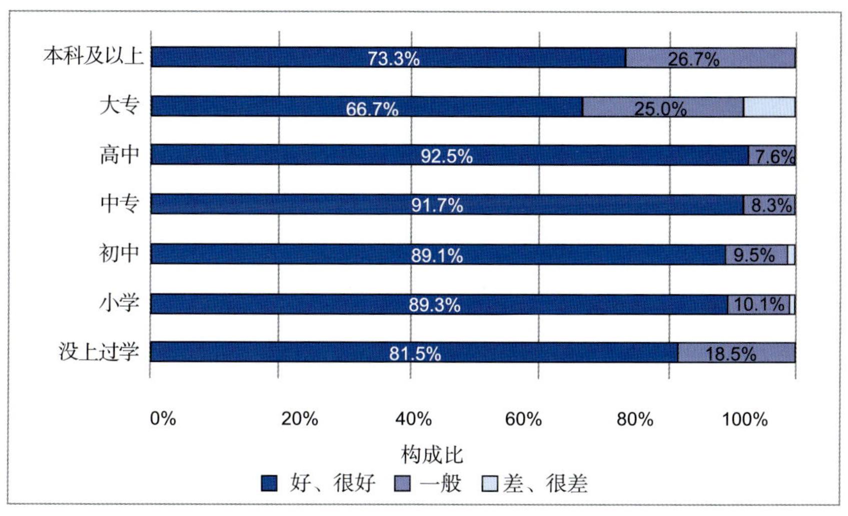

图 6.1.7　吉林省调查地区 2013 年不同文化程度组对门诊医护人员态度的评价构成比

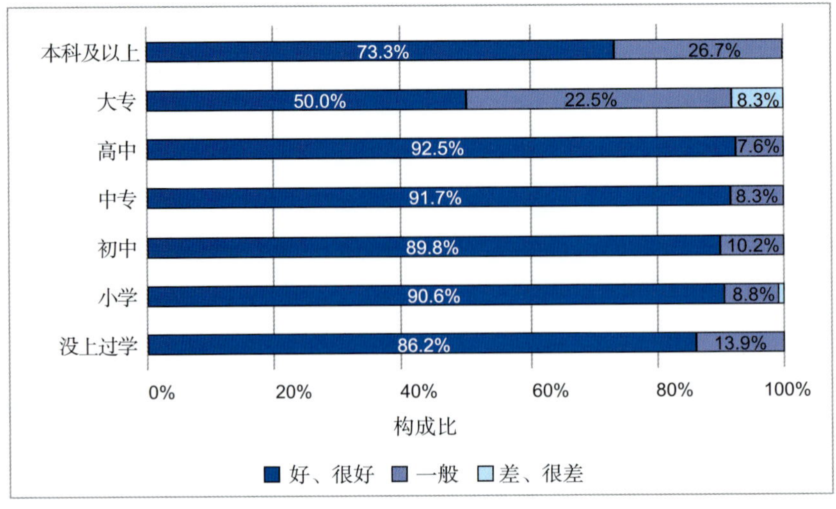

图 6.1.8 吉林省调查地区 2013 年不同文化程度组对门诊医护人员解释的评价构成比

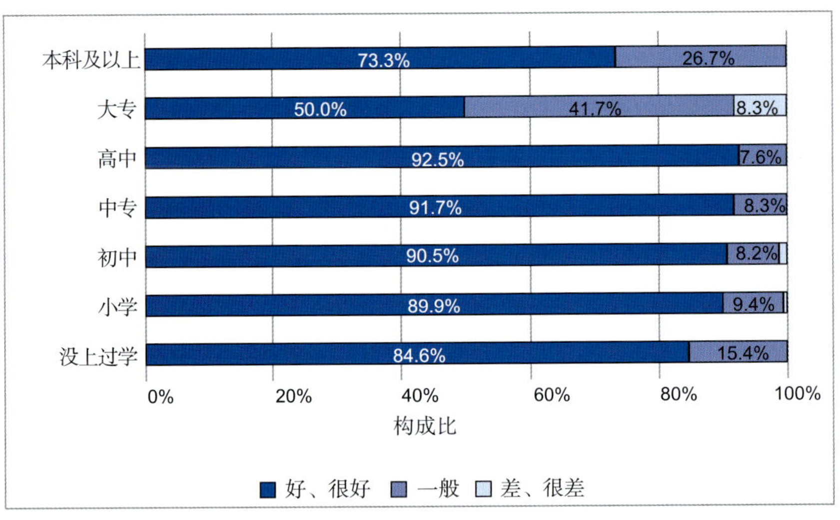

图 6.1.9 吉林省调查地区 2013 年不同文化程度组对门诊医护人员倾听病情认真程度的评价构成比

三、对就诊花费的满意度

在“就诊自感花费”方面（表 6.1.8 和图 6.1.10），城市调查地区 2013 年超过半数的被调查者认为“不贵”（50.9%），农村地区接近半数的被调查者认为“一般”（47.8%）；20.8% 的被调查者认为“贵”，城市地区（28.6%）高于农村地区（14.9%）。

表 6.1.8 吉林省调查地区 2013 年门诊自感花费的评价构成比（%）

自感花费	城乡合计	城市	农村
不贵	43.2	50.9	37.4
一般	36.0	20.5	47.8
贵	20.8	28.6	14.9
合计	100.0	100.0	100.0

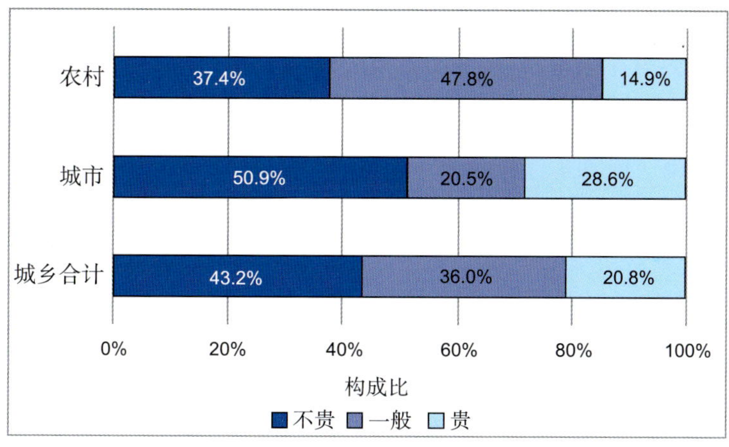

图 6.1.10 吉林省调查地区 2013 年门诊自感花费的评价构成比

从收入组看，较高收入组的被调查者“就诊自感花费”更贵。最低收入组中，认为“不贵”的被调查者占 48.1%，认为“贵”的占 17.1%；而最高收入组中，仅 39.6% 的被调查者认为“不贵”，28.1% 的人认为“贵”(表 6.1.9)。随着收入的增加，认为就诊自感花费“不贵”的比例呈降低趋势，而认为“贵”的比例呈上升趋势(图 6.1.11)。

表 6.1.9 吉林省调查地区 2013 年不同收入组门诊自感花费的评价构成比（%）

自感花费	最低	较低	中等	较高	最高	合计
不贵	48.1	44.3	40.6	40.8	39.6	43.2
一般	34.8	32.8	40.6	38.8	32.3	36.0
贵	17.1	23.0	18.8	20.4	28.1	20.8
合计	100.0	100.1	100.0	100.0	100.0	100.0

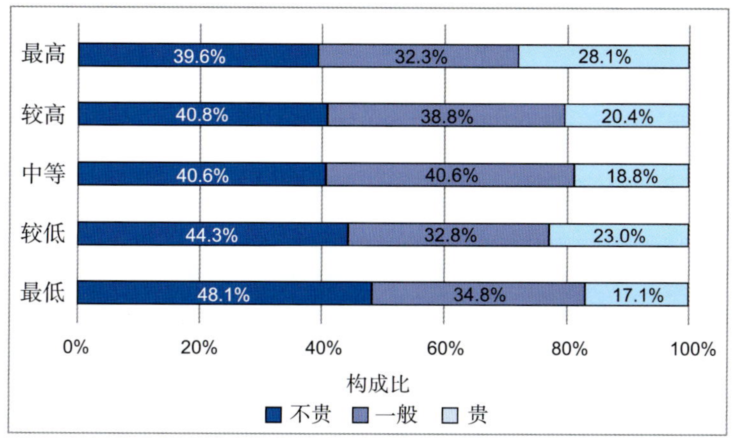

图 6.1.11 吉林省调查地区 2013 年不同收入组门诊自感花费的评价构成比

从医疗保障类型看，三大社会医疗保险中，新型农村合作医疗覆盖人群门诊就诊自感花费的满意度最高，其中有 44.6% 的被调查者认为不贵，仅 13.1% 的人认为贵。与之相比较，城镇职工基本医疗保险组和城镇居民基本医疗保险组中分别有 30.1% 和 45.8% 的被调查者认为贵。城镇居民基本医疗保险组的满意度甚至低于无任何医疗保障组（表 6.1.10 和图 6.1.12）。

表 6.1.10　吉林省调查地区 2013 年不同医疗保障组门诊自感花费的评价构成比（%）

自感花费	城镇职工基本医疗保险	城镇居民基本医疗保险	新型农村合作医疗	商业医疗保险	医疗救助	无任何医疗保障	其他	合计
不贵	43.4	35.4	44.6	0.0	0.0	41.9	50.0	43.2
一般	26.5	18.8	42.3	0.0	0.0	19.4	50.0	36.0
贵	30.1	45.8	13.1	100	100	38.7	0.0	20.8
合计	100.0	100.0	100.0	100.0	100.0	100.0	100.0	100.0

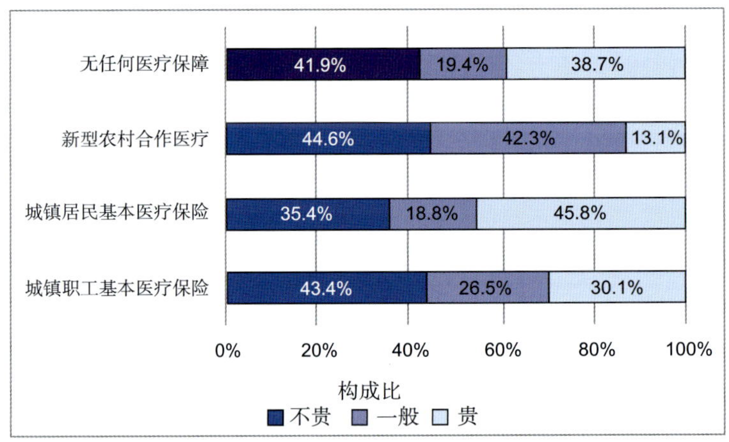

图 6.1.12　吉林省调查地区 2013 年不同医疗保障组门诊自感花费的评价构成比

四、总体满意度及不满意原因

由表 6.1.11 和图 6.1.13 可见，在“门诊总体满意度”方面，绝大多数被调查者认为“满意”或“一般”（“满意”76.8%，“一般”20.0%），仅 3.2% 的人感觉“不满意”（城市地区 2.8%，农村地区 3.5%）。

表 6.1.11　吉林省调查地区 2013 年门诊总体满意度构成比（%）

总体满意度	城乡合计	城市	农村
满意	76.8	78.7	75.4
一般	20.0	18.5	21.2
不满意	3.2	2.8	3.5
合计	100.0	100.0	100.0

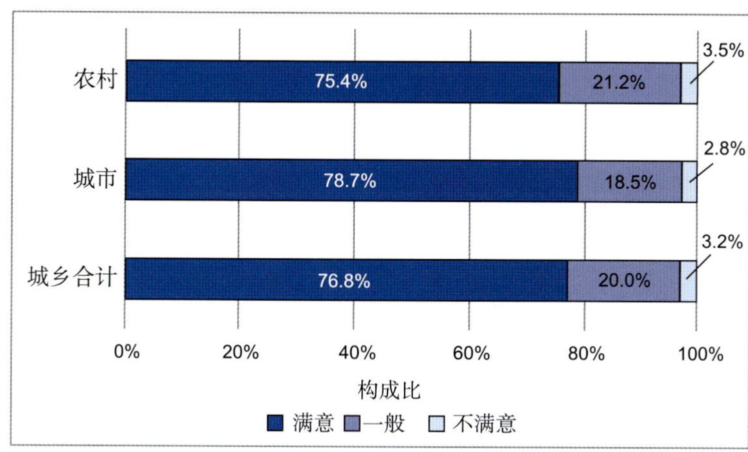

图 6.1.13　吉林省调查地区 2013 年门诊服务总体满意度评价构成比

从不满意原因看，总体来说“医疗费用高”占比最大（38.5%），其次为“看病手续繁琐”和“服务态度差”（均为 15.4%），再次为“药品种类少”和“技术水平低”（均为 7.7%）。城市地区和农村地区不满意原因差异较大：城市地区主要为“服务态度差”“技术水平低”和“看病手续繁琐”，农村地区主要为“医疗费用高”“药品种类少”“看病手续繁琐”和“其他”（表 6.1.12）。

表 6.1.12　吉林省调查地区 2013 年门诊不满意原因构成比（%）

不满意原因	城乡合计	城市	农村
技术水平低	7.7	25.0	0.0
设备条件差	0.0	0.0	0.0
药品种类少	7.7	0.0	11.1
服务态度差	15.4	50.0	0.0
收费不合理	0.0	0.0	0.0
医疗费用高	38.5	0.0	55.6
看病手续繁琐	15.4	25.0	11.1
等候时间长	0.0	0.0	0.0
环境条件差	0.0	0.0	0.0
提供不必要服务	0.0	0.0	0.0
其他	15.4	0.0	22.2
合计	100.0	100.0	100.0

第二节　住院服务满意度

一、对机构就诊环境的满意度

在“机构住院就诊环境”方面（表 6.2.1），调查地区 2013 年有 62.4% 的被调查者认为“好、很好”（城市地区 63.5%，农村地区 60.3%），3.8% 的人认为“差、很差”，其中城市地区（4.4%）高于农村地区（2.8%）。与 2008 年相比，认为住院就诊环境“差、很差”的被调查对象比例有所升高，城市地区较为明显，而农村地区基本不变（图 6.2.1）。

表 6.2.1　吉林省调查地区 2008 年和 2013 年对住院就诊环境的评价构成比（%）

就诊环境	城乡合计		城市		农村	
	2008	2013	2008	2013	2008	2013
好、很好	64.7	62.4	60.9	63.5	67.7	60.3
一般	32.8	33.8	36.9	32.0	29.4	36.9
差、很差	2.5	3.8	2.2	4.4	2.9	2.8
合计	100.0	100.0	100.0	100.0	100.0	100.0

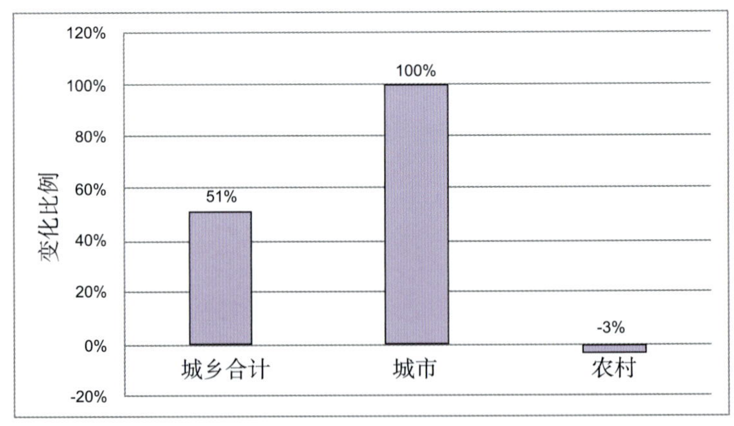

图 6.2.1　吉林省调查地区 2013 年与 2008 年比较认为住院就诊环境差或很差比例的变化情况

二、对医务人员态度、解释和倾听的满意度

在“医护人员态度”方面（表 6.2.2），调查地区 2013 年有 79.8% 的被调查者认为医务人员的态度“好、很好”（城市地区 81.4%，农村地区 76.9%），仅 1.1% 的被调查者认为“差、很差”，农村地区（1.9%）略高于城市地区（0.7%）。与 2008 年相比，被调查者总体上认为医务人员态度“差、很差”的比例明显减小（图 6.2.2）。

表 6.2.2　吉林省调查地区 2008 年和 2013 年对住院医护人员态度的评价构成比（%）

医护人员态度	城乡合计		城市		农村	
	2008	2013	2008	2013	2008	2013
好、很好	73.3	79.8	75.1	81.4	71.8	76.9
一般	23.4	19.1	21.9	17.9	24.6	21.2
差、很差	3.3	1.1	3.0	0.7	3.6	1.9
合计	100.0	100.0	100.0	100.0	100.0	100.0

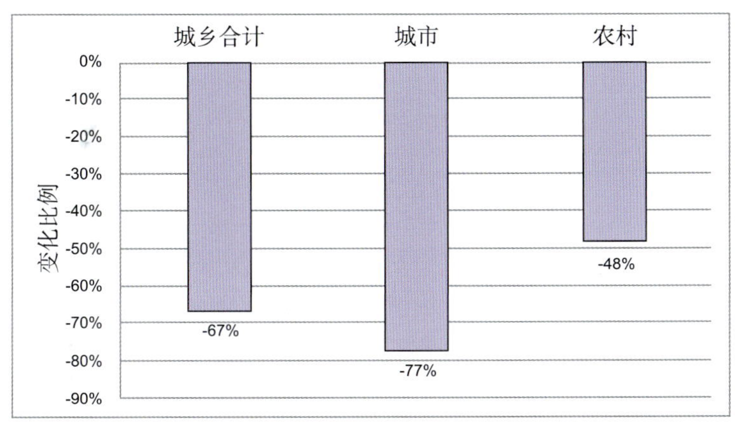

图 6.2.2　吉林省调查地区 2013 年与 2008 年比较认为住院医护人员态度差或很差比例的变化情况

在“医护人员对就诊者解释治疗方案清晰程度”方面（表 6.2.3），接近 80% 的被调查者认为医务人员的态度“好、很好”，仅 1.9% 的被调查者认为“差、很差”，城市地区（2.7%）明显高于农村地区（0.3%）。与 2008 年相比，认为医护人员解释治疗方案清晰程度“差、很差”的被调查者比例减小，农村地区尤为显著（图 6.2.3）。

在“医护人员倾听病情认真程度”方面（表 6.2.4），81.3% 的被调查者认为医务人员的态度“好、很好”，仅 2.0% 的城市地区被调查者认为“差、很差”，农村地区这一比例为 0.0%。

从文化程度看，调查地区 2013 年不同文化程度组对住院医务人员态度、解释和倾听的满意度表现出相同的特点。文化程度中等的被调查者（初中、中专）对住院服务这三项的满意度低于文化程度相对较低和较高的被调查者（图 6.2.4 至图 6.2.6）。

表 6.2.3　吉林省调查地区 2008 年和 2013 年对医护人员解释治疗方案清晰程度的评价构成比（%）

医护人员解释治疗方案清晰程度	城乡合计		城市		农村	
	2008	2013	2008	2013	2008	2013
好、很好	78.2	79.5	77.7	79.7	78.7	79.1
一般	19.8	18.6	19.3	17.6	20.3	20.6
差、很差	2.0	1.9	3.0	2.7	1.1	0.3
合计	100.0	100.0	100.0	100.0	100.0	100.0

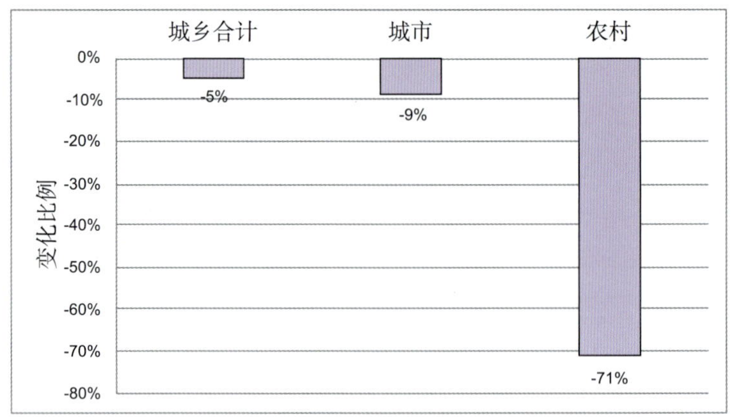

图 6.2.3 吉林省调查地区 2013 年与 2008 年比较认为住院医护人员解释治疗方案清晰程度差或很差比例的变化情况

表 6.2.4 吉林省调查地区 2013 年对医护人员倾听病情认真程度的评价构成比（%）

医护人员倾听病情认真程度	城乡合计	城市	农村
好、很好	81.3	81.8	80.3
一般	17.4	16.2	19.7
差、很差	1.3	2.0	0.0
合计	100.0	100.0	100.0

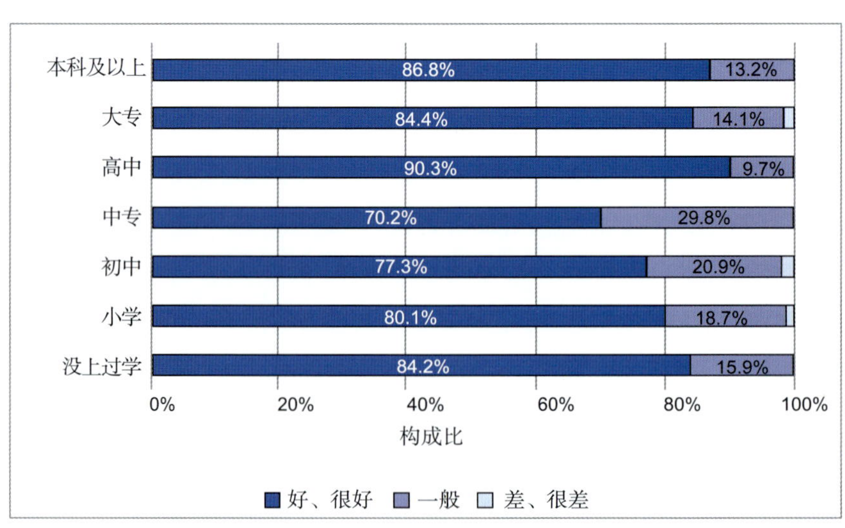

图 6.2.4 吉林省调查地区 2013 年不同文化程度组对住院医护人员态度的评价构成比

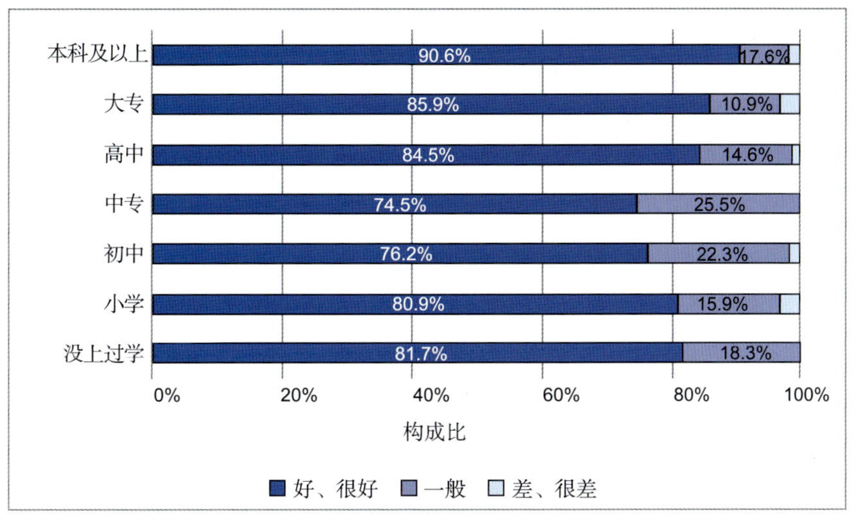

图 6.2.5　吉林省调查地区 2013 年不同文化程度组对住院医护人员解释治疗方案清晰程度的评价构成比

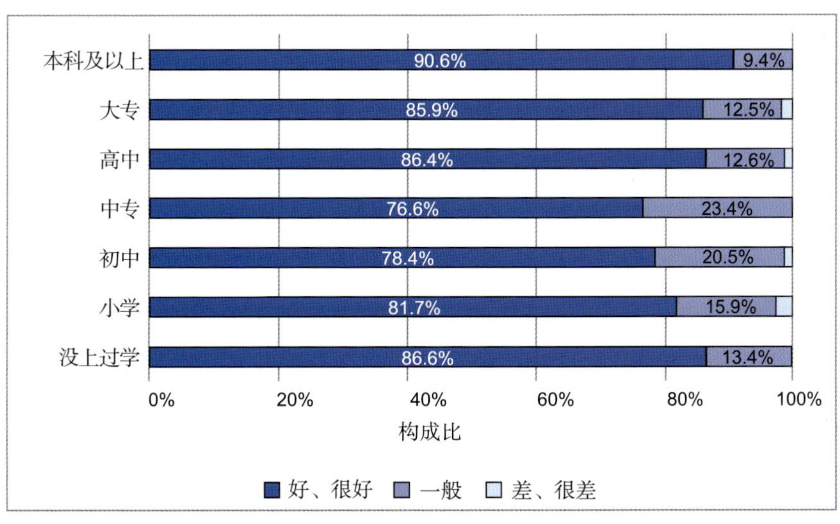

图 6.2.6　吉林省调查地区 2013 年不同文化程度组对住院医护人员倾听病情认真程度的评价构成比

三、对住院花费的满意度

在“住院自感花费”方面（表 6.2.5 和图 6.2.7），调查地区 2013 年有 42.2% 的被调查者认为“贵”，城市地区（44.1%）高于农村地区（38.6%）；40.8% 的被调查者认为“一般”（城市地区 38.3%，农村地区 45.4%）；17.0% 的被调查者认为“不贵”（城市地区 17.6%，农村地区 16.1%）。

从收入组看，不同收入组的“住院自感花费”表现出不同的特点。中等收入组中认为“不贵”的被调查者比例最低，仅占 13.3%；较高收入组中认为“贵”的被调查者比例最高，接近 50%。随着收入的增加，住院自感花费“不贵”者的比例呈先降低后升高的趋势（表 6.2.6 和图 6.2.8）。

表 6.2.5 吉林省调查地区 2013 年住院自感花费评价构成比（%）

自感花费	城乡合计	城市	农村
不贵	17.0	17.6	16.1
一般	40.8	38.3	45.4
贵	42.2	44.1	38.6
合计	100.0	100.0	100.0

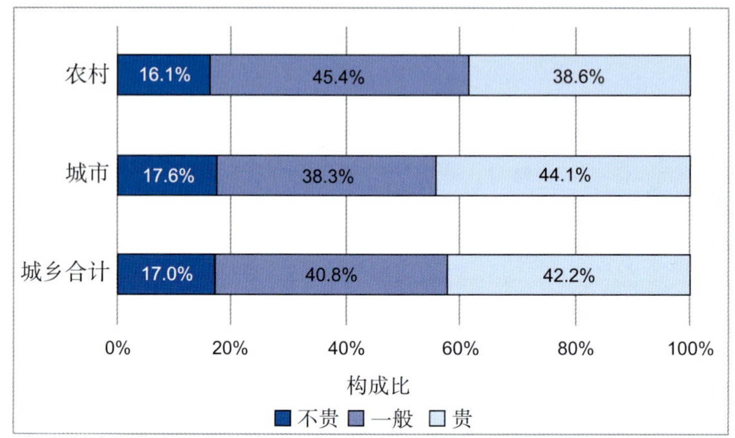

图 6.2.7 吉林省调查地区 2013 年住院自感花费评价构成比

表 6.2.6 吉林省调查地区 2013 年不同收入组住院自感花费评价构成比（%）

自感花费	最低	较低	中等	较高	最高
不贵	17.9	16.8	13.3	16.1	20.6
一般	44.9	41.0	46.0	36.7	36.9
贵	37.2	42.2	40.7	47.3	42.6
合计	100.0	100.0	100.0	100.1	100.1

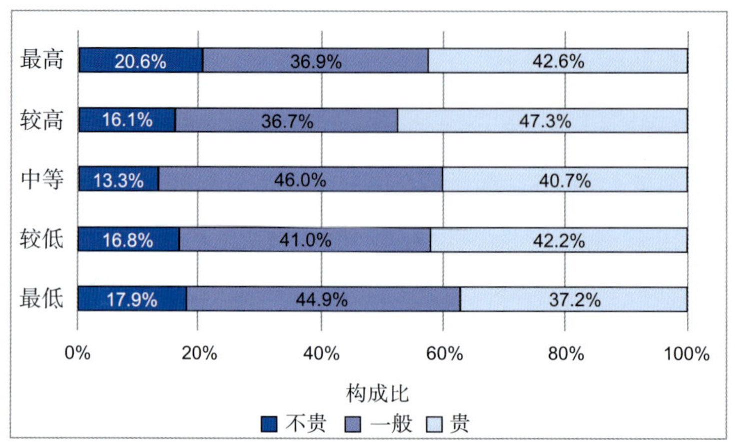

图 6.2.8 吉林省调查地区 2013 年不同收入组住院自感花费评价构成比（%）

从医保类型看，新型农村合作医疗覆盖人群对“住院自感花费”的满意度最高，认为“贵”的比例为35.9%。与之相比较，城镇职工基本医疗保险和城镇居民基本医疗保险覆盖人群中认为“贵”的比例分别为45.4%和46.9%。而在无任何医疗保障组，60.0%的被调查者认为“贵”，明显高于三大医疗保障覆盖的人群（表6.2.7和图6.2.9）。

表6.2.7　吉林省调查地区2013年不同医疗保障类型住院自感花费评价构成比（%）

自感花费	城镇职工基本医疗保险	城镇居民基本医疗保险	新型农村合作医疗	商业医疗保险	医疗救助	无任何医疗保障	其他
不贵	19.2	14.3	17.3	0.0	0.0	11.4	0.0
一般	35.5	38.8	46.8	0.0	0.0	28.6	62.5
贵	45.4	46.9	35.9	100.0	100.0	60.0	37.5
合计	100.1	100.0	100.0	100.0	100.0	100.0	100.0

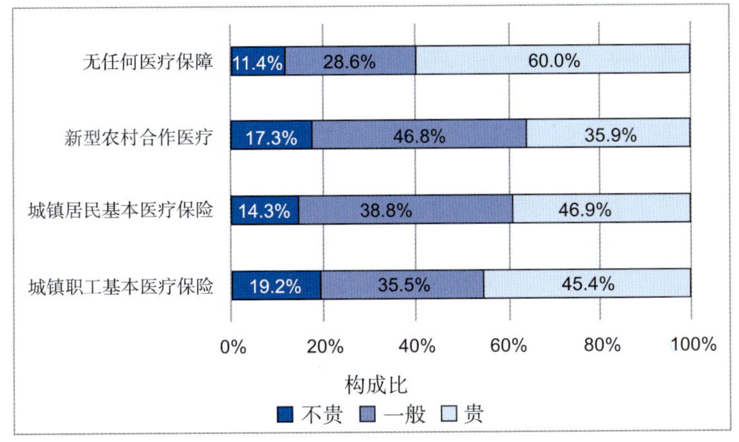

图6.2.9　吉林省调查地区2013年不同医疗保障类型住院自感花费评价构成比

四、总体满意度及不满意原因

由表6.2.8可见，在“总体满意度”方面，调查地区2013年分别有64.1%和29.7%的被调查者对住院服务感到“满意”或“一般”，仅6.2%的人感觉“不满意”，城市地区（6.6%）略高于农村地区（5.3%）。

表6.2.8　吉林省调查地区2013年住院总体满意度构成（%）

总体满意度	城乡合计	城市	农村
满意	64.1	61.8	68.3
一般	29.7	31.5	26.4
不满意	6.2	6.6	5.3
合计	100.0	100.0	100.0

从不满意的原因看，“医疗费用高”这一项在所有不满意原因中占比最高，为45.5%，城市地区与农村地区之间差别很小，分别为44.7%和47.1%。其次是“收费不合理”，构成比为20.0%（城市地区21.1%，农村地区17.7%）。“技术水平低”位于第三位（10.9%）。此外，城市地区不满意的原因还包括“药品种类少”“提供不必要服务”等，农村地区不满意的原因还包括“设备条件差”“环境条件差”等。只有“等候时间长”不是被调查者对住院服务不满意的原因（表6.2.9）。

表6.2.9 吉林省调查地区2013年住院不满意原因构成（%）

不满意原因	城乡合计	城市	农村
技术水平低	10.9	10.5	11.8
设备条件差	1.8	0.0	5.9
药品种类少	5.5	7.9	0.0
服务态度差	3.6	5.3	0.0
收费不合理	20.0	21.1	17.7
医疗费用高	45.5	44.7	47.1
看病手续繁琐	1.8	2.6	0.0
等候时间长	0.0	0.0	0.0
环境条件差	1.8	0.0	5.9
提供不必要服务	5.5	7.9	0.0
其他	3.6	0.0	11.8
合计	100.0	100.0	100.0

第三节 医患关系与医改

一、对医生的信任

在“对门诊医护人员信任程度”方面（表6.3.1），调查地区2013年几乎所有的被调查者都能够信任医护人员，信任程度为“好、很好”的比例达92.5%，仅在城市地区有0.5%的被调查者对医护人员的信任程度“差、很差”，农村地区这一比例为0.0%。与2008年相比，被调查者对门诊医护人员信任程度“差、很差”的比例显著减小（图6.3.1）。

从文化程度看，随着文化程度的升高，对门诊医护人员的信任程度基本呈下降趋势。“大专”和“本科及以上”文化程度组对门诊医护人员的信任程度“好、很好”的比例为80%左右，与其他文化程度组比较相对较低。尽管如此，仅6.7%的“本科及以上”文化程度组的被调查者对门诊医护人员信任程度为“差、很差”（表6.3.2和图6.3.2）。

表 6.3.1　吉林省调查地区 2008 年和 2013 年对门诊医护人员信任程度的构成比（%）

对医护人员信任程度	城乡合计		城市		农村	
	2008	2013	2008	2013	2008	2013
好、很好	79.0	92.5	75.0	91.3	80.6	93.4
一般	18.3	7.3	22.9	8.2	16.3	6.6
差、很差	2.8	0.2	2.1	0.5	3.1	0.0
合计	100.0	100.0	100.0	100.0	100.0	100.0

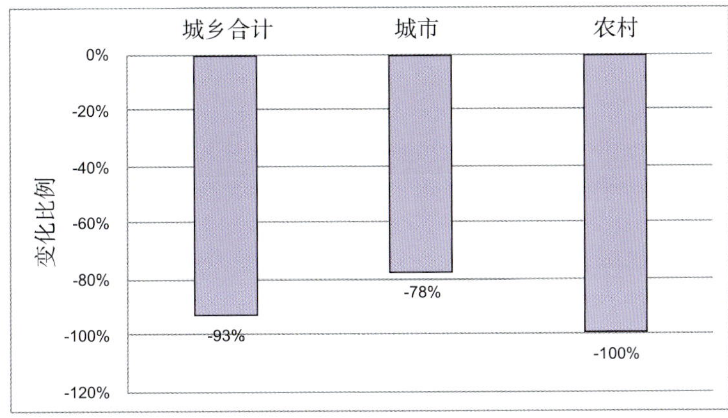

图 6.3.1　吉林省调查地区 2013 年与 2008 年比较对门诊医护人员信任程度差或很差比例的变化情况

表 6.3.2　吉林省调查地区 2013 年不同文化程度组对门诊医护人员信任程度的构成比（%）

信任程度	没上过学	小学	初中	中专	高中	大专	本科及以上
好、很好	95.4	95.0	91.2	91.7	94.3	83.3	80.0
一般	4.6	5.0	8.8	8.3	5.7	16.7	13.3
差、很差	0.0	0.0	0.0	0.0	0.0	0.0	6.7
合计	100.0	100.0	100.0	100.0	100.0	100.0	100.0

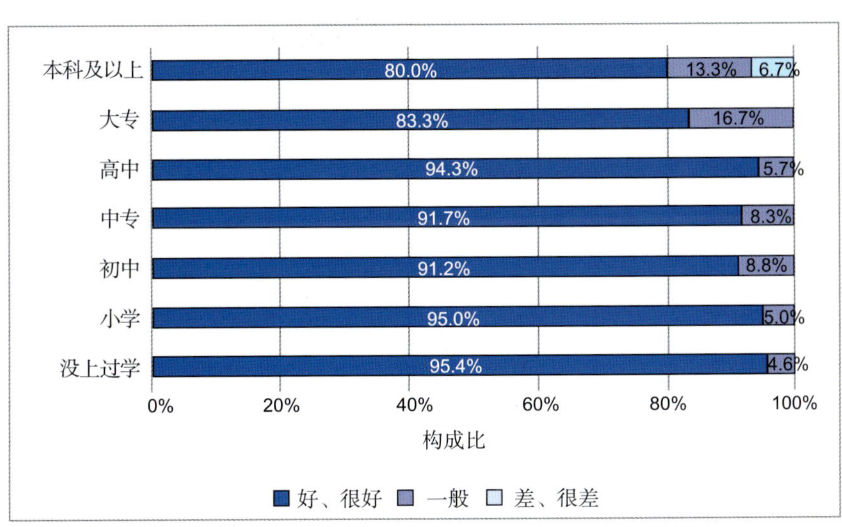

图 6.3.2　吉林省调查地区 2013 年不同文化程度组对门诊医护人员信任程度的构成比

在“对住院医护人员信任程度”方面（表 6.3.3），调查地区 2013 年仅 1.1% 的被调查者对医护人员的信任程度为“差、很差”，城市地区（1.4%）略高于农村地区（0.6%）。与 2008 年相比，被调查者对住院医护人员信任程度“差、很差”的比例均减小，农村地区尤为明显。

表 6.3.3 吉林省调查地区 2008 年和 2013 年对住院医护人员信任程度的构成比（%）

对医护人员信任程度	城乡合计		城市		农村	
	2008	2013	2008	2013	2008	2013
好、很好	84.5	86.4	83.3	86.0	85.6	87.1
一般	14.1	12.5	15.0	12.6	13.4	12.3
差、很差	1.4	1.1	1.7	1.4	1.1	0.6
合计	100.0	100.0	100.0	100.0	100.0	100.0

从文化程度看，“高中”文化程度组对住院医护人员的信任程度最高，“好、很好”的比例达到 94.2%，“中专”文化程度组这一比例最低，为 83.0%。随着文化程度的升高，对住院医护人员的信任程度基本呈先降低再升高的趋势（表 6.3.4 和图 6.3.3）。

表 6.3.4 吉林省调查地区 2013 年不同文化程度组对住院医护人员信任程度的构成比（%）

信任程度	没上过学	小学	初中	中专	高中	大专	本科及以上
好、很好	92.7	86.4	83.9	83.0	94.2	87.5	88.7
一般	7.3	11.6	15.4	17.0	5.8	10.9	9.4
差、很差	0.0	2.0	0.7	0.0	0.0	1.6	1.9
合计	100.0	100.0	100.0	100.0	100.0	100.0	100.0

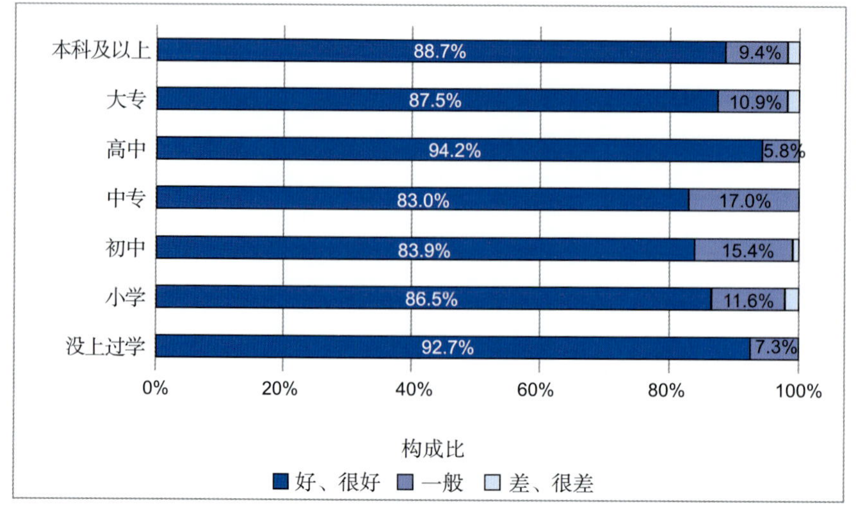

图 6.3.3 吉林省调查地区 2013 年不同文化程度组对住院医护人员信任程度的构成比

二、对“看病难”改善程度的认识

由表 6.3.5 可见，在对“看病难”问题的认识上，调查地区 2013 年分别有 46.3% 和 28.6% 的被调查者认为“略有改善”和“大幅改善”，农村地区认为“大幅改善”的比例达 35.5%，高于城市地区（24.0%）。认为“略有恶化”和“大幅恶化”的被调查者比例很小，分别为 2.4% 和 0.7%。

表 6.3.5 吉林省调查地区 2013 年对看病难问题的认识情况（%）

看病难问题认识	城乡合计	城市	农村
大幅改善	28.6	24.0	35.5
略有改善	46.3	46.2	46.5
没有变化	22.0	25.5	16.7
略有恶化	2.4	3.5	0.8
大幅恶化	0.7	0.8	0.5

三、对“看病贵”改善程度的认识

在对“看病贵”问题的认识方面（表 6.3.6），调查地区 2013 年近 50% 的被调查者认为出现了恶化，认为“略有恶化”者占 26.2%（城市地区 28.4%，农村地区 22.8%），认为“大幅恶化”者占 20.2%（城市地区 27.8%，农村地区 8.8%），城市地区明显高于农村地区。认为“大幅改善”或“略有改善”的被调查者约占 30%，农村地区明显高于城市地区。22.6% 的被调查者认为“没有变化”。

表 6.3.6 吉林省调查地区 2013 年对看病贵问题的认识情况（%）

看病贵问题认识	城乡合计	城市	农村
大幅改善	11.4	7.5	17.4
略有改善	19.6	14.9	26.6
没有变化	22.6	21.4	24.4
略有恶化	26.2	28.4	22.8
大幅恶化	20.2	27.8	8.8

四、与医生的关系

在“对医患关系类型的认识”方面（表 6.3.7），调查地区 2013 年有 52.0% 的被调查者认为医患关系是“朋友”关系，占比最多，农村地区（65.0%）明显高于城市地区（43.3%）；其次是“买卖服务”关系（22.8%），城市地区（25.2%）高于农村地区（19.2%）。

表 6.3.7 吉林省调查地区 2013 年对医患关系类型的认识情况（%）

医患关系类型认识	城乡合计	城市	农村
父母与子女	2.1	2.2	2.0
师生	1.1	1.4	0.6
朋友	52.0	43.3	65.0
工作伙伴	6.8	8.9	3.8
战友	0.2	0.3	0.2
上下级	1.2	1.8	0.3
买卖服务	22.8	25.2	19.2
其他	13.9	17.1	9.0

第四节 本章小结

从门诊服务满意度来看，本次调查地区居民的总体满意度较高，仅 3.2% 的人感觉“不满意”，城乡差异不大。农村地区不满意的原因主要是“医疗费用高”和“药品种类少”，而城市地区为“服务态度差”和“技术水平低”，城乡差别较大；“看病手续繁琐”为城乡均存在的问题。

在“对门诊等候时间及就诊环境评价”方面，被调查者中仅 7.3% 的人感觉门诊等候时间“长、很长”，1.8% 的人认为就诊环境“差、很差”，与 2008 年相比，均大幅度降低。在门诊医务人员的态度、解释、倾听方面，态度、解释方面认为“好”的比例均超过 85%，认为“差”的比例小于 1%，与 2008 年相比，认为“好”的比例升高，而认为“差”的比例降低。

随着收入的增加，对门诊等候时间的满意度基本呈降低趋势。随着到最近医疗机构时间的增加，对门诊等候时间的满意度降低。

文化程度较高的被调查者（大专、本科及以上）对门诊医护人员态度、解释和倾听的满意度低于文化程度较低的被调查者。

在“门诊就诊自感花费”方面，城市地区超过半数的被调查者认为“不贵”（50.9%），农村地区接近半数的被调查者认为“一般”（47.8%），城乡合计有 20.8% 的被调查者认为“贵”，城市地区（28.6%）高于农村地区（14.9%）。

随着收入的增加，认为就诊自感花费“不贵”的比例呈降低趋势，而认为“贵”的比例呈上升趋势。不同医保类型覆盖人群对门诊自感花费的满意度，新型农村合作医疗、城镇职工基本医疗保险、无任何医疗保障、城镇居民基本医疗保险依次递减。

从住院服务满意度来看，总体满意度较高，感到“满意”或“一般”者接近 95%，城乡间差别不大。对住院服务不满意的原因，城乡较为一致，排在前三位的分别为“医疗费用高”“收费不合理”和“技术水平低”。

在“机构住院就诊环境”方面，虽然大多数被调查者感到“好、很好”或“一般”，只有 3.8% 的被调查者认为“差”，但与 2008 年相比，城市地区不满意比例有所升高。

在“对医务人员的态度、解释、倾听”方面，认为“好、很好”的被调查者均达到 80% 左右，认为“差、很差”的比例均小于 2%。医务人员的态度及对病情解释的清晰程度方面均较 2008 年有所提升，认为“好、很好”的比例升高，而认为“差、很差”的比例降低。尤其是农村地区，认为医护人员解释治疗方案清晰程度“差、很差”的比例显著降低，认为医护人员倾听病情认真程度“差、很差”的比例为 0%。这从一定程度上说明自 2008 年以来，农村地区医务工作者的服务能力和服务态度得到一定程度的提高和改善。

文化程度中等的被调查者（初中、中专）对住院医护人员态度、解释和倾听的满意度低于文化程度相对较低和较高的被调查者。

在“住院自感花费”方面，无论城乡，均有 40% 左右的被调查者认为花费“贵”，这与住院不满意原因符合，表明可能仍存在住院花费偏高的问题。

随着收入的增加，住院自感花费“不贵”者的比例呈先降低后升高的趋势。不同医保类型覆盖人群对住院自感花费的满意度，新型农村合作医疗、城镇职工基本医疗保险、城镇居民基本医疗保险、无任何医疗保障依次递减。

无论是门诊还是住院服务，几乎所有的被调查者都能够信任医护人员，信任程度“差、很差”的被调查者比例较 2008 年明显减少，这表明吉林省医患间的信任程度较好。不同文化程度的被调查者对门诊和住院医护人员的满意度略有不同。随着文化程度的升高，对门诊医护人员的信任程度基本呈下降趋势，而对住院医护人员的信任程度基本呈先降低再升高的趋势。

在“看病难”问题上，认为“略有改善”和“大幅改善”的被调查者比例超过了 70%，农村地区高于城市地区，而认为“恶化”的比例不足 4%，说明“看病难”问题在一定程度上有所改善。但在“看病贵”问题上，认为“恶化”的比例稍高于认为“改善”的比例，尤其是城市地区，这说明在解决“看病贵”问题上仍需要进一步努力。

在“对医患关系类型的认识”方面，超过一半的被调查者认为医患关系类型是“朋友”关系，说明医患关系较为融洽；也有约 1/4 的人认为二者是“买卖服务”关系。

（何永欢　宋雨亭）

第七章　健康管理及健康行为

本章提要

本章关注居民健康行为及行为危险因素。健康行为包括居民健康档案建立、健康体检、体育锻炼和刷牙情况。此外，还报告了居民吸烟、饮酒、肥胖等与健康相关行为的危险因素。

调查地区 2013 年 35 岁及以上人口健康档案建档率为 73.5%（城市地区 65.2%，农村地区 86.2%），一年内体检率为 38.8%（城市地区 41.7%，农村地区 34.4%）。15 岁及以上人口锻炼率为 34.2%（城市地区 49.0%，农村地区 13.6%），日刷牙两次及以上者比例为 41.8%（城市地区 52.2%，农村地区 27.3%）。

调查地区 2013 年 15 岁及以上人口吸烟率为 27.9%（城市地区 25.3%，农村地区 31.7%），经常饮酒率为 15.4%，超重率为 28.7%（城市地区 32.0%，农村地区 24.1%），肥胖率为 6.7%（城市地区 7.8%，农村地区 5.1%）。

第一节　健康行为

一、健康档案

调查地区 2013 年 35 岁及以上人口健康档案建档率达 73.5%，农村地区高于城市地区，分别为 86.2% 和 65.2%（表 7.1.1）。

表 7.1.1　吉林省调查地区 2013 年调查人口健康档案建档率及一年内体检率 *（%）

	城乡合计	城市	农村
健康档案建档率	73.5	65.2	86.2
一年内体检率	38.8	41.7	34.4

*35 岁及以上人口。

从性别年龄分布看，调查地区 2013 年 35 岁及以上人口健康档案建档率在 50 岁后略有上升，男性在 75 岁后略有下降，女性在 70 岁后有下降趋势（图 7.1.1）。从文化程度组看，高中及以上文化程度组的健康档案建档率相对较低（图 7.1.2）。从收入组看，随收入增加，健康档案建档率有所下降（图 7.1.3）。随着到达最近医疗机构距离的增加，城市地区人口健康档案建档率明显下降（图 7.1.4）。

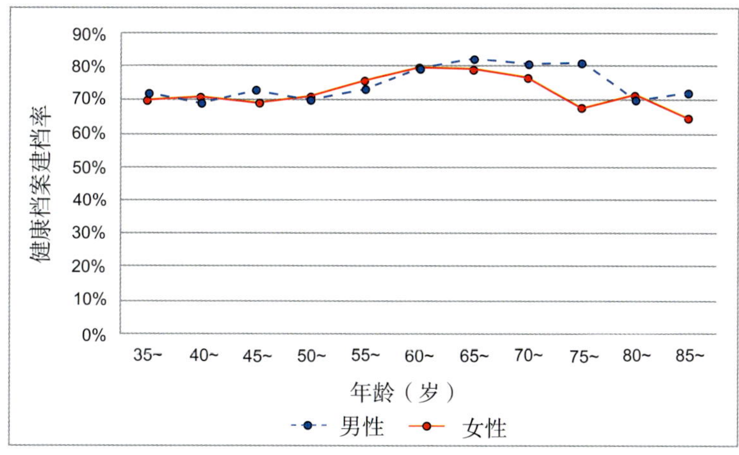

图 7.1.1　吉林省调查地区 2013 年健康档案建档率的性别年龄分布

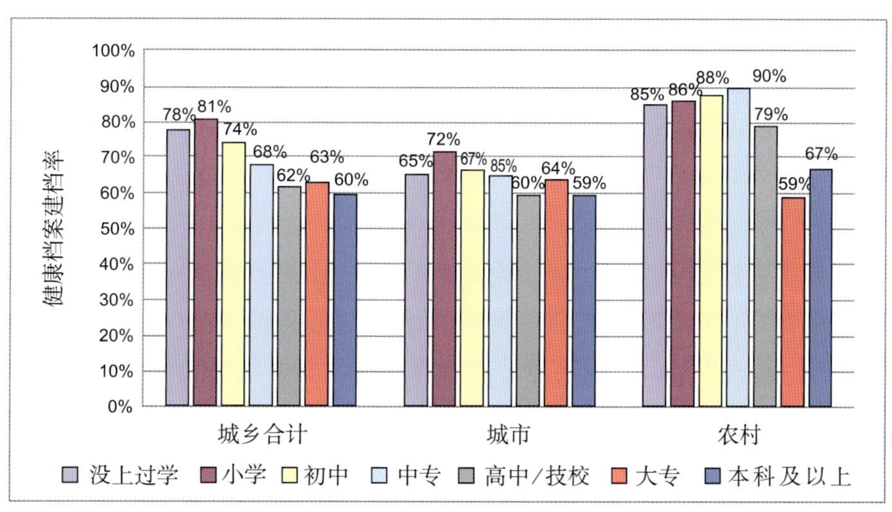

图 7.1.2　吉林省调查地区 2013 年 35 岁及以上人口不同文化程度组健康档案建档率

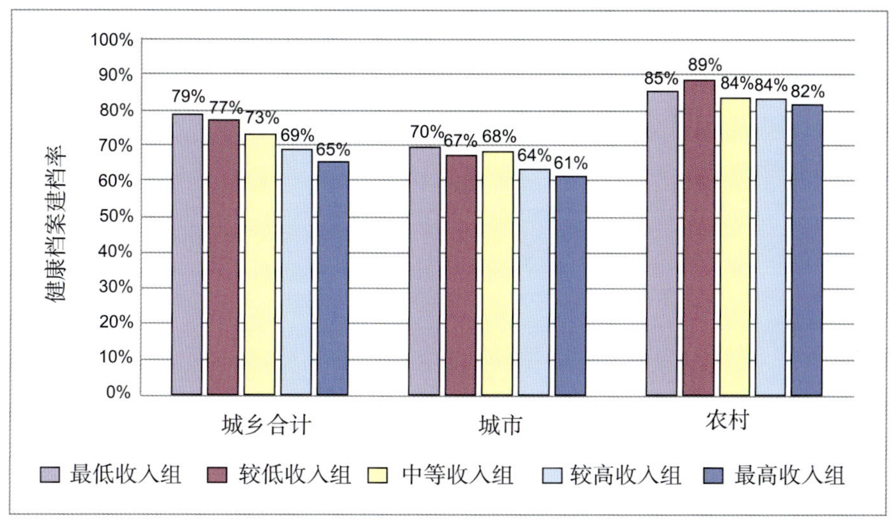

图 7.1.3　吉林省调查地区 2013 年 35 岁及以上人口不同收入组健康档案建档率

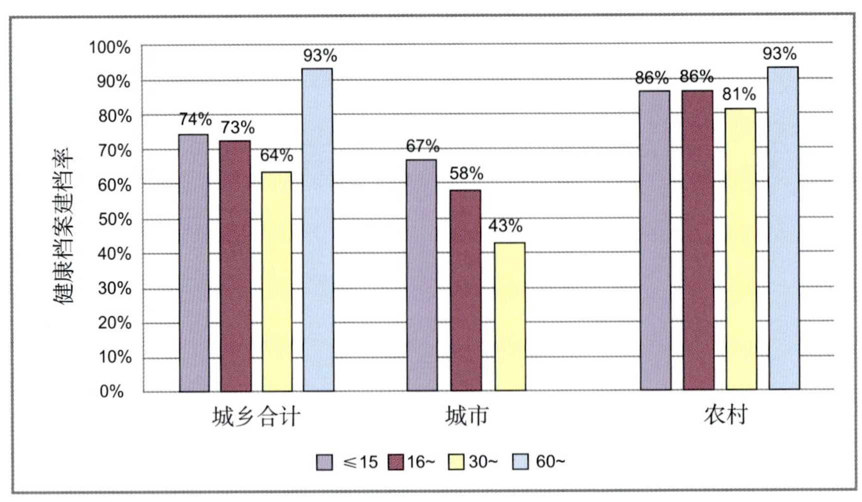

图 7.1.4 吉林省调查地区 2013 年到达最近医疗机构不同时间（分钟）组的健康档案建档率

二、健康体检

调查地区 2013 年 35 岁及以上人口一年体检率为 38.8%，城市地区高于农村地区，分别为 41.7% 和 34.4%（表 7.1.1）。

一年内体检率表现出一定的性别年龄差异：城市地区在 50 岁前保持于 30% 左右，50 岁后呈明显上升趋势，65 岁后女性呈持续下降趋势，而男性 75 岁后一年内体检率下降，80 岁后转而上升；农村地区 50 岁前保持于 20% 左右，50 岁后呈明显上升趋势，80 岁后女性上升趋势减慢甚至略有下降，而男性进一步上升（图 7.1.5 至图 7.1.7）。比较城市地区和农村地区可以发现，在 50 岁以前，城市地区居民一年体检率普遍高于农村地区，但是在 50 岁之后，农村地区的体检率增幅更快，且总体体检率高于城市地区。

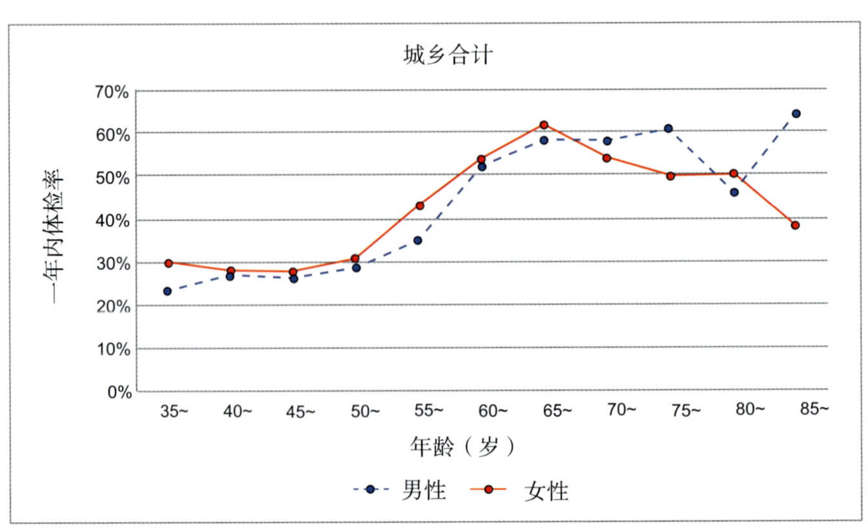

图 7.1.5 吉林省调查地区 2013 年 35 岁及以上人口一年内体检率的性别年龄分布（城乡合计）

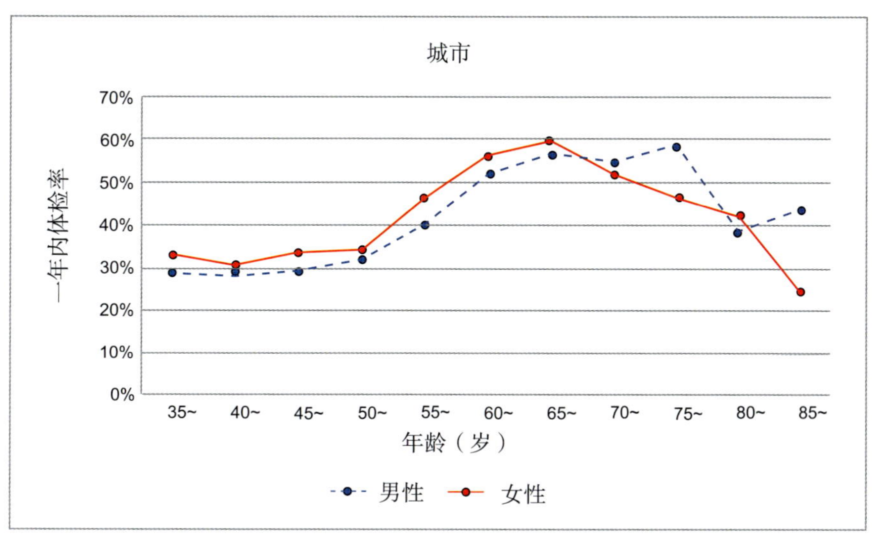

图 7.1.6　吉林省调查地区 2013 年 35 岁及以上人口一年内体检率的性别年龄分布（城市）

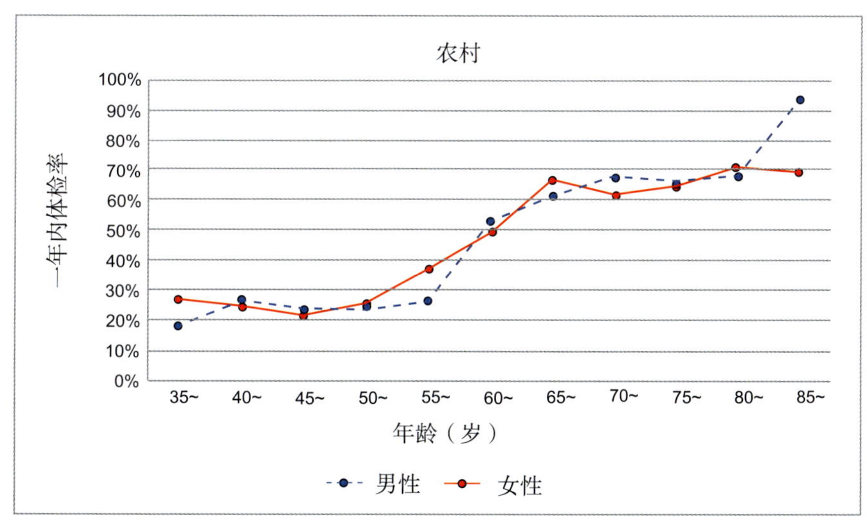

图 7.1.7　吉林省调查地区 2013 年 35 岁及以上人口一年内体检率的性别年龄分布（农村）

从文化程度分组看，在城市地区，中专、大专和本科及以上文化程度组一年体检率较高，没上过学组一年体检率最低；在农村地区，没上过学、大专、本科及以上文化程度组一年体检率较高，中专组最低（图 7.1.8）。从收入水平分组看，城市地区和农村地区不同收入组一年体检率的表现不同：城市地区随收入增加明显上升，农村地区则随收入增加而下降（图 7.1.9）。

从职业看，城市地区在正式部门工作的人（管理者、专业技术人员、一般业务人员、离退休人员）一年内体检率相对较高，商业服务业、农业和其他从业者次之，失业和无业人员、学生更低；农村地区一般业务人员、离退休人员和学生的一年内体检率相对较高，无业或失业人员最低（图 7.1.10）。

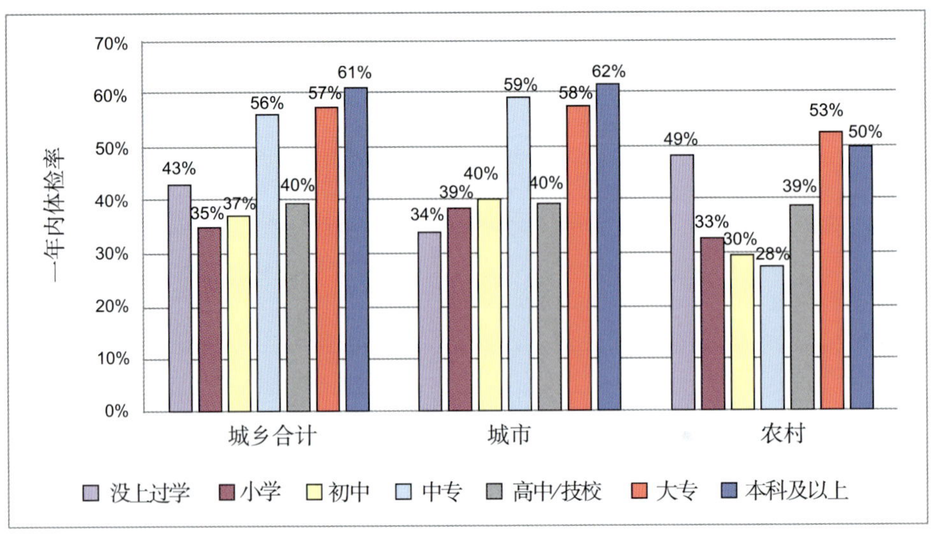

图 7.1.8 吉林省调查地区 2013 年不同文化程度组一年内体检率

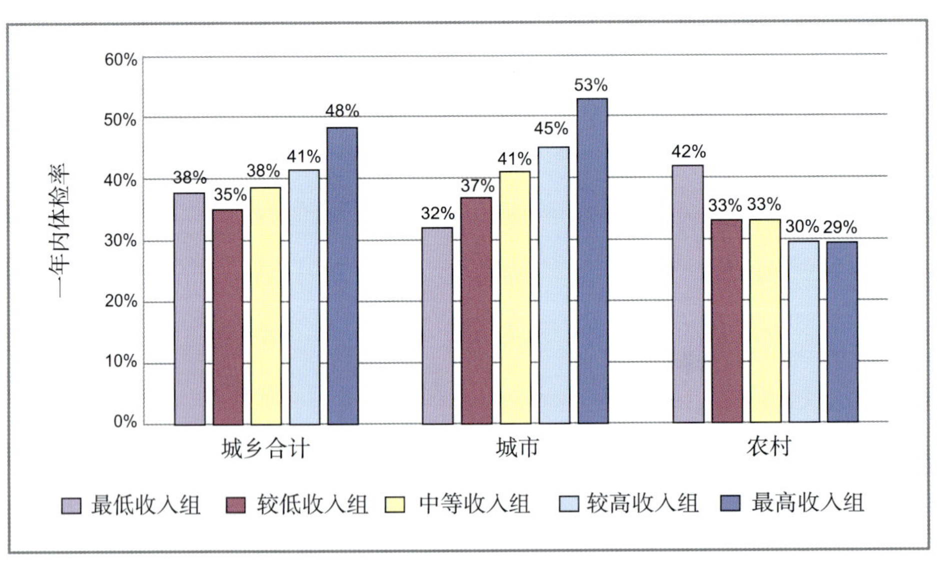

图 7.1.9 吉林省调查地区 2013 年不同收入组一年内体检率

三、体育锻炼

调查地区 2013 年 15 岁及以上人口锻炼率为 34.2%，平均每次锻炼时间为 60 分钟；城市地区锻炼率明显高于农村地区，二者分别为 49.0% 和 13.6%。与 2008 年相比，农村地区锻炼率和平均每次锻炼时间均有大幅上升，城市地区平均每次锻炼时间略有上升（表 7.1.2）。

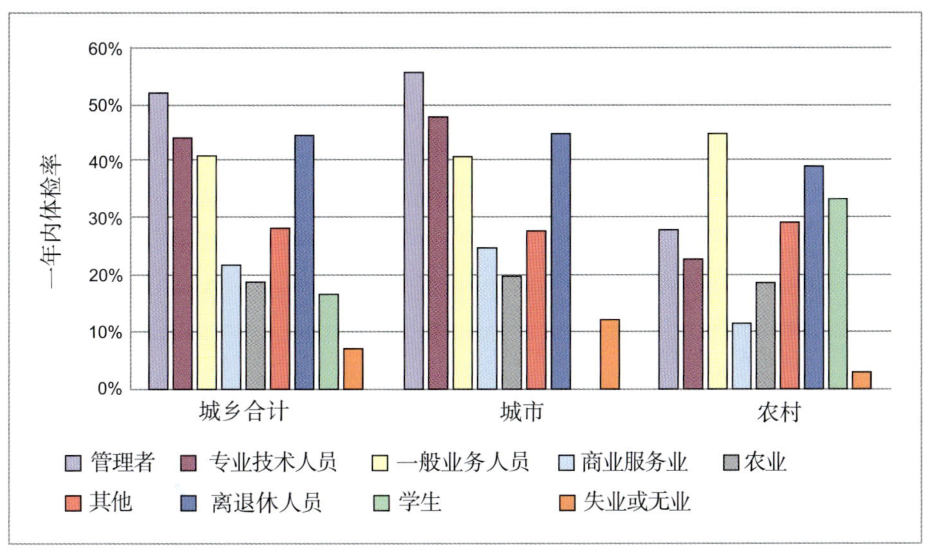

图 7.1.10 吉林省调查地区 2013 年不同职业人群一年内体检率

表 7.1.2 吉林省调查地区 2008 年和 2013 年 15 岁及以上人口锻炼和刷牙情况

	城乡合计		城市		农村	
	2008	2013	2008	2013	2008	2013
锻炼率（%）	23.7	34.2	49.1	49.0	5.3	13.6
平均每次锻炼时间（min）	50	60	52	60	32	63
日刷牙两次及以上比例（%）	—	41.8	—	52.2	—	27.3

从锻炼率的性别年龄分布看，城市地区和农村地区存在明显差异：城市地区居民在 45 岁前锻炼率保持在 30%～40%，45 岁后锻炼率明显上升，女性高于男性；70 岁左右锻炼率开始下降，此时，女性锻炼率低于男性。农村地区居民 20 岁前锻炼率从 20% 左右下

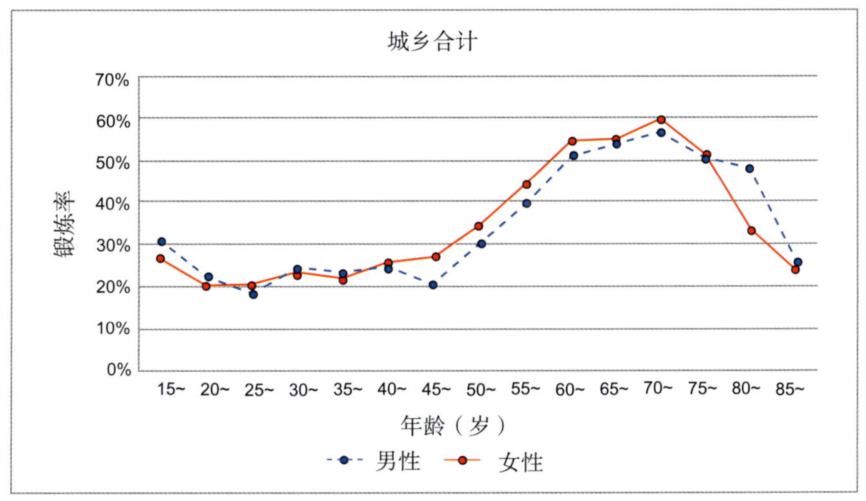

图 7.1.11 吉林省调查地区 2013 年 15 岁及以上人口锻炼率的性别年龄分布（城乡合计）

降至10%左右，然后随年龄增加呈缓慢增加趋势，但始终不超过30%，男性、女性之间未表现出明显规律性差异（图7.1.11至图7.1.13）。

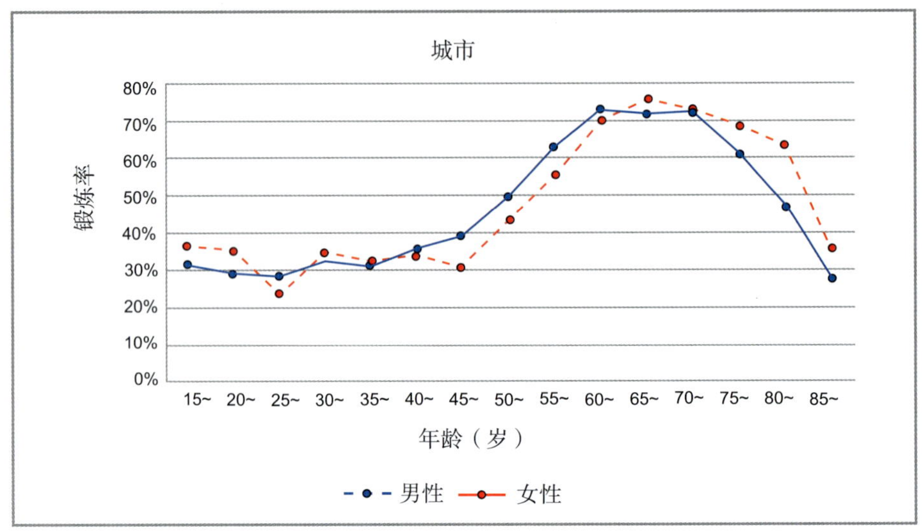

图7.1.12 吉林省调查地区2013年15岁及以上人口锻炼率的性别年龄分布（城市）

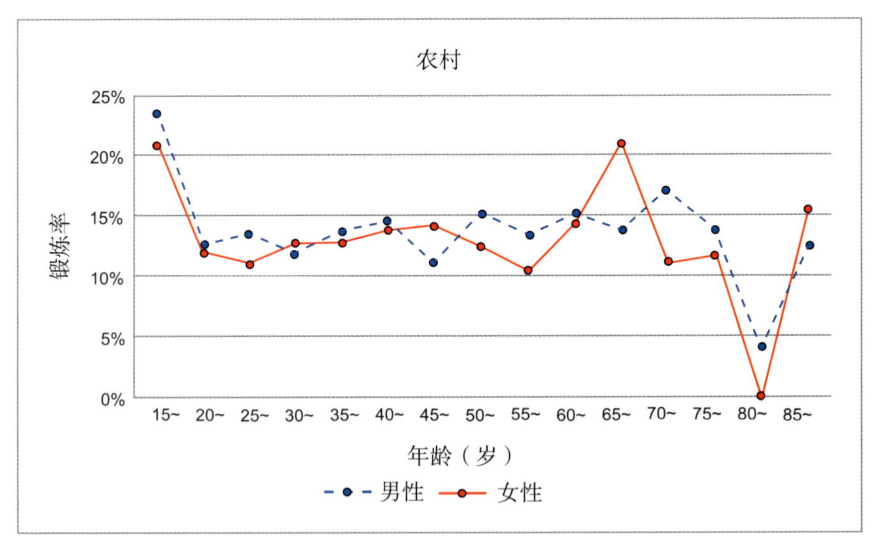

图7.1.13 吉林省调查地区2013年15岁及以上人口锻炼率的性别年龄分布（农村）

四、刷牙

调查地区2013年15岁及以上人口日刷牙两次及以上者比例为41.8%，城市地区高于农村地区，二者分别为52.2%和27.3%（表7.1.2）。

从性别年龄分布看，随年龄增加，日刷牙两次及以上比例呈缓慢下降趋势，75岁以后这一比例急剧下降，无明显性别差异（图7.1.14）。

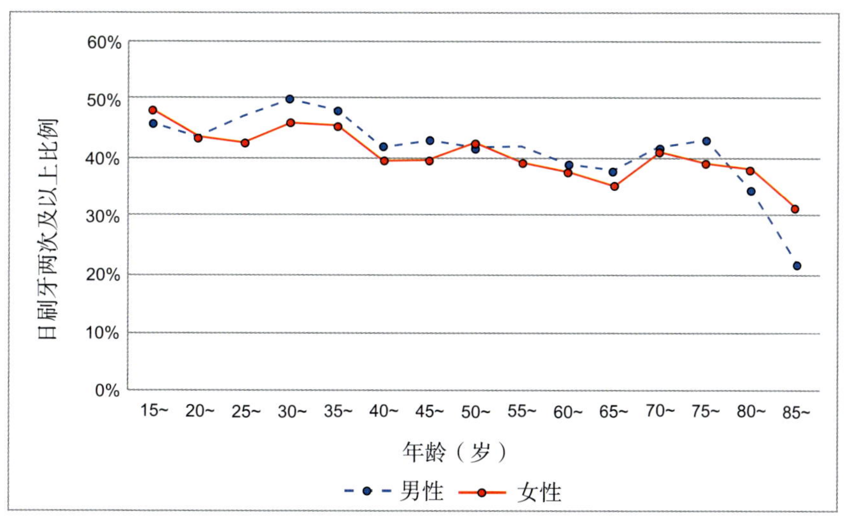

图 7.1.14　吉林省调查地区 2013 年 15 岁及以上人口日刷牙两次及以上比例的性别年龄分布

第二节　行为危险因素

一、吸烟情况

吸烟者是指累计吸烟达 100 支，并且现在仍在吸烟的人口。调查地区 2013 年 15 岁及以上人口吸烟率为 27.9%，农村地区高于城市地区，二者分别为 31.7% 和 25.3%；与 2008 年相比，城市地区和农村地区均有所上升（表 7.2.1）。

从性别年龄分布看，男性吸烟率显著高于女性。15～25 岁，男性吸烟率从低于 10% 迅速增加到 50% 左右，此后保持在 50%～60%，55 岁左右开始大幅下降，80 岁为 20% 左右；女性吸烟率随年龄增加逐渐从 0% 上升至高于 10%（图 7.2.1）。

从文化程度分组看，在城市地区，以小学和初中文化程度组吸烟率较高，而本科及以上学历人群吸烟率较低；在农村地区，初中、小学和没上过小学文化程度组吸烟率普遍高

表 7.2.1　吉林省调查地区 2008 年和 2013 年 15 岁及以上人口吸烟和饮酒情况

	城乡合计		城市		农村	
	2008	2013	2008	2013	2008	2013
吸烟率（%）	26.0	27.9	20.8	25.3	29.7	31.7
日吸烟量（支）	17	16	15	15	18	17
戒烟率（%）	6.1	7.5	9.1	9.1	4.5	5.6
经常饮酒率（%）	12.6	15.4	11.7	15.3	13.3	15.6
每次饮酒单位	3.2	3.0	3.0	3.1	3.3	2.8

于较高文化程度组，其中中专组为最低（图 7.2.2）。

从收入水平看，调查地区人群吸烟率随着收入水平的升高呈下降趋势，该趋势在城市地区表现得更为明显（图 7.2.3）。

从职业看，无论在城市还是农村，农业人员吸烟率均最高，学生吸烟率最低，其他职业人群吸烟率无明显差异（图 7.2.4）。

从日吸烟量看，调查地区 2013 年 15 岁及以上吸烟者日吸烟量为 16 支，城市地区低于农村地区，分别为 15 支和 17 支，与 2008 相比无明显变化（表 7.2.1）。

调查地区 2013 年 15 岁及以上吸烟者戒烟率为 7.5%，城市地区较高，为 9.1%；与 2008 年相比，农村地区吸烟者戒烟率从 4.5% 上升至 5.6%(表 7.2.1）。从性别年龄分布看，

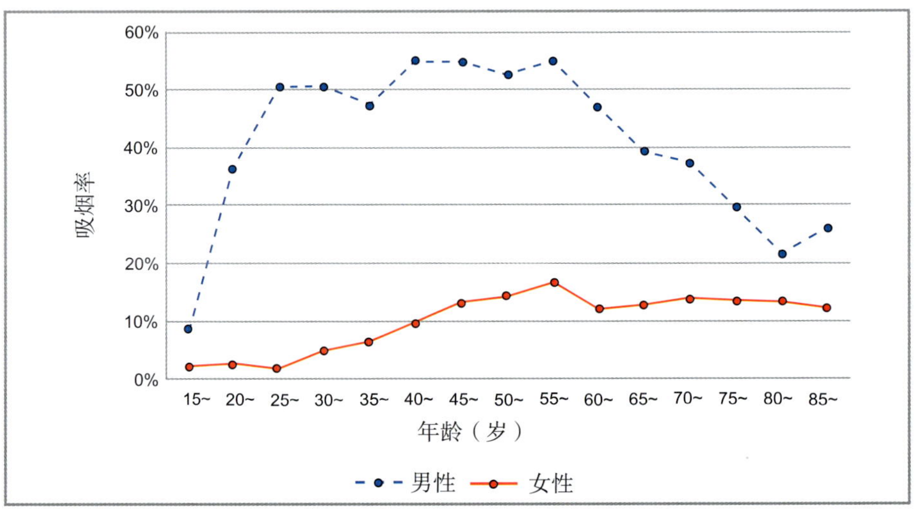

图 7.2.1 吉林省调查地区 2013 年吸烟率的性别年龄分布

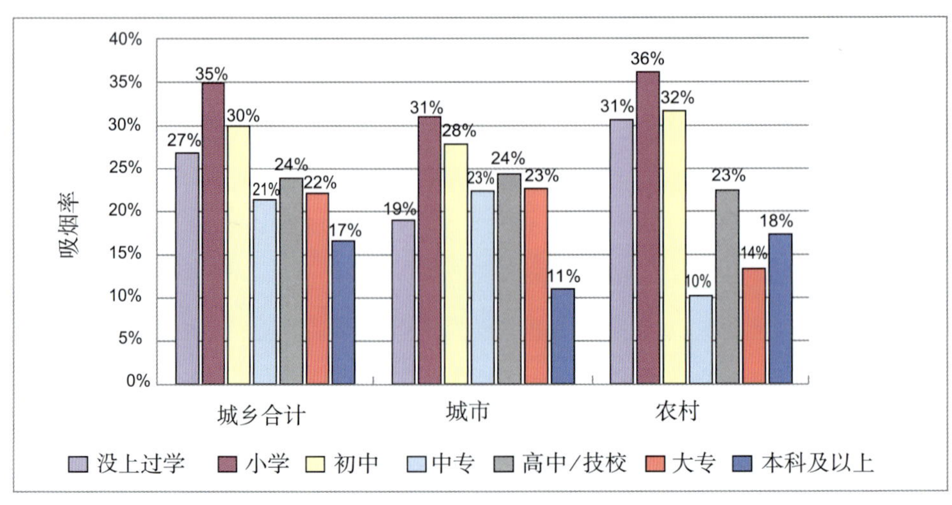

图 7.2.2 吉林省调查地区 2013 年不同文化程度组吸烟率

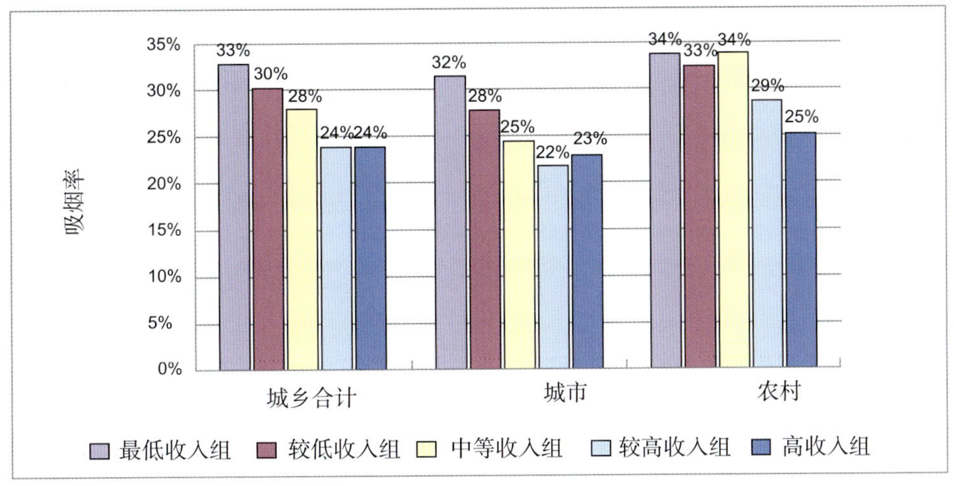

图 7.2.3　吉林省调查地区 2013 年不同收入组吸烟率

20～30 岁年龄段，女性戒烟率呈明显的峰型升高，戒烟率最高接近 35%，明显高于男性，考虑与分娩相关；40 岁后，男、女性戒烟率均逐渐上升；60 岁后，男性戒烟率则明显高于女性（图 7.2.5）。

二、饮酒情况

本次调查询问了 15 岁及以上人口的饮酒情况，主要包括饮酒的频率和饮酒量。经常饮酒指每周至少饮酒 3 次。平均每次饮酒单位换算的标准为：1 两 40 度以上白酒 =2，1 两 40 度以下白酒 =1.5，1 斤葡萄酒 =5，1 瓶啤酒 =2，1 听啤酒 =1，1 斤黄酒 =6.5。

调查地区 2013 年 15 岁及以上人口经常饮酒率为 15.4%，城市地区为 15.3%，农村地

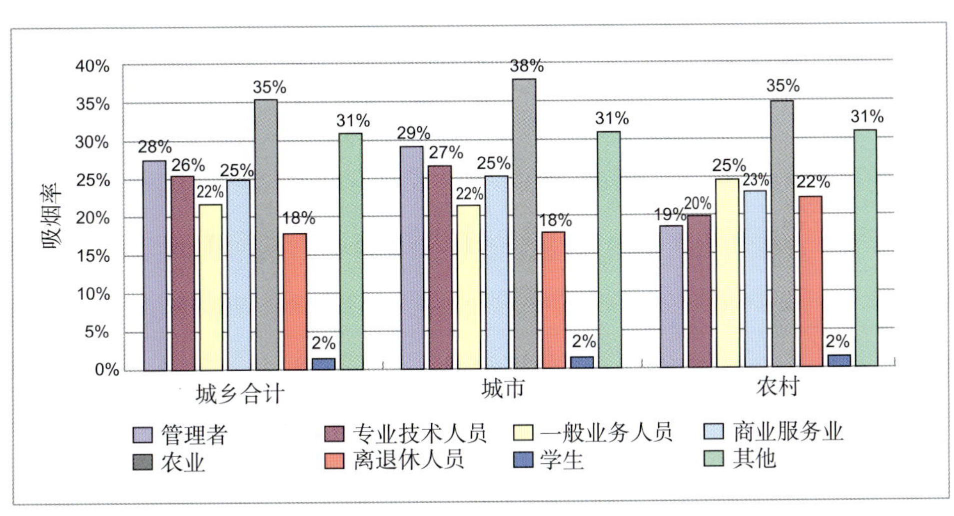

图 7.2.4　吉林省调查地区 2013 年不同职业人群吸烟率

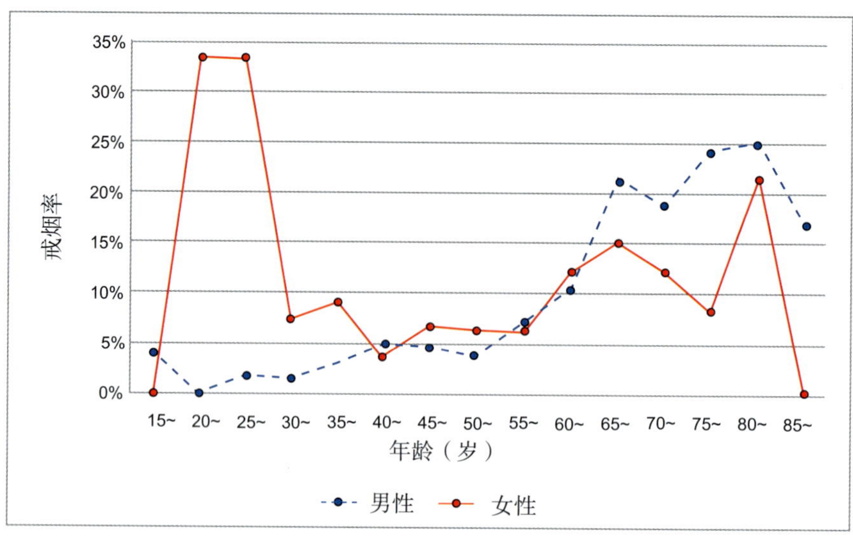

图 7.2.5 吉林省调查地区 2013 年戒烟率的性别年龄分布

区为 15.6%；与 2008 年相比，明显上升（表 7.2.1）。

从性别年龄分布看，男性在 15 ~ 50 岁年龄段经常饮酒率从 0% 快速上升至 40% 左右，55 岁后明显下降；女性经常饮酒率始终接近 0%（图 7.2.6）。

从文化程度看，城市地区没上过学组经常饮酒率较低；而农村地区没上过学、本科及以上两组经常饮酒率较低（图 7.2.7）。

从收入看，城市地区各收入组经常饮酒率无明显差异；农村地区中等收入组经常饮酒率较高，为 21%，较城市相同收入组高 6 个百分点（图 7.2.8）。

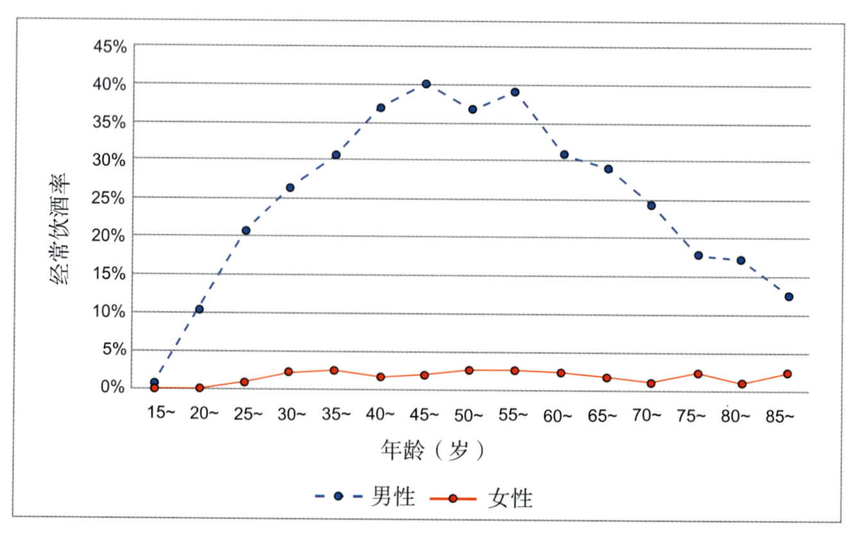

图 7.2.6 吉林省调查地区 2013 年经常饮酒率的性别年龄分布

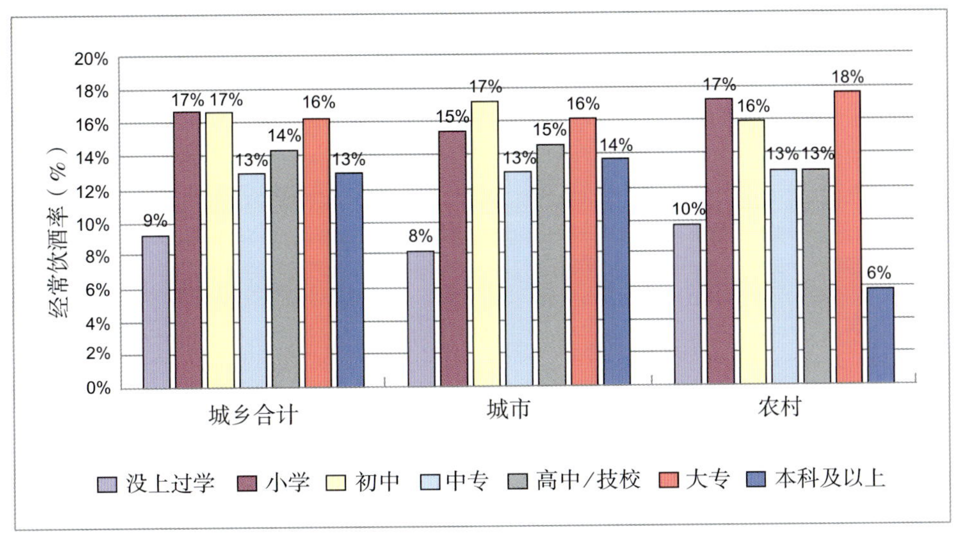

图 7.2.7　吉林省调查地区 2013 年不同文化程度组经常饮酒率

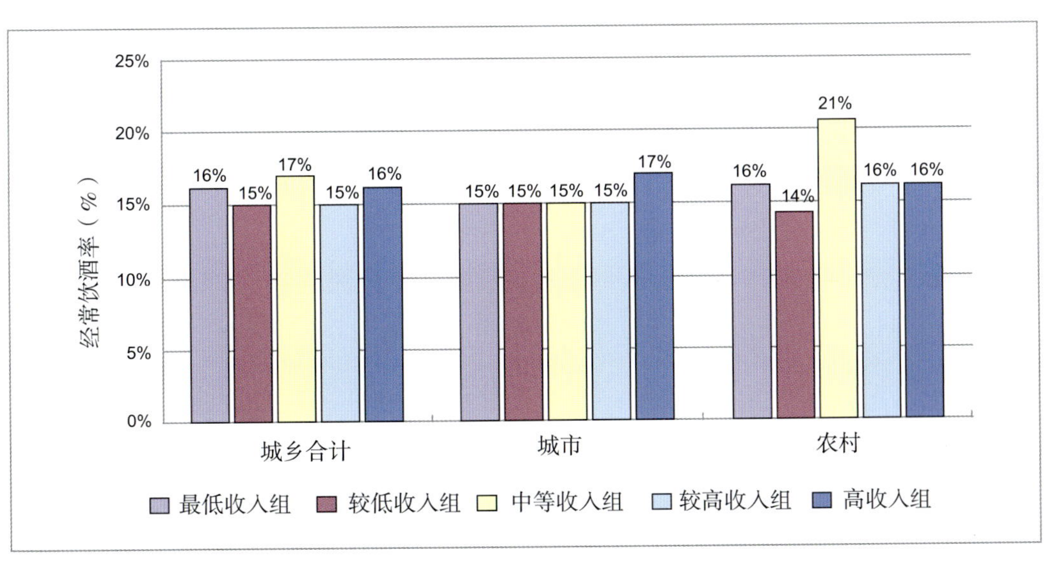

图 7.2.8　吉林省调查地区 2013 年不同收入组经常饮酒率

从职业看，调查地区学生经常饮酒率最低；城市地区管理者和农业人员经常饮酒率较高，分别为 22% 和 24%；农村地区经常饮酒率最高者为农业人员（图 7.2.9）。

从饮酒者平均每次饮酒单位看，调查地区 2013 年饮酒者平均每日饮酒单位为 3.0，城市地区为 3.1，农村地区为 2.8；与 2008 年相比变化不明显（表 7.2.1）。

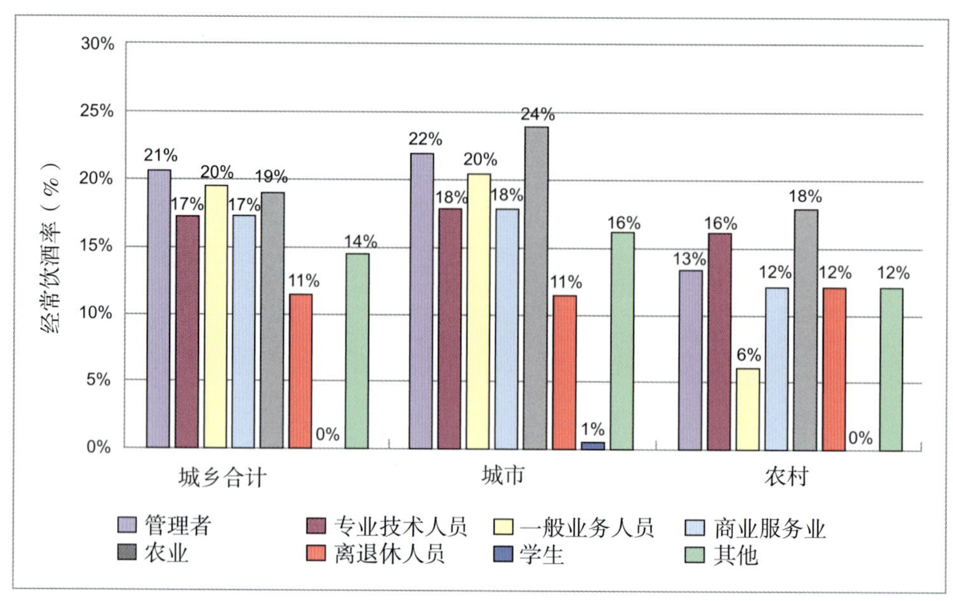

图 7.2.9 吉林省调查地区 2013 年不同职业人群经常饮酒率

三、肥胖

本次调查询问了 15 岁及以上人口的肥胖情况，采用体重指数（BMI）作为判断肥胖指标。BMI 的计算方法为：体重（kg）÷ 身高^2（m^2）。判断肥胖的标准为：BMI 在 18.5～24 为正常，BMI＞24 为超重，BMI＞28 为肥胖。

调查地区 2013 年 15 岁及以上人口超重率和肥胖率分别为 28.7% 和 6.7%，城市地区均明显高于农村地区，城市地区超重率和肥胖率分别为 32.0% 和 7.8%，农村地区分别为 24.1% 和 5.1%（表 7.2.2）。

表 7.2.2 吉林省调查地区 2013 年 15 岁及以上人口 BMI 情况（%）

	城乡合计	城市	农村
BMI＜18.5	6.9	6.1	7.9
18.5≤BMI≤24	57.8	54.1	62.9
24＜BMI≤28	28.7	32.0	24.1
BMI＞28	6.7	7.8	5.1

从性别年龄分布看，以 45 岁左右为分界点：45 岁前，男性、女性肥胖率均呈上升趋势，但男性肥胖率明显高于女性；45 岁后，男性肥胖率呈下降趋势，而女性继续上升，此时女性肥胖率高于男性。65 岁后，女性肥胖率开始出现下降趋势（图 7.2.10）。

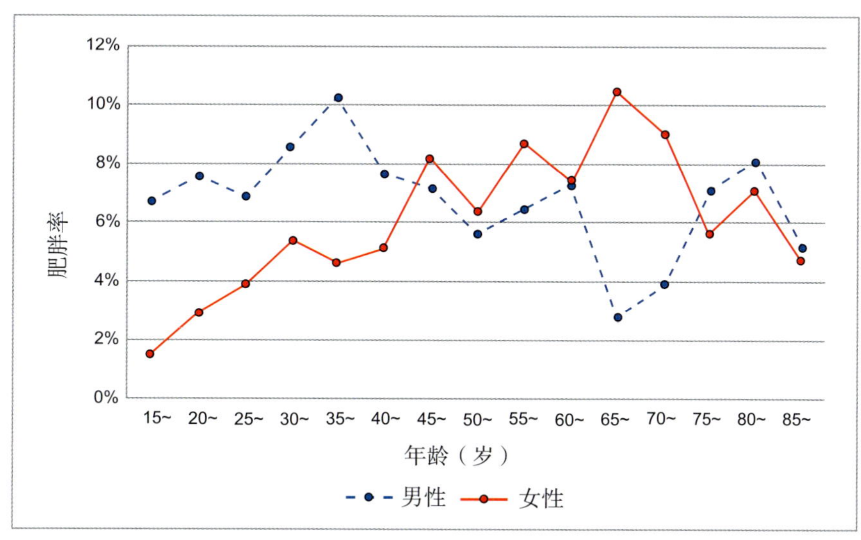

图 7.2.10　吉林省调查地区 2013 年肥胖率的性别年龄分布

第三节　本章小结

从健康行为看，调查地区 2013 年 35 岁及以上人口健康档案建档率达 73.5%，农村地区高于城市地区。50 岁后健康档案建档率略有上升。高中及以上文化程度组和收入较高组的健康档案建档率相对较低。人群一年体检率较低，为 38.8%，城市地区高于农村地区，且 50 岁以上，城市地区文化程度较高、收入较高者，农村地区收入较低者一年体检率相对较高。调查人群锻炼率为 34.2%，平均每次锻炼时间为 60 分钟；城市地区锻炼率明显高于农村地区；与 2008 年相比，农村地区锻炼率和平均每次锻炼时间均有大幅上升。调查人群日刷牙两次及以上比例为不到 50%，城市地区高于农村地区，且随年龄增加，该比例呈缓慢下降趋势，75 岁后这一比例则有较为明显的下降。

从行为危险因素看，调查地区 2013 年 15 岁及以上人口吸烟率为 27.9%，农村地区高于城市地区，与 2008 年相比均有上升。城市地区和农村地区吸烟者日吸烟量分别为 15 支和 17 支。男性吸烟率显著高于女性，在 15 ~ 25 岁年龄段男性吸烟率快速上升。调查地区初中及以下文化程度组吸烟率较高，随着收入水平的升高，城市及农村地区吸烟率总体呈下降趋势。农业人员吸烟率高于其他职业人群。吸烟者戒烟率为 7.5%，城市地区达 9.1%，农村地区从 2008 年的 4.5% 上升至 5.6%。20 ~ 30 岁年龄段，女性戒烟率呈明显的峰型升高，戒烟率最高接近 35%，明显高于男性，考虑与分娩相关；40 岁后，男性、女性戒烟率均逐渐上升；60 岁后，男性戒烟率明显高于女性。

与 2008 年相比，调查地区 2013 年 15 岁及以上人口经常饮酒率明显上升，达 15.4%，平均每次饮酒单位为 3.0。在 15 ~ 50 岁年龄段，男性经常饮酒率呈快速上升趋势。城市地区经常饮酒率与收入关系不明显，农村地区中等收入组经常饮酒率高；城乡之间经常饮酒率的职业人群分布不同，农村地区为农业人员较高，城市地区则是农业人员与管理者较高。

调查地区 2013 年 15 岁及以上人口超重率和肥胖率分别为 28.7% 和 6.7%，城市地区均明显高于农村地区。

（汪　颖　黄可慧　何永欢）

第八章　妇女儿童卫生保健

本章提要

本章关注妇女儿童卫生保健服务。妇女保健主要包括妇科检查，"宫颈癌、乳腺癌"两癌筛查情况，近5年内有分娩史的育龄妇女的产前检查情况，分娩地点、方式和费用，产后访视情况等。儿童保健主要指5岁以下儿童的体检和计划免疫等。

调查地区2013年15～64岁妇女宫颈癌筛查率为11.9%（城市地区15.1%，农村地区7.5%），乳腺癌筛查率为14.7%（城市地区18.8%，农村地区9.1%）。

2013年对496名近5年内有分娩史的育龄妇女进行了调查，城乡合计产前检查率为96.2%，5次及以上产前检查率为62.1%（城市地区66.0%，农村地区58.1%）。产前检查分项检查率从高到低分别为B超检查（93.3%）、测量血压（91.3%）、尿常规检查（87.5%）和抽血检查（84.3%）。调查地区产后访视率为59.3%（城市地区62.0%，农村地区56.5%）。住院分娩率为98.2%，剖宫产率65.1%。活产儿平均出生体重3307g，低出生体重发生比例为8.7%（城市地区6.8%，农村地区10.6%），巨大儿发生比例为18.8%（城市地区20.8%，农村地区16.7%）。出生性别比为1.11（城市地区1.18，农村地区1.04）。

调查地区2013年5岁以下儿童的调查显示，农村留守儿童比例为4.8%。5岁以下儿童体检率为73.1%（城市地区82.5%，农村地区64.4%）；体检达标率为53.6%（城市地区58.1%，农村地区49.3%）；母乳喂养率为84.3%，6月龄内纯母乳喂养率为55.8%，6～9月龄辅食添加率为34.3%（城市地区22.2%，农村地区47.1%）；计划免疫建卡率为96.5%；卡介苗、百白破、脊髓灰质炎疫苗、麻疹疫苗和乙肝疫苗接种率分别为96.8%、85.7%、88.1%、93.2%和85.1%。

第一节　妇女保健

一、健康体检

2013年共对5 496名15～64岁妇女进行了调查，调查内容包括妇科检查、宫颈癌筛查和乳腺癌筛查；与之相比较，2008年对3 064名15～49岁已婚育龄妇女（在婚、离婚、丧偶）进行了调查，且仅调查了妇科检查情况。

调查地区 2013 年妇科检查率为 23.5%，城市地区 26.9%，农村地区 19.0%；与 2008 年相比，城乡妇科检查率均有明显下降。宫颈癌筛查率为 11.9%，城市地区和农村地区分别为 15.1% 和 7.5%；乳腺癌筛查率为 14.7%，城市地区和农村地区分别为 18.8% 和 9.1%（表 8.1.1）。可见，城市地区的两癌筛查率要高于农村地区。

针对农村地区女性医务人员可及性问题，调查地区 2013 年有 12.9% 的受访妇女表示在自己希望得到女性医务人员服务的时候不能够得到满足，相比于 2008 年的 7.5%，这一比例有所上升。

表 8.1.1 吉林省调查地区 2008 年和 2013 年妇科检查率（%）

	城乡合计			城市			农村		
	2008	2013*	2013**	2008	2013*	2013**	2008	2013*	2013**
妇科检查率	39.7	28.2	23.5	50.5	32.1	26.9	32.6	23.7	19.0
宫颈癌筛查率	—	13.9	11.9	—	18.0	15.1	—	9.1	7.5
乳腺癌筛查率	—	16.5	14.7	—	21.3	18.8	—	10.9	9.1

*2013 年调查中所有 15～49 岁已婚育龄妇女为总体。
**2013 年调查中所有 15～64 岁妇女为总体。

二、生育情况

从分娩次数看，2013 年接受调查的 15～64 岁妇女中，仅有过 1 次分娩的占 54.3%，城市地区 64.7%，高于农村地区的 40.3%。农村地区妇女分娩次数相对较多，分娩 2 次者占 33.3%，分娩次数≥3 者占 14.4%，而城市地区这两者比例分别为 16.2% 和 3.5%（表 8.1.2）。

表 8.1.2 吉林省调查地区 2008 年和 2013 年育龄妇女分娩次数和初产年龄*

	城乡合计		城市		农村	
	2008	2013	2008	2013	2008	2013
调查妇女人数	3 064	5 496	1 205	3 153	1 859	2 343
分娩次数构成（%）						
0	7.4	14.0	8.0	15.6	7.0	12.0
1	66.6	54.3	82.2	64.7	56.6	40.3
2	22.9	23.5	9.4	16.2	31.6	33.3
≥3	3.1	8.2	0.5	3.5	4.8	14.4
初产平均年龄（岁）	25.1	25.4	27.2	26.9	23.2	23.4

*2008 年调查对象为 15～49 岁已婚育龄妇女（在婚、离婚、丧偶），共 3 064 名；2013 年调查对象为 15～64 岁妇女，共 5 496 名。

从初产年龄上看，调查地区 2013 年平均初产年龄为 25.4 岁，城市地区初产年龄明显高于农村地区，分别为 26.9 岁和 23.4 岁。与 2008 年相比，城市地区初产年龄提前 0.3 年，而农村地区初产年龄则推后 0.2 年（表 8.1.2）。

三、孕产期保健

2013 年对 496 名近 5 年内有分娩史的育龄妇女进行了调查，调查内容包括产前检查次数、分娩情况及产后访视情况等；与之相比较，2008 年对 573 名近 5 年内有分娩史的育龄妇女进行了调查。

产前检查率指怀孕期间接受过 1 次及以上产前检查的产妇人数与调查产妇总人数之比。调查地区 2013 年产前检查率达 96.2%，城乡无明显差异。与 2008 年比较，城市地区下降了 1.2 个百分点，农村地区则上升了约 5 个百分点。5 次及以上产前检查率为 62.1%，城市地区 66.0%，农村地区 58.1%。与 2008 年相比，农村地区上升了 5.9 个百分点，但仍然较低，而城市地区则下降了 8.6 个百分点（表 8.1.3 和图 8.1.1）。

表 8.1.3　吉林省调查地区 2008 年和 2013 年孕产妇保健指标（%）*

	城乡合计		城市		农村	
	2008	2013	2008	2013	2008	2013
产前检查率	93.4	96.2	97.2	96.0	91.1	96.3
5 次及以上产前检查率	60.6	62.1	74.6	66.0	52.2	58.1
住院分娩率	95.5	98.2	99.1	98.8	93.3	97.6
剖宫产率	51.0	65.1	67.1	66.8	41.4	63.4
产后访视率	55.1	59.3	48.8	62.0	58.9	56.5

* 近 5 年内有分娩史的育龄妇女，其中 2008 年调查 573 名，2013 年调查 496 名。

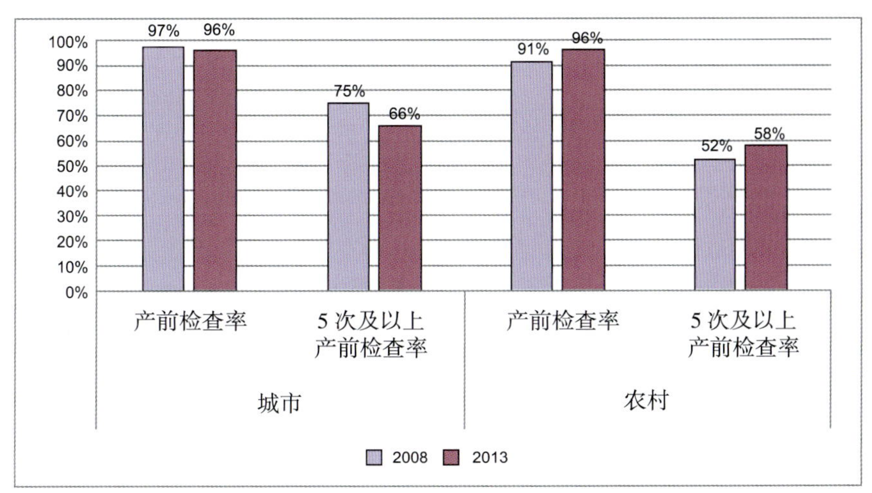

图 8.1.1　吉林省调查地区 2013 年与 2008 年比较孕产妇保健指标变化情况

产前检查分项检查率指怀孕期间接受过 1 次及以上某项产前检查的产妇人数与调查产妇总人数之比。2013 年，调查地区主要产前检查项目按产妇做过的比例由多到少排列分别为 B 超检查（93.3%）、测量血压（91.3%）、尿常规检查（87.5%）和抽血检查（84.3%），城市地区高于农村地区 2 ~ 11 个百分点（表 8.1.4）。与 2008 年相比，农村地区抽血检查、尿常规检查和测量血压比例均明显增加，增加 14 ~ 40 个百分点，B 超检查比例略有升高；城市地区各分项检查比例持平或略有增加（图 8.1.2）。

表 8.1.4 吉林省调查地区 2008 年和 2013 年孕妇产前检查情况（%）

	城乡合计		城市		农村	
	2008	2013	2008	2013	2008	2013
抽血检查	55.0	84.3	85.9	88.0	36.7	80.5
测量血压	81.7	91.3	93.9	93.6	74.4	89.0
尿常规检查	62.3	87.5	88.3	93.2	46.9	81.7
B 超检查	92.0	93.3	95.8	94.4	89.7	92.3

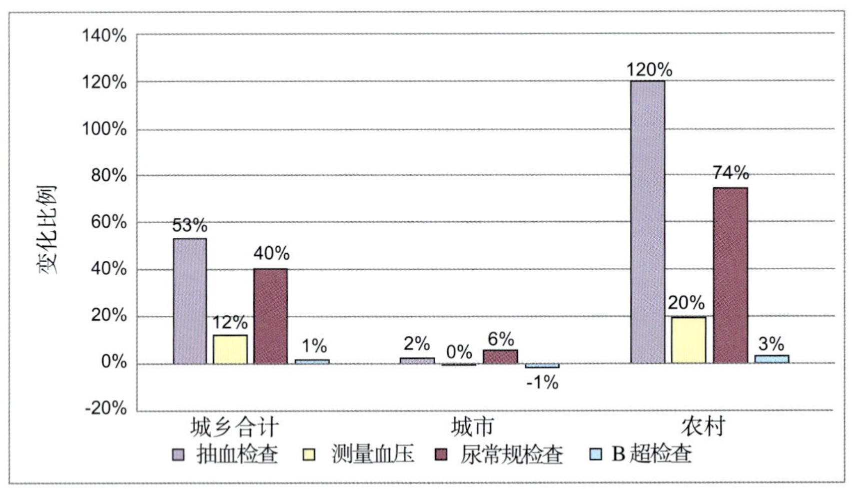

图 8.1.2 吉林省调查地区 2013 年与 2008 年比较产前检查分项检查率变化情况

产后访视率指接受 1 次及以上产后检查或访视的产妇与调查产妇总数之比。调查地区 2013 年产后访视率为 59.3%，城市地区从 2008 年的 48.8% 上升至 62.0%，农村地区则从 2008 年的 58.9% 下降至 56.5%，城乡仍然处于较低水平（表 8.1.3 和图 8.1.3）。

四、分娩情况

（一）分娩地点

调查地区 2013 年住院分娩率为 98.2%，城市地区 98.8%，农村地区 97.6%，与 2008 年相比农村略有增加（表 8.1.3 和图 8.1.4）。从分娩地点看，95.8% 的分娩在县级及以上医

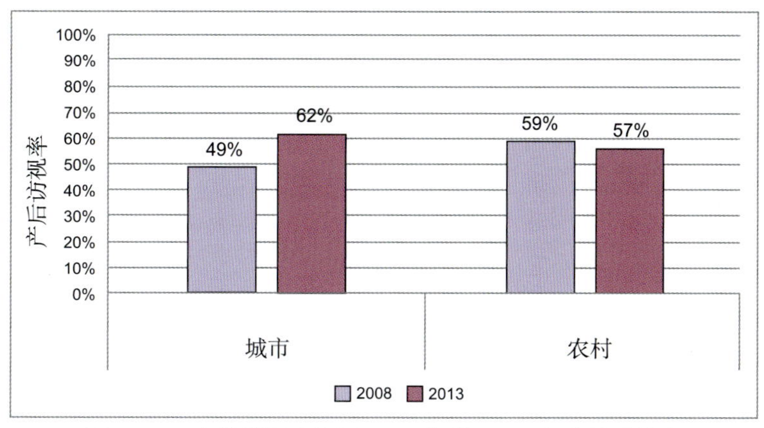

图 8.1.3　吉林省调查地区 2008 年和 2013 年产后访视率

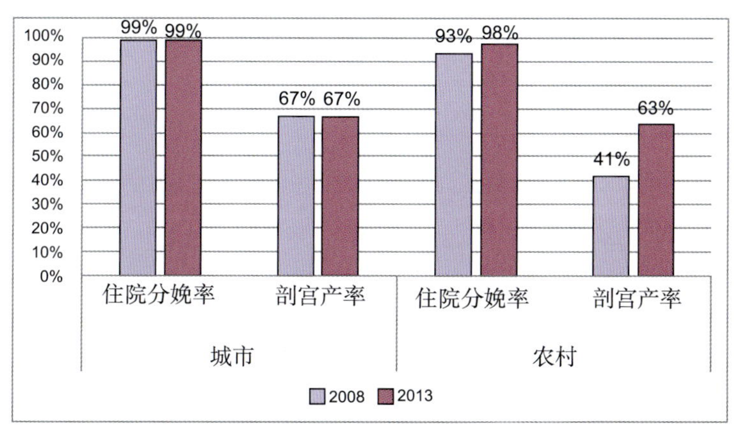

图 8.1.4　吉林省调查地区 2008 年和 2013 年住院分娩率和剖宫产率

院、妇幼保健机构 / 计生机构、乡镇卫生院进行，分别为 72.8%、19.5% 和 3.5%。与 2008 年相比，农村地区县级及以上医院分娩所占比例从 45.4% 增长到 75.9%，妇幼保健机构 / 计生机构分娩所占比例从 32.8% 下降至 17.4%，仍有 0.4% 的分娩在家中进行；城市地区县级及以上医院分娩比例基本持平，而妇幼保健机构 / 计生机构分娩所占比例从 28.0% 下降至 21.5%（表 8.1.5）。

从收入组看，总体上，各收入组在县级及以上医院分娩的比例均最高，但不同收入组之间对分娩地点的选择仍有所不同。相比于低收入组，高收入组在县级及以上医院分娩的比例更高，低收入组在妇幼保健机构分娩的比例相对更高。随收入增加，在乡镇卫生院分娩的比例减少（表 8.1.6）。

表 8.1.5 吉林省调查地区 2008 年和 2013 年产妇分娩地点构成（%）

分娩地点	城乡合计		城市		农村	
	2008	2013	2008	2013	2008	2013
县级及以上医院	54.6	72.8	69.7	69.6	45.4	75.9
妇幼保健机构 / 计生机构	31.0	19.5	28.0	21.5	32.8	17.4
乡镇卫生院	9.8	3.5	0.0	2.0	15.8	5.0
社区中心	0.5	0.0	0.0	0.0	0.9	0.0
卫生室	0.4	0.0	0.0	0.0	0.6	0.0
家中	1.8	0.2	0.0	0.0	2.9	0.4
其他	2.0	4.1	2.4	6.9	1.7	1.2
合计	100.0	100.0	100.0	100.0	100.0	100.0

表 8.1.6 吉林省调查地区 2013 年不同收入组产妇分娩地点构成（%）

收入分组*	县级及以上医院	妇幼保健机构 / 计生机构	乡镇卫生院	家中	其他
最低	72.1	18.3	6.7	1.0	1.9
较低	71.4	21.4	3.6	0.0	3.6
中等	68.6	20.9	3.5	0.0	7.0
较高	80.0	16.4	0.0	0.0	3.6
最高	78.7	14.9	0.0	0.0	6.4

*收入分组根据每次调查结果，按照家庭人均年收入将所有被调查者等分为五组：2008 年划分标准线分别为 2 400.0、3 750.0、5 400.0 和 8 400.0 元，2013 年划分标准线分别为 5 666.7、10 000.0、12 500.0 和 19 800.0 元。

（二）分娩方式

调查地区 2013 年剖宫产率达 65.1%，显著高于全国平均水平，其中城市地区 66.8%，农村地区 63.4%；与 2008 年相比，农村地区涨幅超过 50%（表 8.1.3 和图 8.1.4）。观察 2003—2013 年调查地区剖宫产率变化趋势（图 8.1.5），城市地区在 2003 年时剖宫产率已

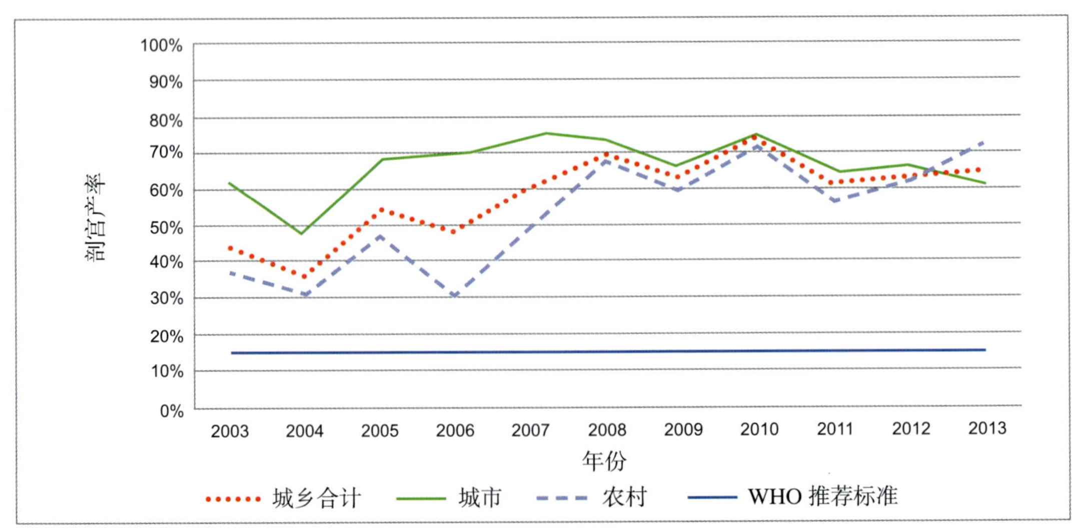

图 8.1.5 2003 — 2013 调查地区年剖宫产率变化趋势

达 60%，呈一定上升趋势后略有下降，但仍在 60% 以上；农村地区则从 2003 年的低于 40% 迅速上升至 70% 左右。无论是城市地区还是农村地区，剖宫产率都远远高于 15% 的 WHO 推荐水平。

从不同收入组看，调查地区 2013 年各收入组的剖宫产率均超过 60%，相对来说低收入组的剖宫产率略低。但与 2008 年相比，低收入组的增幅明显高于高收入组，最高收入组的剖宫产率下降了 8%（表 8.1.7）。

表 8.1.7　吉林省调查地区 2008 年和 2013 年不同收入组产妇剖宫产率及变化情况（%）

收入分组*	2008 年	2013 年	变化比例
最低	42.1	61.7	46.5
较低	45.3	64.3	42.1
中等	27.2	69.3	154.6
较高	65.6	67.3	2.6
最高	71.8	66.0	-8.1
合计	51.0	65.1	27.8

* 收入分组根据每次调查结果，按照家庭人均年收入将所有被调查者等分为五组：2008 年划分标准线分别为 2 400.0、3 750.0、5 400.0 和 8 400.0 元，2013 年划分标准线分别为 5 666.7、10 000.0、12 500.0 和 19 800.0 元。

从不同医疗保障形式上看，调查地区 2013 年城镇居民基本医疗保险覆盖下的产妇剖宫产率最高，为 72.1%，其次是无任何医疗保障覆盖者，为 69.4%，新型农村合作医疗覆盖下的产妇剖宫产率最低，为 62.0%。相比于 2008 年，城镇职工基本医疗保险组剖宫产率有所下降，其他各组剖宫产率均有不同程度增加；其中新型农村合作医疗组增幅最大，达 44.4%（表 8.1.8）。

表 8.1.8　吉林省调查地区 2008 年和 2013 年不同医保类型产妇剖宫产率及变化率（%）

保险类型	2008 年	2013 年	变化率
新型农村合作医疗*	42.9	62.0	44.4
城镇职工基本医疗保险	72.1	65.7	-8.9
城镇居民基本医疗保险	54.5	72.1	32.1
无任何医疗保障	58.0	69.4	19.5
合计	51.0	65.1	27.8

* 含城乡居民合作医疗。

（三）分娩费用

从分娩费用看，调查地区 2013 年分娩总费用平均数为 4 057 元（中位数 3 000 元），城市地区高于农村地区，城市地区分娩总费用平均数为 4 863 元（中位数 4 000 元），农村地区为 3 237 元（中位数 2 900 元）；分娩自付费用平均数为 2 749 元（中位数 2 000 元），城市地区高于农村地区，城市地区 3 339 元（中位数 2 350 元），农村地区

2 150 元（中位数 1 550 元）。平均和中位报销比例分别为 32% 和 33%，农村地区略高于城市地区，农村地区分别为 34% 和 47%，城市地区分别为 31% 和 41%。与 2008 年相比，城市地区和农村地区的平均分娩总费用均有所上涨，农村地区涨幅大于城市地区，而平均分娩自付费用仅在农村地区略有上升；平均分娩报销比例大幅增加，城市地区的增幅高于农村地区（表 8.1.9 和图 8.1.6）。

表 8.1.9 吉林省调查地区 2008 年和 2013 年产妇分娩费用（元）

	城乡合计		城市		农村	
	2008*	2013	2008*	2013	2008*	2013
分娩总费用						
平均数	2 543	4 057	3 809	4 863	1 781	3 237
中位数	2 304	3 000	3 455	4 000	1 497	2 900
分娩自付费用						
平均数	2 324	2 749	3 545	3 339	1 558	2 150
中位数	1 728	2 000	3 455	2 350	1 382	1 550
报销比例（%）						
平均数	9	32	7	31	13	34
中位数	25	33	0	41	8	47

* 以 2013 年为参照，按吉林省历年居民消费价格指数调整，吉林省 2009—2013 年 CPI 分别为 100.1、103.7、105.2、102.9 和 102.5。

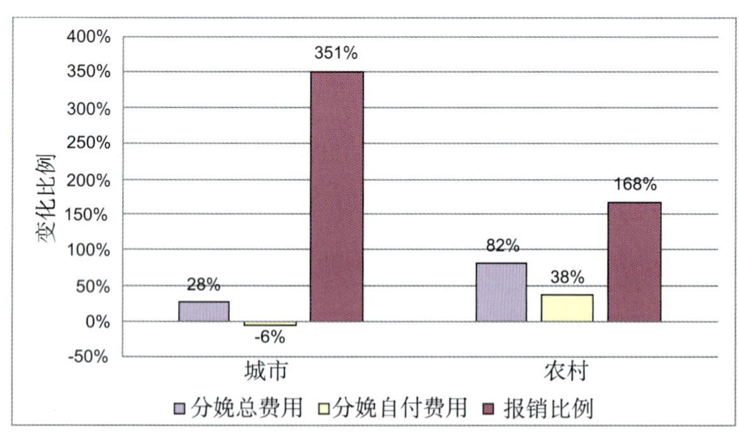

图 8.1.6 吉林省调查地区 2013 年与 2008 年比较分娩费用和报销比例变化情况

将不同分娩方式费用比较（表 8.1.10），2013 年平均阴道产总费用和自付费用分别为 2 671 和 1 704 元，平均剖宫产总费用和自付费用分别为 4 799 和 3 309 元，城市地区均明显高于农村地区。与 2008 年相比，农村地区阴道产和剖宫产的平均总费用和自付费用均显著增加，阴道产涨幅高于剖宫产；城市地区阴道产和剖宫产的平均总费用有所增加，但阴道产和剖宫产的平均自付费用均有所降低（图 8.1.7）。总体来看，剖宫产总费用高于阴道产总费用，与 2008 年相比，在城市地区两者差距有增大趋势（图 8.1.8）。

表 8.1.10 吉林省调查地区 2008 年和 2013 年产妇不同分娩方式费用情况（元）

不同分娩方式费用	城乡合计		城市		农村	
	2008*	2013	2008*	2013	2008*	2013
阴道产总费用						
平均数	1 554	2 671	2 454	3 070	1 252	2 303
中位数	1 152	2 000	2 304	2 700	1 152	1 500
阴道产自付费用						
平均数	1 435	1 704	2 303	1 987	1 123	1 443
中位数	1 152	1 100	2 016	1 600	921	1 000
剖宫产总费用						
平均数	3 466	4 799	4 458	5 755	2 508	3 775
中位数	2 995	4 000	4 031	4 500	2 304	3 000
剖宫产自付费用						
平均数	3 139	3 309	4 152	4 011	2 140	2 558
中位数	2 534	2 200	3 916	3 000	1 866	2 000

* 以 2013 年为参照，按吉林省历年居民消费价格指数调整，吉林省 2009—2013 年 CPI 分别为 100.1、103.7、105.2、102.9 和 102.5。

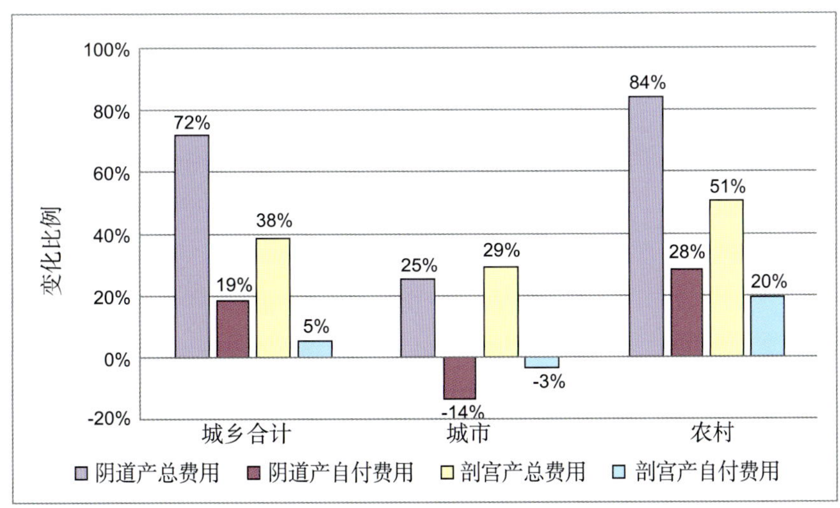

图 8.1.7 吉林省调查地区 2013 年与 2008 年比较不同分娩方式分娩费用变化情况（可比价格）

不同医疗保障类型下剖宫产费用差别明显，无论是剖宫产还是阴道分娩，城镇居民基本医疗保险组平均分娩费用均最高，剖宫产 6 549 元，阴道产 3 315 元。新型农村合作医疗组分娩费用最低，剖宫产 4 230 元，阴道产 2 441 元。以 2013 年为参照，按吉林省历年居民消费价格指数调整后与 2008 年相比，新型农村合作医疗组的分娩费用增幅最大，剖宫产平均费用增幅为 65%，阴道产平均费用增幅为 91%；其次是城镇居民基本医疗保险组（表 8.1.11）。

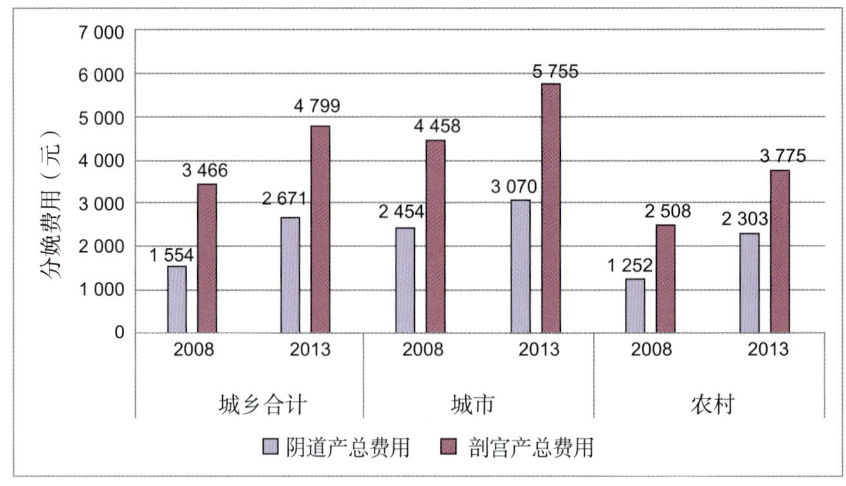

图 8.1.8 吉林省调查地区 2008 年和 2013 年不同分娩方式费用对比（可比价格）

表 8.1.11 吉林省调查地区 2008 年和 2013 年不同医保组产妇剖宫产和阴道产费用（元）

保险类型	剖宫产费用（平均数）			阴道产费用（平均数）		
	2008**	2013	变化率（%）	2008**	2013	变化率（%）
新型农村合作医疗 *	2 570	4 230	65	1 275	2 441	91
城镇职工基本医疗保险	4 525	5 473	21	2 188	2 984	36
城镇居民基本医疗保险	4 722	6 549	39	2 004	3 315	65
无任何医疗保障	4 297	4 694	9	2 086	3 153	51
合计	3 466	4 799	38	1 554	2 671	72

* 含城乡居民合作医疗。

** 以 2013 年为参照，按吉林省历年居民消费价格指数调整，吉林省 2009—2013 年 CPI 分别为 100.1、103.7、105.2、102.9 和 102.5。

五、出生体重与出生性别比

调查地区 2013 年活产儿平均出生体重为 3 307g，城市地区 3 433g，农村地区 3 179g。低出生体重（出生体重小于 2 500g）发生的比例为 8.7%，农村地区明显高于城市地区，分别为 10.6% 和 6.8%；巨大儿（出生体重大于等于 4 000g）发生的比例为 18.8%，城市地区明显高于农村地区，分别为 20.8% 和 16.7%（表 8.1.12）。与 2008 年相比，低出生体重和巨大儿发生的比例均明显增加，城市地区巨大儿的增幅大于农村地区，农村地区低出生体重的增幅大于城市地区（图 8.1.9）。

表 8.1.12　吉林省调查地区 2008 年和 2013 年新生儿体重情况

	城乡合计		城市		农村	
	2008	2013	2008	2013	2008	2013
出生体重（g）						
平均数	3 305	3 307	3 368	3 433	3 268	3 179
中位数	3 500	3 450	3 400	3 500	3 500	3 400
低出生体重发生率（%）	5.2	8.7	4.2	6.8	5.8	10.6
巨大儿发生率（%）	12.6	18.8	13.6	20.8	11.9	16.7

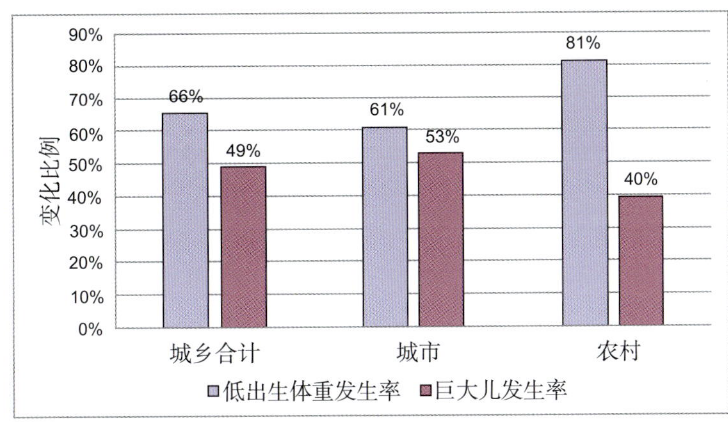

图 8.1.9　吉林省调查地区 2013 年与 2008 年比较低出生体重和巨大儿发生率变化情况

调查地区 2013 年出生婴儿性别比为 1.11，其中城市地区 1.18，高于农村地区的 1.04。与 2008 年相比，无论城乡，均有明显下降（表 8.1.13）。

表 8.1.13　吉林省调查地区 2008 年和 2013 年出生性别情况及出生性别比

出生性别	城乡合计		城市		农村	
	2008	2013	2008	2013	2008	2013
男性	325	258	118	134	207	124
女性	235	233	91	114	144	119
出生性别比例	1.38	1.11	1.30	1.18	1.44	1.04

*2008 年和 2013 年调查对象均为距离调查最近 5 年内分娩的所有孩子。

第二节　5 岁以下儿童保健

一、年龄构成与留守情况

2013 年对调查地区内 566 名 5 岁以下儿童进行了调查，其中城市地区 274 名，农村地区 292 名；与之相比较，2008 年对 620 名 5 岁以下儿童进行了调查，城市地区 236 名，

表 8.2.1 吉林省调查地区 2008 年和 2013 年 5 岁以下儿童年龄构成（%）

年龄组	城乡合计		城市		农村	
	2008*	2013**	2008*	2013**	2008*	2013**
0 ~	22.4	17.1	25.9	20.8	20.3	13.7
1 ~	20.8	21.9	24.2	20.4	18.8	23.3
2 ~	20.8	20.5	22.5	22.3	19.8	18.8
3 ~	18.2	20.9	14.8	19.7	20.3	21.9
4 ~	17.7	19.6	12.7	16.8	20.8	22.3

*2008 年调查 620 名 5 岁以下儿童，其中城市 236 名，农村 384 名。

**2013 年调查 566 名 5 岁以下儿童，其中城市 274 名，农村 292 名。

表 8.2.2 吉林省农村调查地区 2008 年和 2013 年留守儿童*比例（%）

年龄组	2008	2013
0 ~	0.0	2.5
1 ~	2.8	8.8
2 ~	2.6	1.8
3 ~	1.3	6.3
4 ~	5.0	3.1
合计	2.3	4.8

* 父母均长期在外务工。

农村地区 384 名。总体上看，两次调查各年龄组构成比较均衡。2008 年城市地区调查儿童中 3 岁和 4 岁儿童构成比较少，分别为 14.8% 和 12.7%；2013 年农村地区调查儿童中小于 1 岁儿童构成比较少，为 13.7%（表 8.2.1）。

农村地区 2013 年父母均长期在外务工的留守儿童比例为 4.8%，略高于 2008 年的 2.3%，其中 1 岁儿童中留守儿童所占比例最高，达 8.8%（表 8.2.2）。

二、儿童保健

体检率指过去一年内有过 1 次及以上体检的儿童所占的比例。体检达标率指 5 岁以下儿童体检次数达到《国家基本公共卫生服务规范（2011 年版）》中的标准：小于 1 岁体检 4 次，1 岁 2 次，2 岁 2 次，3 岁 1 次，4 岁 1 次。

调查地区 2013 年 5 岁以下儿童体检率达 73.1%，城市地区高于农村地区，二者分别为 82.5% 和 64.4%；与 2008 年相比，总体上各年龄段体检率均有所升高。从各年龄段看，4 岁儿童的体检率最低，城市地区为 76.1%，农村地区为 44.6%（表 8.2.3）。

从体检达标率看，调查地区 2013 年 5 岁以下儿童体检达标率为 53.6%，城市地区体检达标率高于农村地区，分别为 58.1% 和 49.3%。与 2008 年相比，城市地区略有升高，农村地区则有所下降。分年龄组看，小于 1 岁组体检达标率最低，约 18%（表

表 8.2.3　吉林省调查地区 2008 年和 2013 年 5 岁以下儿童体检率（%）

	城乡合计		城市		农村	
	2008	2013	2008	2013	2008	2013
体检率						
0～	79.1	74.2	90.2	80.7	70.5	65.0
1～	72.9	76.6	78.9	78.6	68.1	75.0
2～	59.7	81.0	66.0	93.4	55.3	67.3
3～	53.1	75.4	60.0	81.5	50.0	70.3
4～	51.8	57.7	70.0	76.1	45.0	44.6
合计	64.2	73.1	75.0	82.5	57.6	64.4
体检达标率						
0～	18.8	17.7	18.6	17.6	18.9	18.0
1～	74.0	63.4	78.6	60.6	71.1	65.6
2～	50.4	48.2	46.2	60.0	53.0	35.8
3～	66.1	76.1	66.7	81.3	65.9	71.6
4～	68.8	58.0	85.7	75.4	63.1	44.3
合计	54.1	53.6	55.0	58.1	53.7	49.3

8.2.3）。

调查地区 2013 年母乳喂养率为 84.3%，略低于 2008 年的 87.1%，其中城市地区从 2008 年的 77.1% 上升至 81.8%，而农村地区从 2008 年的 93.2% 下降至 86.6%。城市地区和农村地区 6 月龄内纯母乳喂养率较 2008 年均有明显提高，分别达 54.1% 和 60.0%。调查地区 2013 年 6～9 月龄辅食添加率为 34.3%，城市地区从 2008 年的 48.0% 下降至 22.2%，而农村地区从 2008 年的 19.2% 上升至 47.1%（表 8.2.4）。

计划免疫建卡率方面，城市地区 2013 年计划免疫建卡率接近 100%；农村地区除小于 1 岁儿童为 87.5% 外，均超过 90.0%，但与 2008 年相比有一定程度下降（表 8.2.5）。

通过查看计划免疫卡、询问家长及查看儿童身上计划免疫接种瘢痕，了解儿童计划免疫接种的完成情况。卡介苗和麻疹疫苗的接种率指满 1 周岁儿童接种过 1 次的比例，百白破、脊髓灰质炎和乙肝疫苗的接种率指满 1 周岁儿童中完成了 3 次该疫苗接种的比例。

调查地区 2013 年除了卡介苗和麻疹疫苗接种率达到 90.0% 以上（分别为 96.8% 和

表 8.2.4　吉林省调查地区 2008 年和 2013 年喂养率（%）

	城乡合计		城市		农村	
	2008	2013	2008	2013	2008	2013
母乳喂养率	87.1	84.3	77.1	81.8	93.2	86.6
6 月龄内纯母乳喂养率	28.8	55.8	23.1	54.1	32.5	60.0
6～9 月龄辅食添加率	33.3	34.3	48.0	22.2	19.2	47.1

表 8.2.5 吉林省调查地区 2008 年和 2013 年 5 岁以下儿童计划免疫情况 *（%）

	城乡合计		城市		农村	
	2008	2013	2008	2013	2008	2013
计划免疫建卡率						
0～	99.3	92.8	100.0	96.5	98.7	87.5
1～	100.0	96.0	100.0	100.0	100.0	92.6
2～	99.2	99.1	100.0	100.0	98.7	98.2
3～	98.2	99.2	97.1	100.0	98.7	98.4
4～	99.1	94.6	100.0	100.0	98.8	90.8
合计	99.2	96.5	99.6	99.3	99.0	93.8
卡介苗接种率	99.6	96.8	100.0	99.1	99.3	94.8
百白破疫苗接种率	92.9	85.7	88.6	87.6	95.4	84.1
脊髓灰质炎疫苗接种率	93.6	88.1	90.3	88.0	95.4	88.1
麻疹疫苗接种率	92.7	93.2	93.7	95.4	92.2	91.3
乙肝疫苗接种率	91.1	85.1	90.9	85.7	91.2	84.5

* 五苗接种率的分母均为满 1 周岁儿童，卡介苗和麻疹疫苗以接种 1 次算，百白破、脊髓灰质炎和乙肝疫苗以接种 3 次算。

93.2%）外，其余 3 种疫苗接种率均未达到 90.0%，城市地区和农村地区情况相似，城市地区略高于农村地区。除了城市地区麻疹疫苗接种率从 2008 年的 93.7% 上升至 95.4% 外，其余各疫苗接种率在城市地区和农村地区均呈不同程度的下降，农村地区下降幅度较为明显，其中百白破疫苗接种率下降最为明显，从 2008 年的 95.4% 下降至 84.1%（表 8.2.5）。

第三节　本章小结

调查地区 2013 年 15～64 岁受调查妇女的妇科检查率为 23.5%。宫颈癌筛查和乳腺癌筛查两项新增的调查内容结果显示，宫颈癌和乳腺癌筛查率分别为 11.9% 和 14.7%，城市地区均高于农村地区。

对近 5 年内有分娩史的育龄妇女进行孕产期保健调查显示，调查地区产前检查率达 96.2%，城市地区较 2008 年略有下降，农村地区则有所上升；5 次及以上产前检查率在农村地区虽有所上升，但仍然低于 60%，而城市地区则从 2008 年的 74.6% 下降至 66.0%。主要产前检查项目的分项检查率从高到低分别为 B 超检查（93.3%）、测量血压（91.3%）、尿常规检查（87.5%）和抽血检查（84.3%），城市地区均高于农村地区。与 2008 年相比，农村地区抽血检查、尿常规检查和测量血压比例均明显增加，B 超检查比例略有升高；城市地区各分项检查比例持平或略有增加。产后访视率仍然处于较低水平，为 59.3%，城市地区有明显上升，农村地区则略有下降。

调查地区 2013 年住院分娩率达到 98.2%，城市地区与农村地区差异不大。95.8% 的分娩在县级及以上医院、妇幼保健机构 / 计生机构、乡镇卫生院进行。相比于 2008 年，县级及以上医院分娩所占比例基本持平（城市地区）或上升（农村地区），妇幼保健机构 / 计生机构分娩所占比例则明显下降。农村地区仍有 0.4% 的分娩在家中进行。

调查地区 2013 年剖宫产率为 65.1%，显著高于全国平均水平，城市地区（66.8%）略高于农村地区（63.4%）。与 2008 年的结果相比，农村地区涨幅超过 50%。从 2003—2013 年剖宫产率变化趋势看，城市地区在 2003 年时剖宫产率已达 60%，呈一定上升趋势后略有下降，但仍在 60% 以上；农村地区则从 2003 年的低于 40% 迅速上升至 70% 左右。无论是城市地区还是农村地区，剖宫产率均远远高于 15% 的 WHO 推荐标准。

从分娩费用看，调查地区 2013 年分娩总费用平均数为 4 057 元（中位数为 3 000 元），分娩自付费用平均数为 2 749 元（中位数 2 000 元），城市地区均高于农村地区。平均和中位报销比例分别为 32% 和 33%，农村地区略高于城市地区。与 2008 年相比，城市地区和农村地区的平均分娩总费用均有所上涨，农村地区涨幅大于城市地区，而平均分娩自付费用仅在农村地区略有上升；平均分娩报销比例大幅上涨，城市地区的涨幅高于农村地区。

比较不同分娩方式费用，2013 年平均阴道产总费用和自付费用分别为 2 671 和 1 704 元，平均剖宫产总费用和自付费用分别为 4 799 和 3 309 元，城市地区均明显高于农村地区。与 2008 年相比，农村地区阴道产和剖宫产的平均总费用和自付费用均显著增加，阴道产涨幅高于剖宫产；城市地区阴道产和剖宫产的平均总费用有所增加，但阴道产的平均自付费用有所降低。总体来看，剖宫产总费用高于阴道产总费用，在城市地区两者差距有增大趋势。

调查地区 2013 年活产儿平均出生体重为 3 307g。低出生体重发生的比例为 8.7%，农村地区明显高于城市地区；巨大儿发生的比例为 18.8%，城市地区明显高于农村地区。与 2008 年相比，低出生体重和巨大儿发生的比例均明显增加，城市地区巨大儿的增幅大于农村地区，农村地区低出生体重的增幅大于城市地区。

调查地区 2013 年 5 岁以下儿童体检率达 73.1%，城市地区高于农村地区；与 2008 年相比，总体上各年龄段体检率均有所升高；从各年龄段看，4 岁儿童的体检率最低。5 岁以下儿童体检达标率仅为 53.6%，小于 1 岁组最低。

调查地区 2013 年母乳喂养率为 84.3%，略低于 2008 年，城市地区略有上升，而农村地区有所下降。城市地区和农村地区 6 月龄内纯母乳喂养率较 2008 年均有明显提高；6 ~ 9 月龄辅食添加率为 34.3%，城市地区下降至 22.2%，而农村地区上升至 47.1%。

城市地区 2013 年计划免疫建卡率接近 100%；农村地区除小于 1 岁儿童为 87.5% 外，均超过 90.0%，但与 2008 年相比有一定程度下降。

调查地区 2013 年五苗接种率除了卡介苗和麻疹疫苗接种率达到 90.0% 以上外，其余 3 种疫苗接种率均未达到 90.0%。除了城市地区麻疹疫苗接种率略有上升外，其余各疫苗接种率在城乡均呈不同程度的下降，农村地区下降幅度较为明显，百白破疫苗接种率下降最为明显。

（汪　颖　陈正超　宋雨亭）

第九章　老年人口卫生服务需要及利用

本章提要

本章关注60岁及以上老年人口的基本情况、健康与卫生服务需要、医疗服务利用情况。基本情况包括婚姻与配偶、文化程度、医保覆盖情况和社会支持情况。健康与卫生服务需要主要通过自评健康得分、两周患病率和慢性病患病率反映。医疗服务的利用主要通过两周就诊率和住院率来反映。

调查地区2013年60岁及以上老年人口中有配偶者占79.8%，丧偶者占18.3%。文盲比例为14.4%（城市地区8.1%，农村地区29.2%）。医疗保障覆盖率为97.7%。75.7%的60岁及以上人口经济来源于自己或配偶，生活照顾49.1%来源于配偶，45.5%来源于子女。

调查地区2013年60岁及以上老年人口自评健康得分为72.2分。两周患病率为59.0%，城市地区63.1%，农村地区49.6%。慢性病患病率为48.0%，城市地区51.5%，农村地区40.1%。慢性病疾病构成排在前三位的分别为高血压、糖尿病、脑血管病，这三种疾病的患病率分别为33.3%、11.1%和4.9%。失能状况方面，存在行走失能、听力失能和语言失能情况的比例分别为13.1%、21.0%和10.1%；自觉存在中度及以上视力失能的比例为23.9%。

调查地区2013年60岁及以上老年人口的两周就诊率为17.7%，城市地区12.2%，农村地区30.5%。高血压是两周就诊的主要疾病。

调查地区2013年60岁及以上老年人口的住院率为12.1%，城市地区12.7%，农村地区10.8%。脑血管病是导致住院的主要疾病。

第一节　老年人口基本情况

一、性别和年龄构成

2013年共对3 677名60岁及以上老年人口进行了调查，与之相比，2008年共对2 020名60岁及以上老年人口进行了调查。如表9.1.1所示，2013年调查的60岁及以上老年人口的男、女性别比为0.90，城市地区女性构成比（54.3%）大于男性，农村地区则男性构成比略大于女性。

从年龄构成看，60～69 岁老年人构成比为 61.4%，70～79 岁为 31.4%，80 岁及以上则为 7.2%。与 2008 年相比，2013 年调查的老年人口中 60～69 岁组占比略有升高，调查人群年龄相对较小（表 9.1.1）。

表 9.1.1　吉林省调查地区 2008 年和 2013 年 60 岁及以上老年调查人口性别构成和年龄构成（%）

	城乡合计		城市		农村	
	2008	2013	2008	2013	2008	2013
性别构成						
男性	49.1	47.5	45.8	45.7	52.9	51.6
女性	50.9	52.5	54.2	54.3	47.1	48.4
男、女性别比	0.96	0.90	0.84	0.84	1.12	1.07
人口年龄构成						
60～69 岁	59.8	61.4	57.4	59.2	62.5	66.5
70～79 岁	32.6	31.4	35.9	33.6	28.8	26.4
80 岁及以上	7.6	7.2	6.6	7.2	8.7	7.0
合计	100.0	100.0	100.0	100.0	100.0	100.0

二、婚姻与配偶

调查地区 2013 年 79.8% 的 60 岁及以上老年人具有配偶，其中城市地区为 80.6%，农村地区为 78.0%。从婚姻状况看，丧偶的老年人占 18.3%，城市地区略低于农村地区，分别为 17.6% 和 19.9%。与 2008 年相比，60 岁及以上老年人口中，丧偶的构成比明显升高，而离婚的比例则明显降低（表 9.1.2）。

表 9.1.2　吉林省调查地区 2008 年和 2013 年 60 岁及以上老年人口婚姻和配偶状况（%）

	城乡合计		城市		农村	
	2008	2013	2008	2013	2008	2013
婚姻状况						
未婚	1.9	0.7	1.2	0.5	2.8	1.2
已婚	71.5	79.8	76.2	80.6	66.1	78.0
丧偶	0.4	18.3	0.3	17.6	0.5	19.9
离婚	25.7	0.8	21.8	0.9	30.4	0.6
其他	0.4	0.4	0.6	0.4	0.2	0.3
合计	100.0	100.0	100.0	100.0	100.0	100.0
配偶情况						
有	71.4	79.8	76.1	80.6	65.9	78.0
无	28.6	20.2	23.9	19.4	34.1	22.0
合计	100.0	100.0	100.0	100.0	100.0	100.0

三、文化程度

从文化程度看，2013 年接受调查的 60 岁及以上老年人口中文盲的比例为 14.4%，农村地区（29.2%）明显高于城市地区（8.1%）。农村地区老年人口的文化程度仍普遍较低，初中及以下文化程度者占 97% 以上。城市地区具有高中及以上文化程度者占 31.5%。与 2008 年相比，无论城乡，文盲组所占的比例均明显下降。总体上看，初中及以上文化程度组的构成比均有所增加，以初中文化程度组尤为明显（表 9.1.3）。

表 9.1.3 吉林省调查地区 2008 年和 2013 年 60 岁及以上老年人口文化程度构成（%）

文化程度	城乡合计		城市		农村	
	2008	2013	2008	2013	2008	2013
文盲	27.3	14.4	16.9	8.1	39.5	29.2
小学	36.4	31.6	26.2	22.4	48.2	52.9
初中	18.1	31.2	25.5	38.0	9.4	15.3
高中 / 技校	5.2	6.5	9.4	9.1	0.3	0.6
中专 / 中技	8.1	8.4	13.1	11.2	2.3	1.9
大专及以上	5.0	7.9	8.9	11.2	0.3	0.1
合计	100.0	100.0	100.0	100.0	100.0	100.0

四、医疗保障覆盖情况

在医疗保障覆盖方面，城乡合计，调查地区 60 岁及以上老年人口中有 97.7% 的人被医疗保障覆盖。与 2008 年相比，医疗保障覆盖范围更加广泛，无医疗保障者比例大幅减少，城市地区从 2008 年的 29.7% 降低至 2013 年的 2.8%，农村地区从 2008 年的 5.8% 降低至 2013 年的 1.2%。

农村地区仍然以新型农村合作医疗为主，覆盖比例进一步提高，从 2008 年的 92.2% 升高至 2013 年的 95.2%。城市地区，城镇职工基本医疗保险参保率同样大幅升高，从 2008 年的 35.7% 升高至 2013 年的 60.3%，提高了约 25 个百分点；城镇居民基本医疗保险参保率也有所提高，从 2008 年的 14.2% 升高至 2013 年的 22.5%，提高约 8 个百分点。与 2008 年相比，无论城乡，接受医疗救助的老年人口比例均有明显下降（表 9.1.4）。

五、社会支持

（一）经济来源

调查地区 2013 年 60 岁及以上老年人口的主要经济来源为自己或配偶，占 75.7%，相比于 2008 年上升了 17 个百分点。其次的经济来源为子女，占 18.7%，较 2008 年下降了 15.6 个百分点。

分城乡看，城市地区和农村地区 60 岁及以上老年人口的主要经济来源存在一定差异。

表 9.1.4　吉林省调查地区 2008 年和 2013 年 60 岁及以上老年人口医保覆盖情况（%）

医保类型	城乡合计		城市		农村	
	2008	2013	2008	2013	2008	2013
新型农村合作医疗*	43.4	38.3	1.6	13.7	92.2	95.2
城镇职工基本医疗保险	19.6	42.8	35.7	60.3	0.8	2.1
城镇居民基本医疗保险	7.6	16.1	14.2	22.5	0.0	1.4
商业医疗保险	0.0	0.1	0.0	0.2	0.0	0.0
医疗救助	10.8	0.4	18.9	0.5	1.3	0.2
无任何医疗保障	18.7	2.3	29.7	2.8	5.8	1.2
合计	100.0	100.0	100.0	100.0	100.0	100.0

* 含城乡居民合作医疗。

城市地区，2013 年 87.4% 的 60 岁及以上老年人口经济来源于自己或配偶，较 2008 年上升了 8 个百分点；9.5% 经济来源于子女，较 2008 年下降了约 6 个百分点。农村地区，经济来源于自己或配偶、子女的比例分别为 48.2% 和 40.3%，这两者的变化趋势与城市相似。在社会救济作为经济来源方面，城市和农村比例均不高，但体现出不同的趋势，城市有所下降，农村则有所升高。

总体来看，城市地区 60 岁及以上老年人口经济来源主要是自己或配偶，农村地区虽主要来源也为自己或配偶，但来源于子女仍占相当大的比例。总体趋势上，城乡 60 岁及以上人口均逐渐向以自己或配偶为主要经济来源这种模式转变（表 9.1.5）。

表 9.1.5　吉林省调查地区 2008 年和 2013 年 60 岁及以上老年人口经济来源构成（%）

经济来源	城乡合计		城市		农村	
	2008	2013	2008	2013	2008	2013
自己或配偶	58.7	75.7	79.4	87.4	34.5	48.2
子女	34.3	18.7	15.6	9.5	56.2	40.3
孙子女	0.2	0.3	0.0	0.1	0.4	0.8
亲戚	0.5	0.1	0.5	0.1	0.7	0.1
社会救济	3.9	3.2	3.4	1.8	4.5	6.4
其他	2.3	2.1	1.2	1.1	3.7	4.2
合计	100.0	100.0	100.0	100.0	100.0	100.0

（二）生活照顾

调查地区 2013 年 60 岁及以上老年人口生活照顾主要以配偶和子女照顾为主，分别占 49.1% 和 45.5%。城市地区配偶照顾的构成比较大，为 53.1%，子女照顾的构成比为 42.3%；农村地区则主要以子女照顾为主，占 53.0%，配偶照顾的比例为 39.7%。与 2008 年对比，与经济来源类似，无论城乡，配偶照顾所占比例都有显著增加，子女照顾的比例明显减少（表 9.1.6）。

表 9.1.6 吉林省调查地区 2008 年和 2013 年 60 岁及以上老年调查人口生活照顾来源构成（%）

生活照顾	城乡合计		城市		农村	
	2008	2013	2008	2013	2008	2013
配偶	32.7	49.1	38.3	53.1	29.8	39.7
子女	56.3	45.5	55.9	42.3	64.4	53.0
孙子女	1.6	0.5	1.9	0.3	1.5	0.9
兄弟姐妹	—	1.1	—	0.9	—	1.7
亲戚	0.9	0.2	0.5	0.2	1.6	0.2
邻居	0.6	0.5	0.7	0.7	0.5	0.0
保姆	0.7	0.1	1.1	0.0	0.1	0.2
社区	0.1	0.5	0.0	0.4	0.1	0.8
其他	0.3	2.4	0.3	2.0	0.4	3.4
无人帮助	1.3	—	1.2	—	1.5	—

第二节 老年人口健康和卫生服务需要

一、自评健康和患病情况

自评健康状况方面，调查地区 2013 年 60 岁及以上老年人口的自评健康得分为 72.2 分，城市地区高于农村地区，分别为 74.0 和 68.1 分。与 2008 年相比，城市地区有明显升高，农村地区则有所降低。城乡相比，城市地区自评健康得分从 2008 年低于农村地区 2.5 分到 2013 年高于农村地区 5.9 分。

两周患病情况方面，调查地区 2013 年 60 岁及以上老年人口两周患病率为 59.0%。其中城市地区为 63.1%，高于农村地区的 49.6%。与 2008 年相比，无论城乡，60 岁及以上老年人口的两周患病率都有明显上升。

慢性病患病情况方面，调查地区 2013 年 60 岁及以上老年人口按人数算的慢性病患病率为 48.0%，城市地区为 51.5%，农村地区为 40.1%。与 2008 年相比，无论城乡，均有明显升高。其中城市地区上升了 3.3 个百分点，农村地区上升了 9.6 个百分点。城市地区慢性病患病率高于农村地区，但是农村地区慢性病患病率增长速度高于城市地区（表 9.2.1）。

表 9.2.1 吉林省调查地区 2008 年和 2013 年 60 岁及以上老年人口健康情况

	城乡合计		城市		农村	
	2008	2013	2008	2013	2008	2013
自评健康得分（百分制）	70.8	72.2	69.6	74.0	72.1	68.1
两周患病率（%）	20.7	59.0	20.5	63.1	20.9	49.6
慢性病患病率（按人数算，%）	40.0	48.0	48.2	51.5	30.5	40.1

从慢性病疾病构成看，调查地区 2013 年 60 岁及以上老年人口慢性病患病疾病构成排在前五位的分别是高血压、糖尿病、脑血管病、其他类型心脏病和其他缺血性心脏病。与 2008 年相比，可以看到高血压和糖尿病的患病率和构成比均有明显提高：2013 年高血压患病率为 33.3%（2008 年为 9.6%），糖尿病患病率为 11.1%（2008 年为 4.2%）。需要指出的是，由于家庭健康询问调查中直接询问调查对象是否患有高血压和糖尿病，因此调查获得的是自报医生诊断患病率。2013 年高血压和糖尿病的患病率和构成比明显升高可能是由于这两种疾病的知晓率升高引起的。

分城乡看，城市地区和农村地区的顺位存在一定差异。城市地区顺位与全省相同。农村地区，脑血管病的顺位略高于糖尿病。与 2008 年比较看，城市地区脑血管病的患病率和构成比均有所下降，但农村地区则有所上升（表 9.2.2 和表 9.2.3）。

表 9.2.2　吉林省调查地区 2008 年 60 岁及以上老年人口前五位慢性病的患病率（%）和构成比（%）

顺位	城乡合计			城市			农村		
	疾病名称	患病率	构成比	疾病名称	患病率	构成比	疾病名称	患病率	构成比
1	高血压	9.6	20.4	高血压	13.4	15.4	高血压	5.0	5.0
2	脑血管病	5.4	11.5	脑血管病	6.8	7.8	脑血管病	3.8	3.7
3	糖尿病	4.2	9.0	糖尿病	6.3	7.3	其他类型心脏病	3.3	3.3
4	其他类型心脏病	4.1	8.7	其他类型心脏病	4.7	5.4	类风湿性关节炎	1.8	1.8
5	其他缺血性心脏病	2.7	5.8	其他缺血性心脏病	4.3	5.0	糖尿病	1.7	1.7

表 9.2.3　吉林省调查地区 2013 年 60 岁及以上老年人口前五位慢性病的患病率（%）和构成比（%）

顺位	城乡合计			城市			农村		
	疾病名称	患病率	构成比	疾病名称	患病率	构成比	疾病名称	患病率	构成比
1	高血压	33.3	47.5	高血压	37.1	49.1	高血压	24.7	42.7
2	糖尿病	11.1	15.8	糖尿病	14.0	18.6	脑血管病	4.4	7.6
3	脑血管病	4.9	6.9	脑血管病	5.1	6.7	糖尿病	4.2	7.3
4	其他类型心脏病	4.0	5.7	其他类型心脏病	4.4	5.8	其他类型心脏病	3.2	5.5
5	其他缺血性心脏病	2.8	4.0	其他缺血性心脏病	2.8	3.8	其他缺血性心脏病	2.7	4.7

二、失能状况

对于 60 岁及以上老年人口的失能状况，主要通过行动失能、听力失能、语言失能、视力失能这四个方面来衡量。

行走失能是衡量 60 岁及以上老年人口生存质量和自理能力的重要指标之一。调查地区 2013 年 60 岁及以上老年人口中行走自如者占 86.9%，较 2008 年的 82.4% 有所增加。具有长期卧床、不能行走和不能上街这三种行走能力障碍的老年人所占比例均有所下降，分别从 2008 年的 5.0%、2.6%、10.0% 下降至 2013 年的 4.1%、2.3% 和 6.7%。城乡对比，无论是城市地区还是农村地区，趋势基本相同，不能行走和不能上街者的比例均有所下降，但城市地区长期卧床者比例有所提高，从 2008 年 4.0% 提高到 2013 年的 4.5%。

听力失能方面，调查地区 2013 年 60 岁及以上老年人口中，21.0% 的人存在听力失能的情况，其中城市地区这一比例为 19.0%，农村地区为 25.6%，农村地区高于城市地区。在"很难听清楚"这一选项上，农村地区比例也显著高于城市地区，分别为 7.2% 和 5.0%。与 2008 年对比，城市地区和农村地区听力失能情况均有所好转，特别是农村地区，存在听力失能情况的比例下降了 8.6 个百分点，降幅达 25%；同期城市地区存在听力失能情况的比例下降了 5 个百分点，降幅达 21%。城市地区以"需要提高音量"这一项比例降低为主，而农村地区则"很难听清楚"和"需要提高音量"这两项的比例均有明显降低。

语言失能方面，调查地区 2013 年 60 岁及以上老年人口中具有语言失能情况的比例为

表 9.2.4　吉林省调查地区 2008 年和 2013 年 60 岁及以上老年人口失能情况（%）

失能状况	城乡合计		城市		农村	
	2008	2013	2008	2013	2008	2013
行走失能						
长期卧床	5.0	4.1	4.0	4.5	6.2	3.4
不能行走	2.6	2.3	2.5	1.8	2.7	—
不能上街	10.0	6.7	10.0	5.9	10.1	8.6
行走自如	82.4	86.9	83.5	87.9	81.0	84.7
合计	100.0	100.0	100.0	100.0	100.0	100.0
听力失能						
很难听清楚	8.0	5.7	5.1	5.0	11.3	7.2
需要提高音量	20.7	15.3	18.8	13.9	22.9	18.4
正常	71.4	79.0	76.1	81.1	65.8	74.4
合计	100.0	100.0	100.0	100.0	100.0	100.0
语言失能						
是	15.5	10.1	13.3	9.0	18.0	12.5
否	84.5	89.9	86.7	91.0	82.0	87.5
合计	100.0	100.0	100.0	100.0	100.0	100.0
视力失能						
没有或轻度困难	70.7	76.1	72.0	78.6	69.2	70.2
自觉中度困难	23.5	20.6	21.9	18.4	25.3	26.0
自觉极度困难	5.8	3.3	6.1	3.0	5.5	3.9
合计	100.0	100.0	100.0	100.0	100.0	100.0

10.1%，其中城市地区 9.0%，农村地区 12.5%，农村地区高于城市地区。与 2008 年相比，语言失能的比例降低了 5.4 个百分点，降幅达 35%；城乡变化趋势相似。

视力失能方面，2008 年和 2013 年均调查了 60 岁及以上老年人口“近半年内辨认出 20 米外熟人的困难程度”。调查地区 2013 年 60 岁及以上老年人口中自觉存在中度及以上困难者占 23.9%，其中城市地区 21.4%，农村地区 29.8%，农村地区高于城市地区。与 2008 年相比，总体上自觉存在中度及以上困难者的比例有所下降，但农村地区自觉存在中度困难者的比例略有上升（表 9.2.4）。

第三节　老年人口医疗服务利用情况

一、两周患病治疗方式

调查地区 60 岁及以上老年人口的两周患病治疗方式构成情况如表 9.3.1 所示。2013 年 60 岁及以上老年人口两周患病的主要治疗方式为自我医疗，构成比为 80.9%，其中两周前就诊的构成比为 45.9%，纯自我医疗的构成比为 35.1%。两周患病未治疗的构成比为 9.1%。与 2008 年相比，两周前就诊的构成比有明显上升，两周内就诊和纯自我医疗的构成比均有所下降。

城市地区和农村地区 60 岁及以上老年人口的两周患病治疗方式构成比有所不同。城市地区以两周前就诊为主，构成比为 55.6%，其次是纯自我医疗，构成比为 28.8%。农村地区则以纯自我医疗为主，构成比为 53.6%，两周患病就诊（两周内就诊和两周前就诊）的构成比为 35.9%。农村地区两周患病未治疗的构成比高于城市地区，分别为 10.6% 和 8.6%。

表 9.3.1　吉林省调查地区 2008 年和 2013 年 60 岁及以上老年人口两周患病治疗方式构成比（%）

治疗情况	城乡合计		城市		农村	
	2008	2013	2008	2013	2008	2013
就诊						
两周内就诊	24.9	9.9	22.0	7.0	28.2	18.6
两周前就诊	22.0	45.9	24.7	55.6	19.0	17.3
未就诊						
纯自我医疗	44.5	35.1	45.3	28.8	43.6	53.6
未治疗	8.6	9.1	8.1	8.6	9.2	10.6
合计	100.0	100.0	100.0	100.0	100.0	100.0

二、门诊服务利用

调查地区 2013 年 60 岁及以上老年人口的两周就诊率为 17.7%，城市地区 12.2%，农村地区 30.5%。与 2008 年相比，城市地区 60 岁及以上老年人口的两周就诊率下降了 3.6 个百分点，但农村地区则从 2008 年的 13.2% 上升至 30.5%（表 9.3.2）。

从两周就诊的疾病构成看，调查地区 2013 年 60 岁及以上老年人口两周就诊的前三位疾病分别是高血压、糖尿病和脑血管疾病，构成比分别为 37.7%、8.8% 和 6.1%。城市地区的前三位构成同全省保持一致，农村地区则为高血压（28.4%）、流行性感冒（6.9%）和上呼吸道感染（5.9%）（表 9.3.3）。

表 9.3.2 吉林省调查地区 2008 年和 2013 年 60 岁及以上老年人口两周就诊率

两周就诊率	城乡合计	城市	农村
2008 年	14.6	15.8	13.2
2013 年	17.7	12.2	30.5

表 9.3.3 吉林省调查地区 2013 年 60 岁及以上老年人口前三位两周就诊疾病构成比（%）

顺位	城乡合计		城市		农村	
	疾病名称	构成比	疾病名称	构成比	疾病名称	构成比
1	高血压	37.7	高血压	46.0	高血压	28.4
2	糖尿病	8.8	糖尿病	13.3	流行性感冒	6.9
3	脑血管病	6.1	脑血管病	7.1	上呼吸道感染	5.9

三、住院服务利用

调查地区 2013 年 60 岁及以上老年人口的住院率为 12.1%，城市地区 12.7%，农村地区 10.8%。与 2008 年相比，无论城乡，均有提高，农村涨幅高于城市。从应住院而未住院比例看，全省调查地区 2013 年应住院而未住院比例为 22.8%，城市地区 18.9%，农村地区 31.8%。与 2008 年相比，无论城乡，均有降低，城市降低的幅度更大（表 9.3.4）。

调查地区 2013 年 60 岁及以上老年人口住院疾病构成在前三位的分别是脑血管病、其他类型心脏病和其他缺血性心脏病，构成比分别为 26.0%、8.3% 和 7.4%。无论城乡，脑血管病都是主要的住院疾病（表 9.3.5）。

表 9.3.4　吉林省调查地区 2008 年和 2013 年 60 岁及以上老年人口住院率和应住院而未住院比例（%）

	城乡合计	城市	农村
住院率			
2008 年	9.8	11.8	7.4
2013 年	12.1	12.7	10.8
应住院而未住院比例			
2008 年	35.8	33.3	40.0
2013 年	22.8	18.9	31.8

表 9.3.5　吉林省调查地区 2013 年 60 岁及以上老年人口前三位住院疾病构成比（%）

顺位	城乡合计		城市		农村	
	疾病名称	构成比	疾病名称	构成比	疾病名称	构成比
1	脑血管病	26.0	脑血管病	26.4	脑血管病	25.0
2	其他类型心脏病	8.3	其他类型心脏病	9.5	其他缺血性心脏病	11.7
3	其他缺血性心脏病	7.4	其他缺血性心脏病	5.8	其他类型心脏病	5.0

第四节　本章小结

调查地区 2013 年 60 岁及以上老年人口中具有配偶的比例有所上升，达 79.8%。从婚姻状态上看，丧偶者的比例有所增加，离婚者的比例明显下降。从文化程度上看，无论城乡，60 岁及以上老年人口的总体文化程度有所升高，文盲比例明显下降，但农村地区大多数均为初中及以下文化程度。医疗保障覆盖率进一步提高，农村地区达到 98.8%，城市地区则为 97.2%，无医疗保障者的比例大幅减少。

社会支持方面，调查地区 2013 年 60 岁及以上老年人口经济来源主要是自己或配偶，农村地区来源于子女者仍占相当大的比例。生活照顾的主要来源为配偶和子女。无论城乡，总体趋势上，经济来源和生活照顾的来源逐渐向以自己或配偶为主转变。

调查地区 2013 年 60 岁及以上老年人口自评健康得分为 72.2 分，城市地区有所提高，农村地区则有所下降。两周患病率和慢性病患病率较 2008 年都有明显上升，分别达 59.0% 和 48.0%。城市地区慢性病患病率高于农村地区，农村地区慢性病患病率增长速度高于城市地区。高血压和糖尿病的患病率和慢性病患病构成比均明显升高，这可能与这两种疾病的知晓率提高有关。从失能状况看，在行走失能、听力失能、语言失能、视力失能这四个方面，2013 年均有明显的改善。

从医疗服务利用看，农村地区 2013 年 60 岁及以上老年人口两周就诊率较 2008 年有明显上升，城市地区则有所下降。高血压是主要的两周就诊疾病。无论城乡，住院率都有所上升，应住院而未住院比例均有所下降。

（陈正超　汪　颖）

第十章　慢性病管理

本章提要

本章关注居民高血压、糖尿病两大重点慢性病的管理情况。慢性病管理包括自报医生诊断患病率、治疗情况。

调查地区2013年35岁及以上人口自报医生诊断高血压患病率为19.4%，城市地区23.9%，农村地区12.6%。一年至少测量血压4次的高血压患者比例达到93.4%（城市地区94.2%，农村地区90.9%），高血压3个月内接受医务人员健康教育比例为66.7%（城市地区64.3%，农村地区73.4%）。高血压服药率为92%，规律服药率为66%（城市地区73%，农村地区44%）。高血压两周就诊率为32.2‰（城市地区28.9‰，农村地区37.4‰），住院率为4.8‰（城市地区4.4‰，农村地区5.5‰）。

调查地区2013年35岁及以上人口自报糖尿病患病率为6.5%，城市地区9.0%，农村地区2.6%。一年内至少测量血糖4次的糖尿病患者比例为91.8%（城市地区93.2%，农村地区84.1%）。糖尿病降糖药使用率为91%，规律用药率为83%（城市地区85%，农村地区71%）。糖尿病两周就诊率为7.7‰（城市地区7.3‰，农村地区8.3‰），住院率为4.0‰（城市地区5.3‰，农村地区1.9‰）。

第一节　高血压管理

一、自报医生诊断高血压患病率

本次调查通过直接询问调查对象是否患有高血压来计算高血压患病率，即下列分析中的高血压患病率均指自报高血压患病率。

如表10.1.1所示，调查地区2013年35岁及以上居民高血压患病率为19.4%，城市地区（23.9%）高于农村地区（12.6%）。用2010年全国人口普查人口构成比标化后，与2008年相比，城乡合计高血压患病率增加了5.7个百分点，农村地区增幅大于城市地区（图10.1.1）。

表 10.1.1 吉林省调查地区 2008 年和 2013 年自报高血压患病率（%）

	城乡合计	城市	农村
高血压患病率			
2008 年	11.2	15.4	7.9
2013 年	19.4	23.9	12.6
年龄标准化高血压患病率*			
2008 年	12.6	16.1	9.2
2013 年	18.3	21.1	13.7

*用 2010 年全国人口普查人口构成标化，可直接与国家报告计算的标化率比较。

从性别年龄分布（图 10.1.2）看，无论男女，高血压患病率随年龄增加而升高。50 岁以前，无明显性别差异；50 岁后，女性高于男性。城市地区和农村地区高血压患病率的性

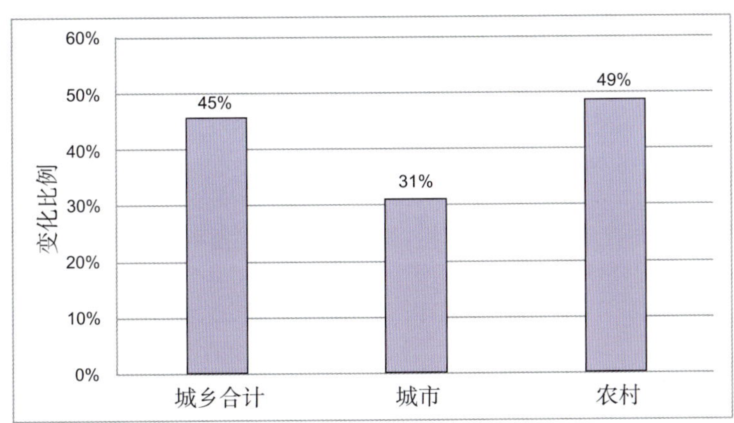

图 10.1.1 吉林省调查地区 2013 年与 2008 年比较年龄标化高血压患病率变化情况

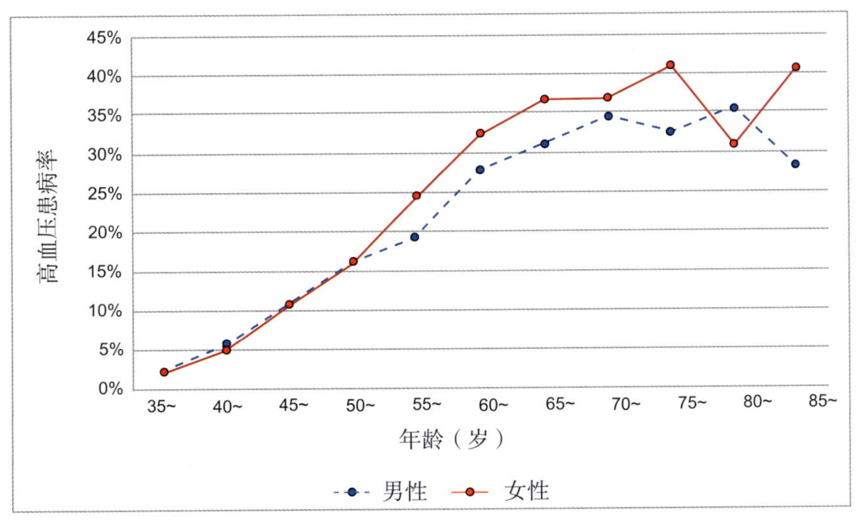

图 10.1.2 吉林省调查地区 2013 年高血压患病率的性别年龄分布

别年龄分布无明显差异。

从文化程度分组看，城乡合计，不同文化程度的居民高血压患病率差异并不明显（图10.1.3）。但分别比较城市地区和农村地区可以看到，城市地区没上过学组高血压患病率最高，农村地区文化程度较高组的高血压患病率相对较低；城市地区患病率普遍高于农村地区。

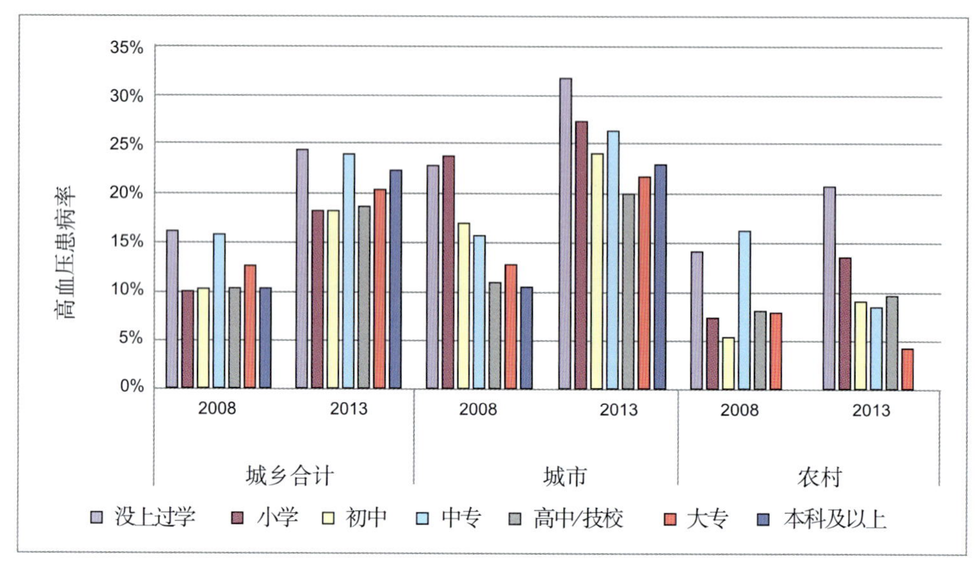

图 10.1.3 吉林省调查地区 2008 年和 2013 年不同文化程度组自报高血压患病率情况

从收入水平分组看，城乡合计，随着收入增加，高血压患病率呈上升趋势（图10.1.4）。但城市地区不同收入组高血压患病率差异不明显，较低和中等收入者相对较低；农村地区高血压患病率则表现出明显的收入等级，收入越高者，患病率越低。

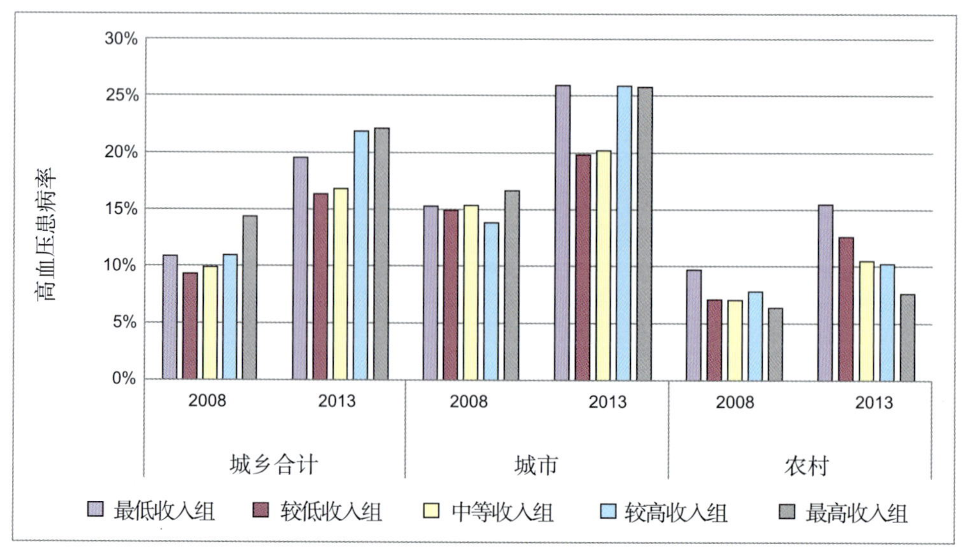

图 10.1.4 吉林省调查地区 2008 年和 2013 年不同收入组自报高血压患病率情况

二、高血压管理

调查地区2013年一年至少测量血压4次的高血压患者比例达到93.4%，城市地区94.3%，农村地区90.9%，与2008年相比均有所提高；高血压患者3个月内接受医务人员健康教育的比例为66.7%，农村地区高于城市地区；自报高血压治疗率为92.4%，与2008年相比有大幅提高（表10.1.2）。高血压服药率达92.4%（城市地区91.8%，农村地区94.3%），年龄标化后农村仍比城市高约6个百分点；高血压规律服药率为65.6%（城市地区73.1%，农村地区44.0%），年龄标化后城市地区比农村地区高约26个百分点（表10.1.3）。由此可见，虽然农村地区的高血压服药率比城市地区高，但规律服药率低于城市地区。

表10.1.2 吉林省调查地区2008年和2013年高血压管理情况（%）

	城乡合计		城市		农村	
	2008	2013	2008	2013	2008	2013
高血压血压测量频率						
1周内	—	58.1	—	66.0	—	35.5
1个月内	72.8	25.4	82.8	22.6	57.3	33.4
1个季度内	10.6	9.9	8.2	5.7	14.4	22.0
半年内	5.6	3.0	2.7	2.4	10.1	4.7
半年以上	10.9	3.6	6.3	3.4	18.1	4.4
高血压患者3个月内接受医务人员健康教育的比例	63.5	66.7	57.5	64.3	72.9	73.4
高血压治疗率	34.5	92.4	38.1	91.8	28.9	94.3

表10.1.3 吉林省调查地区2013年自报高血压服药率（%）

	城乡合计	城市	农村
高血压服药率	92.4	91.8	94.3
高血压规律服药率	65.6	73.1	44.0
年龄标化高血压服药率*	89.9	87.6	93.5
年龄标化高血压规律服药率*	57.1	64.4	38.5

*用2010年全国人口普查人口构成标化，可直接与国家报告计算的标化率比较。

从性别年龄分布看（图10.1.5），高血压患者规律服药率随年龄增加而升高，男女差异不明显。

从文化程度分组看（图10.1.6），随文化程度的增加，高血压患者规律服药率呈上升趋势。

从收入水平分组看（图10.1.7），城市地区和农村地区分布不同：城市地区随收入的增加，高血压患者规律服药率上升；而农村地区随收入的增加，高血压患者规律服药率降

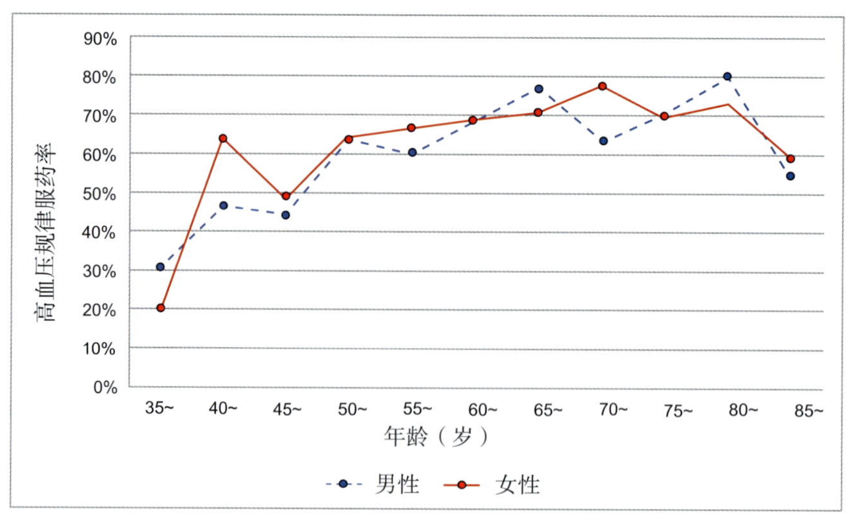

图 10.1.5 吉林省调查地区 2013 年高血压患者规律服药的性别年龄分布

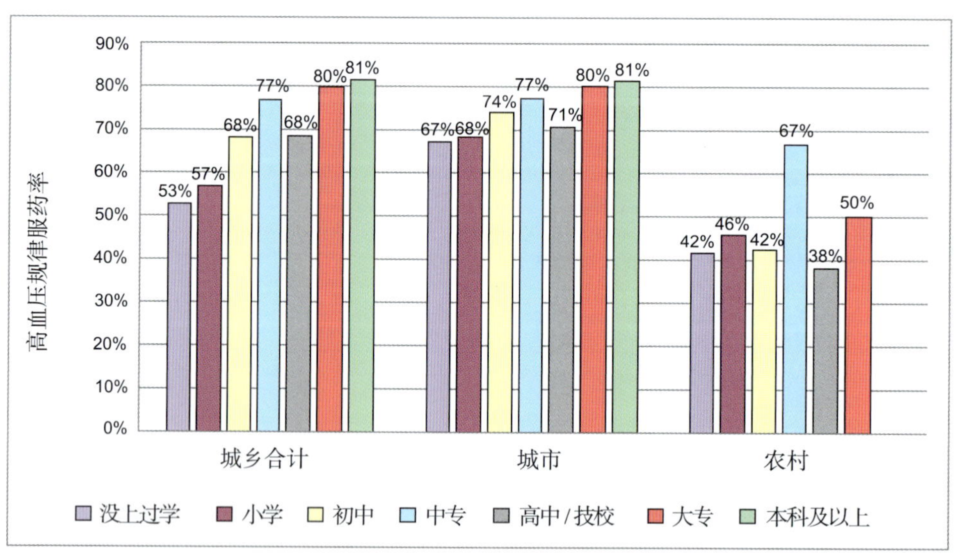

图 10.1.6 吉林省调查地区 2013 年不同文化程度组高血压患者规律服药情况

低，中等收入组规律服药率最低。

三、高血压门诊治疗

调查地区 2013 年高血压患者两周就诊率为 32.2‰，农村地区（37.4‰）高于城市地区（28.9‰）；与 2008 年的 4.3‰相比有大幅提高，城市地区增幅尤为明显（表 10.1.4 和图 10.1.8）。

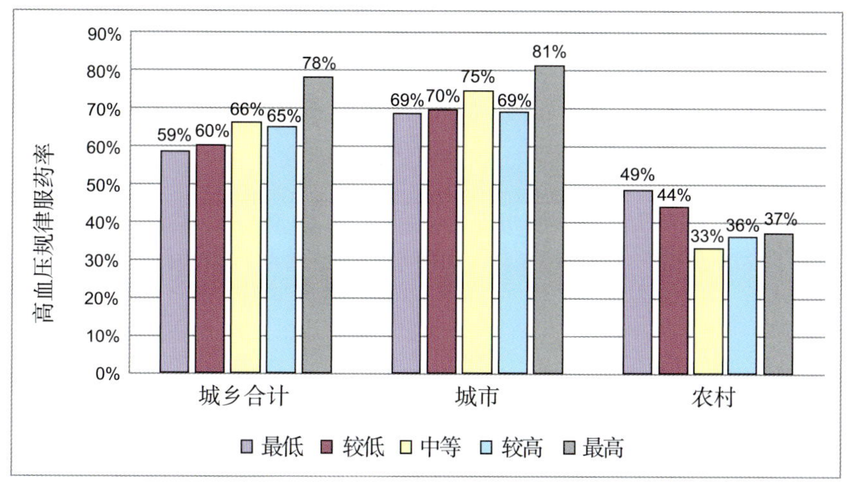

图 10.1.7　吉林省调查地区 2013 年不同收入组高血压患者规律服药情况

表 10.1.4　吉林省调查地区 2008 年和 2013 年高血压患者两周就诊率（‰）

	城乡合计	城市	农村
高血压两周就诊率			
2008 年	4.3	2.1	6.0
2013 年	32.2	28.9	37.4
年龄标化高血压两周就诊率*			
2008 年	5.1	2.0	7.7
2013 年	29.9	24.9	40.6

*用 2010 年全国人口普查人口构成标化，可直接与国家报告计算的标化率比较。

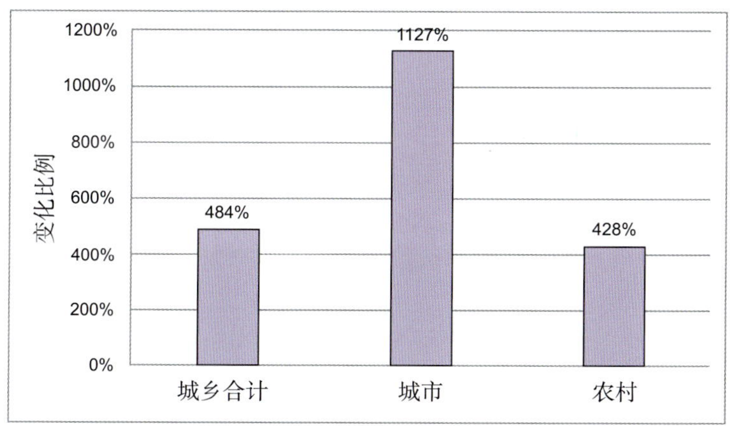

图 10.1.8　吉林省调查地区 2013 年与 2008 年比较年龄标化高血压患者两周就诊率变化情况

从高血压门诊治疗费用看（表 10.1.5），调查地区 2013 年次均门诊总费用为 147 元，其中次均直接与间接医疗费用分别为 122 元和 25 元，城市地区次均门诊直接医疗费用低于农村地区，而次均门诊总费用和间接医疗费用均高于农村地区；按患病人数计算人均门诊总费用为 36 元，农村地区明显高于城市地区，其中城乡人均门诊间接费用相同，农村地区人均门诊直接医疗费用高于城市地区（农村地区 46 元，城市地区 27 元）。与 2008 年相比，次均门诊费用有所降低，而人均门诊费用明显升高，城市地区增幅超过农村地区（图 10.1.9）。

表 10.1.5　吉林省调查地区 2008 年和 2013 年高血压门诊医疗费用（元）

	城乡合计		城市		农村	
	2008*	2013	2008*	2013	2008*	2013
按就诊次数计算						
门诊直接医疗费用	217	122	230	116	213	129
门诊间接医疗费用	93	25	112	32	84	15
门诊总费用	277	147	343	148	259	144
按患病人数计算						
门诊直接医疗费用	9	32	5	27	15	46
门诊间接医疗费用	3	4	2	4	4	4
门诊总费用	12	36	7	31	19	50

* 以 2013 年为参照，按吉林省历年居民消费价格指数调整，吉林省 2009—2013 年 CPI 分别为 100.1、103.7、105.2、102.9 和 102.5。

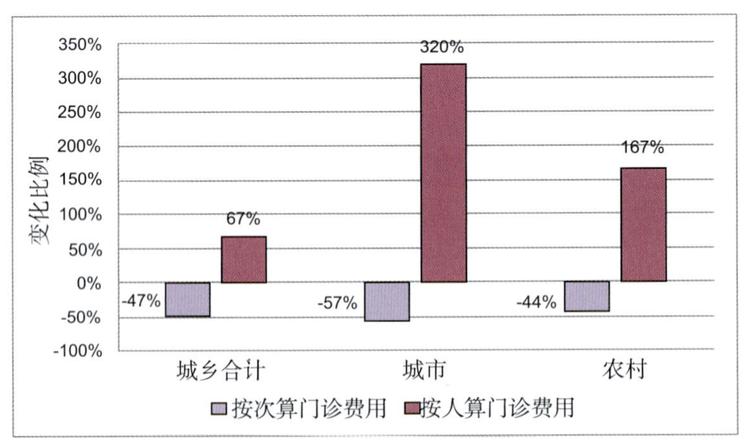

图 10.1.9　吉林省调查地区 2013 年与 2008 年比较高血压门诊总费用变化情况（可比价格）

从收入水平分组看（图 10.1.10），调查地区 2013 年不同收入组高血压患者人均两周门诊总费用存在明显差异，随收入组的降低，费用呈上升趋势：城市最低收入和较低收入患者较高，分别为 58 元和 37 元；农村最低收入、较低收入和中等收入患者较高，均在

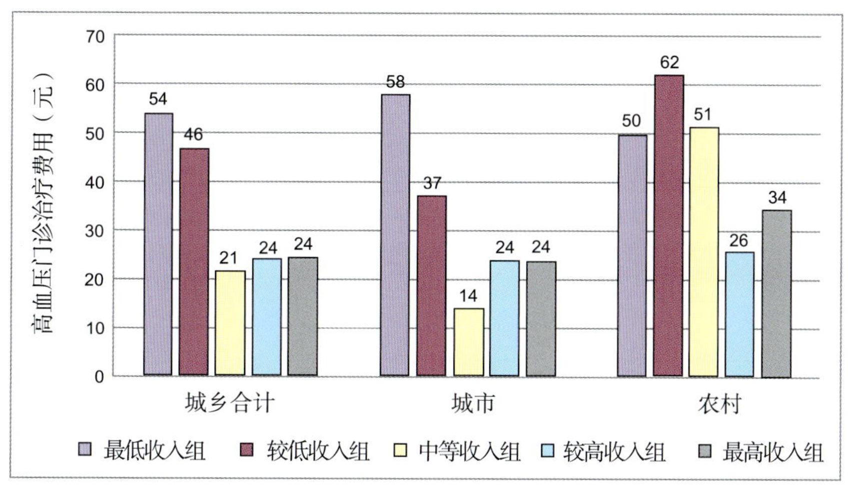

图 10.1.10　吉林省调查地区 2013 年不同收入组高血压患者人均两周门诊总费用

50 元及以上。

四、高血压住院治疗

调查地区 2013 年高血压住院率为 4.8‰，农村地区（5.5‰）高于城市地区（4.4‰）；与 2008 年相比，无论城乡，均有大幅提高，农村地区增幅尤为明显（表 10.1.6 和图 10.1.11）。

表 10.1.6　吉林省调查地区 2008 年和 2013 年高血压住院率（‰）

	城乡合计	城市	农村
高血压住院率			
2008 年	0.8	1.0	0.6
2013 年	4.8	4.4	5.5
年龄标化高血压住院率*			
2008 年	1.0	1.1	0.8
2013 年	4.2	3.3	4.8

*用 2010 年全国人口普查人口构成标化，可直接与国家报告计算的标化率比较。

从高血压住院治疗费用（表 10.1.7）看，调查地区 2013 年次均住院总费用为 5 561 元，其中直接和间接医疗费用分别为 4 926 元和 635 元，城市次均住院总费用、直接医疗费用高于农村，而次均住院间接医疗费用低于农村；按患病人数计算人均住院总费用为 78 元，其中直接和间接医疗费用分别为 69 元和 9 元，农村地区均明显高于城市地区。调查地区 2013 年高血压次均住院总自付费用为 2 900 元，城市地区高于农村地区（城市

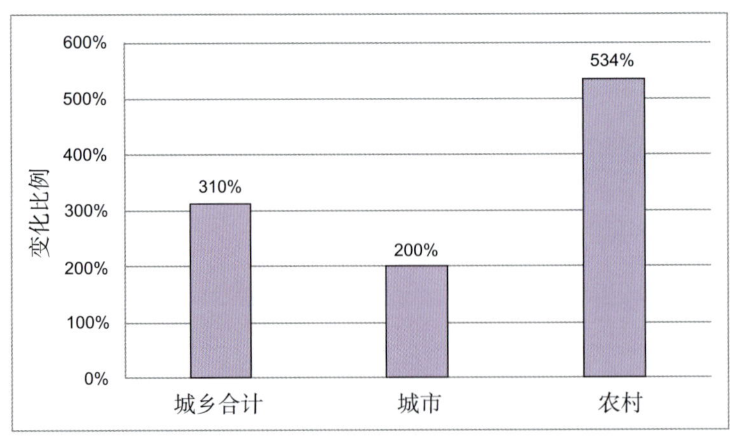

图 10.1.11 吉林省调查地区 2013 年与 2008 年比较高血压住院率变化情况

表 10.1.7 吉林省调查地区 2008 年和 2013 年高血压住院医疗费用（元）

	城乡合计		城市		农村	
	2008*	2013	2008*	2013	2008*	2013
按住院次数计算						
住院直接医疗费用	3 956	4 926	7 487	5 163	2 780	4 409
住院自付直接医疗费用	2 594	2 265	3 743	2 330	1 827	2 123
住院间接医疗费用	2 016	635	5 759	592	768	731
住院总费用	4 778	5 561	6 623	5 754	3 547	5 140
住院总自付费用	4 206	2 900	6 623	2 921	2 595	2 854
按患病人数计算						
住院直接医疗费用	16	69	13	62	22	87
住院自付直接医疗费用	13	30	13	26	14	41
住院间接医疗费用	8	9	10	7	6	14
住院总费用	25	78	22	70	28	101
住院总自付费用	22	39	22	33	20	56

* 以 2013 年为参照，按吉林省历年居民消费价格指数调整，吉林省 2009—2013 年 CPI 分别为 100.1、103.7、105.2、102.9 和 102.5。

地区为 2 921 元，农村地区为 2 854 元）；而人均住院总自付费用为 39 元，农村地区高于城市地区（农村地区为 56 元，城市地区为 33 元）。与 2008 年相比，农村地区次均住院总自付费用上升了 10%，城市地区则下降了 56%；人均住院总自付费用在城乡均明显升高，农村地区增幅超过城市地区（图 10.1.12）。

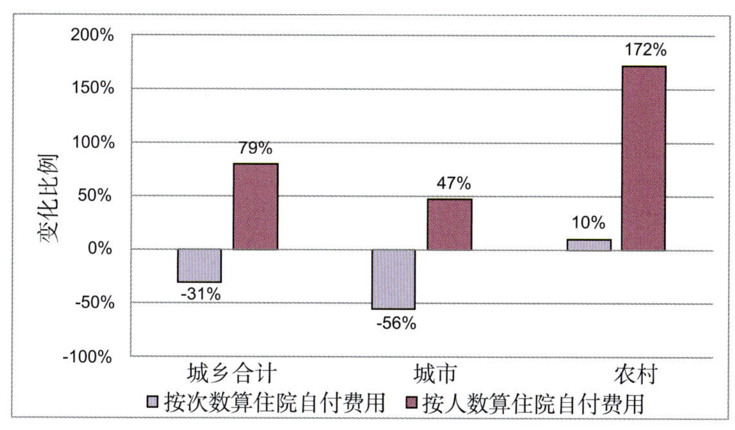

图 10.1.12　吉林省调查地区 2013 年与 2008 年比较高血压住院自付费用变化情况（可比价格）

第二节　糖尿病管理

一、糖尿病患病率

如表 10.2.1 所示，调查地区 2013 年自报糖尿病患病率为 6.5%，城市地区（9.0%）明显高于农村地区（2.6%）。用 2010 年全国人口普查人口构成比标化后，与 2008 年相比，城乡合计糖尿病患病率大幅增加，增幅达 176%，城市地区增幅略大于农村地区（图 10.2.1）。

表 10.2.1　吉林省调查地区 2008 年和 2013 年自报糖尿病患病率（%）

	城乡合计	城市	农村
糖尿病患病率			
2008 年	1.9	3.1	1.0
2013 年	6.5	9.0	2.6
年龄标化糖尿病患病率*			
2008 年	2.1	3.1	1.1
2013 年	5.8	7.5	2.7

*用 2010 年全国人口普查人口构成标化，可直接与国家报告计算的标化率比较。

从性别年龄分布看（图 10.2.2），随年龄增加，糖尿病患病率基本呈上升趋势；50 岁以前，女性糖尿病患病率低于男性，50 岁以后，女性糖尿病患病率则明显高于男性。城市地区和农村地区糖尿病患病率的性别年龄分布无明显差异。

从文化程度分组看（图 10.2.3），城乡合计，2008 年不同文化程度组糖尿病患病率差

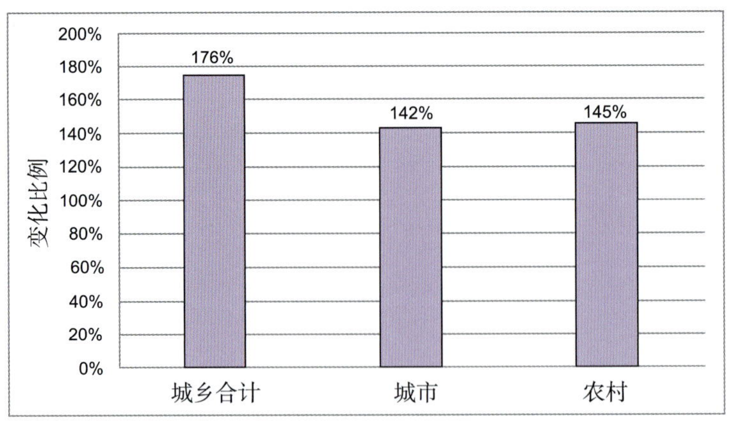

图 10.2.1 吉林省调查地区 2013 年与 2008 年比较年龄标化糖尿病患病率变化情况

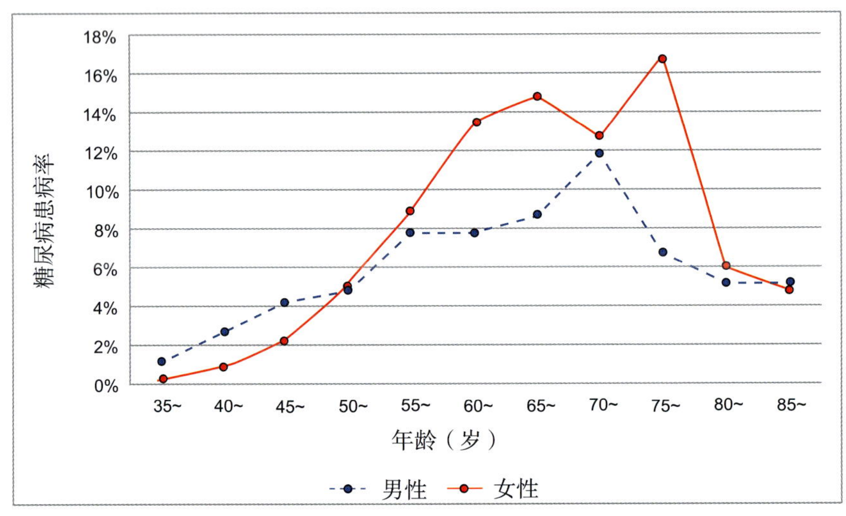

图 10.2.2 吉林省调查地区 2013 年糖尿病患病率的性别年龄分布

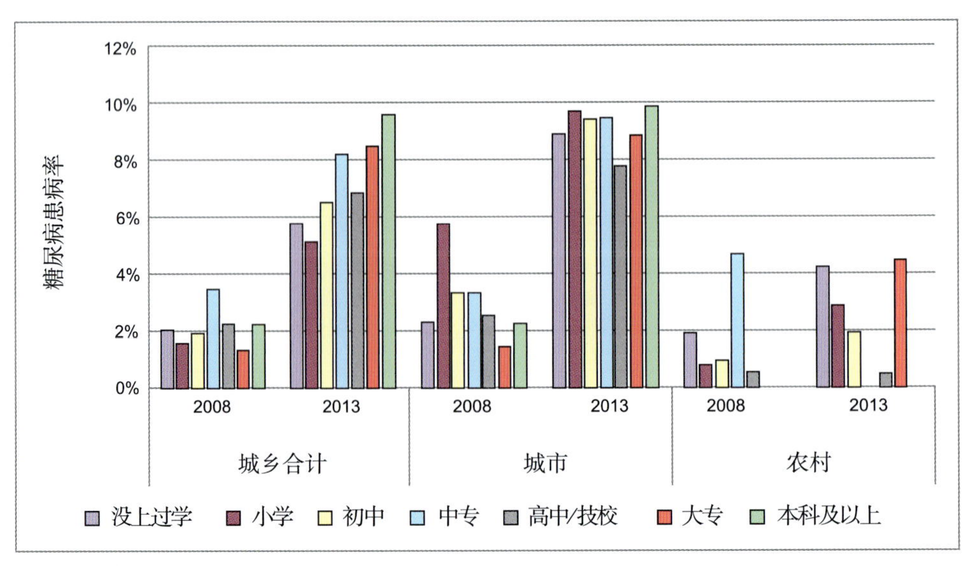

图 10.2.3 吉林省调查地区 2008 年和 2013 年不同文化程度组糖尿病患病率情况

异不明显，2013 年随文化程度的升高，糖尿病患病率呈明显上升趋势。分别比较城市地区和农村地区，城市地区不同文化程度组的糖尿病患病率差异不明显，农村地区没上过学组和本科及以上组的患病率最高。城市地区各文化程度组的糖尿病患病率均高于农村地区。

从收入水平分组（图 10.2.4）看，调查地区 2013 年随着收入的增加，糖尿病患病率呈上升趋势。分城乡看，城市地区随收入增加，糖尿病患病率呈明显上升趋势；而农村地区糖尿病患病率以中等收入组为最低。

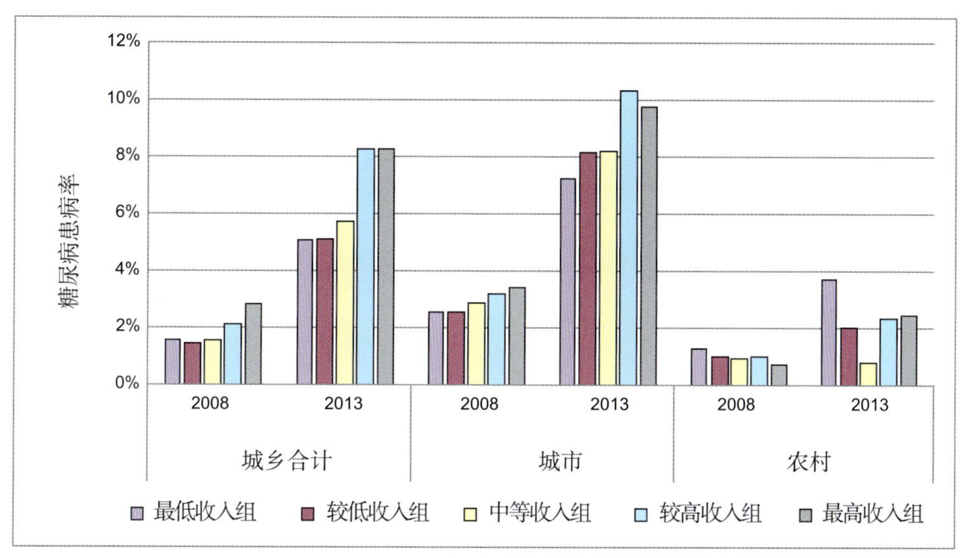

图 10.2.4　吉林省调查地区 2008 年和 2013 年不同收入组糖尿病患病率情况

二、糖尿病管理

调查地区 2013 年糖尿病降糖药使用率达到 91.5%，城市地区 91.0%，农村地区 94.4%。城乡合计糖尿病降糖药规律用药率达 83.1%，城市地区明显高于农村地区，分别为 85.4% 和 71.0%；年龄标化后城市地区规律用药率为 83.6%，农村地区为 69.6%（表 10.2.2）。

表 10.2.2　吉林省调查地区 2013 年糖尿病降糖药使用率（%）

	城乡合计	城市	农村
糖尿病降糖药使用率	91.5	91.0	94.4
糖尿病降糖药规律用药率	83.1	85.4	71.0
年龄标化糖尿病降糖药使用率 *	89.4	89.3	88.8
年龄标化糖尿病降糖药规律用药率 *	81.4	83.6	69.6

* 用 2010 年全国人口普查人口构成标化，可直接与国家报告计算的标化率比较。

从性别年龄分布（图 10.2.5）看，35～40 岁年龄段女性糖尿病降糖药规律用药率明显高于男性，几乎达 100%；40 岁后，男性、女性这一比例有所下降；45 岁之后，随年龄增

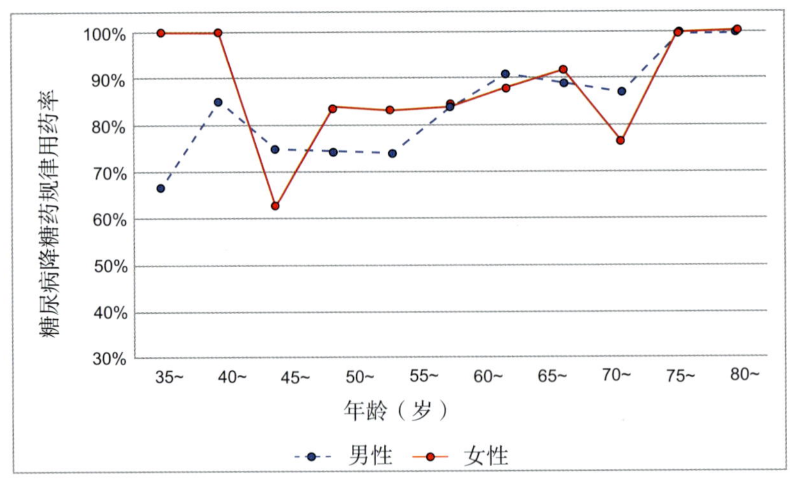

图 10.2.5　吉林省调查地区 2013 年糖尿病降糖药规律用药率的性别年龄分布

加降糖药规律用药率逐渐升高，男、女性间差异不明显；75 岁之后，糖尿病降糖药规律用药率接近 100%。

从文化程度分组看（图 10.2.6），农村地区随文化程度的升高，糖尿病降糖药规律用药率呈明显上升趋势，城市地区则无明显变化。从收入水平分组看（图 10.2.7），城市地区不同收入组之间差异并不明显，农村地区最低收入组人群该比例较低。

从到达最近医疗机构时间看，城市地区随到达最近医疗机构时间的增加，糖尿病降糖药规律用药率逐渐上升；而农村地区随到达最近医疗机构时间的增加，糖尿病降糖药规律用药率先降低后升高（图 10.2.8）。

调查地区 2013 年糖尿病降糖药使用方式中，仅使用口服方式者占 53.4%，仅使用注射方式者占 42.5%，二者都用者占 4.2%。在城市地区，仅使用口服方式和仅使用注射方

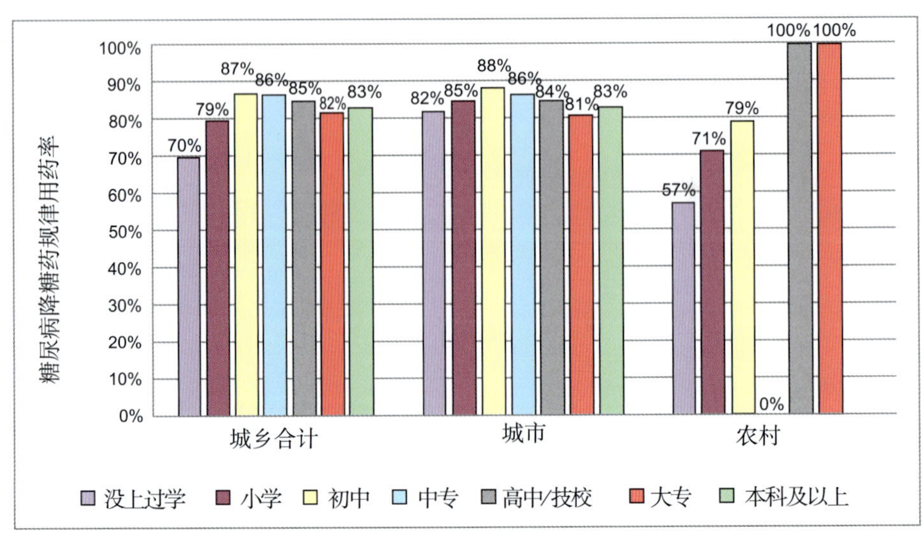

图 10.2.6　吉林省调查地区 2013 年不同文化程度组糖尿病降糖药规律用药率情况

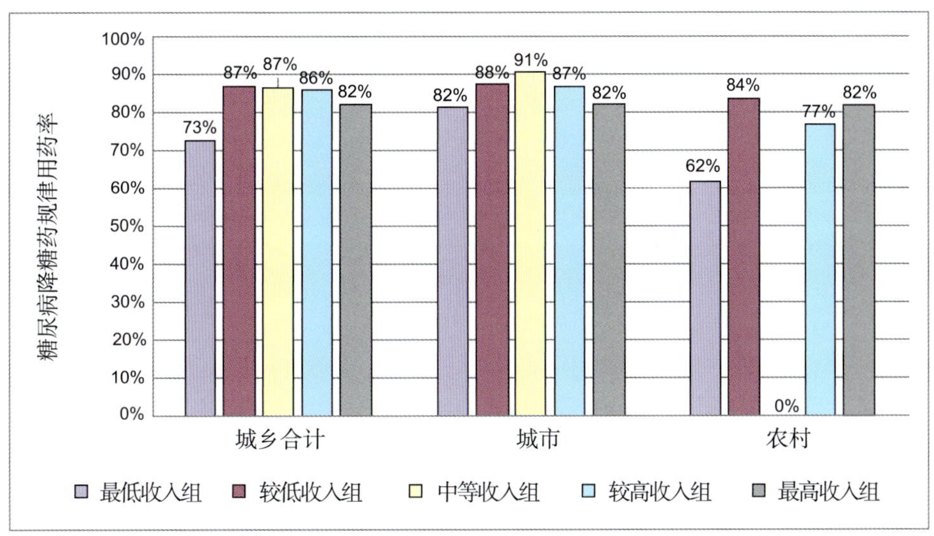

图 10.2.7　吉林省调查地区 2013 年不同收入组糖尿病降糖药规律用药率

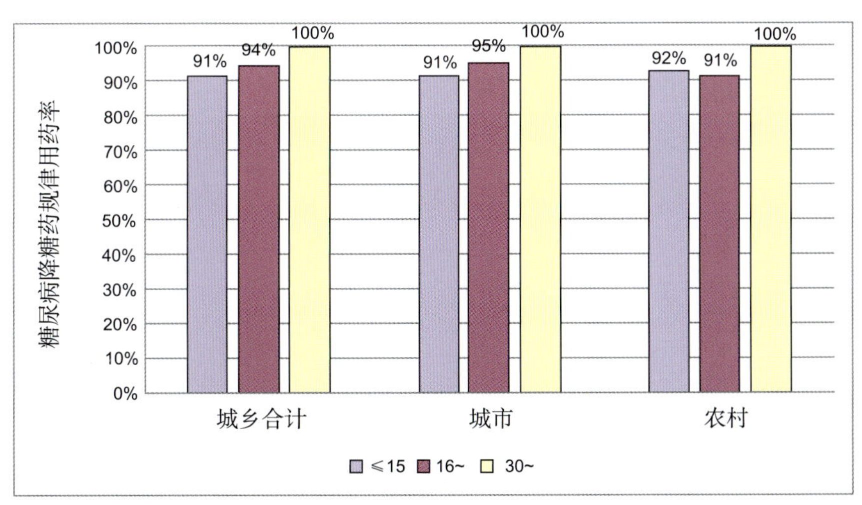

图 10.2.8　吉林省调查地区 2013 年到达最近医疗机构不同时间（分）组糖尿病降糖药规律用药率

式的比例相当，分别为 51.2% 和 45.3%，二者都用者仅占 3.4%。在农村地区主要以使用口服方式为主，占 64.4%，使用注射方式者占 27.7%，二者都用者占 7.9%（表 10.2.3）。

调查地区 2013 年一年至少测量血糖 4 次的糖尿病患者比例达到 91.8%，城市地区 93.2%，农村地区 84.1%，城市地区高于农村地区（表 10.2.3）。

表 10.2.3 吉林省调查地区 2013 年糖尿病降糖药使用方式及血糖测量频率（%）

	城乡合计	城市	农村
糖尿病降糖药使用方式			
口服	53.4	51.2	64.4
注射	42.5	45.3	27.7
二者都用	4.2	3.4	7.9
糖尿病血糖测量频率			
1 个月内	72.7	75.3	58.9
1 个季度内	19.1	17.9	25.2
半年内	4.9	4.4	7.5
半年以前	3.4	2.4	8.4

三、糖尿病门诊治疗

调查地区 2013 年糖尿病两周就诊率为 7.7‰，城市地区 7.3‰，农村地区 8.3‰，与 2008 年的 1.7‰相比有大幅提高，农村地区增幅明显高于城市地区（表 10.2.4 和图 10.2.9）。

表 10.2.4 吉林省调查地区 2008 年和 2013 年糖尿病两周就诊率（‰）

	城乡合计	城市	农村
糖尿病两周就诊率			
2008 年	1.7	2.6	1.0
2013 年	7.7	7.3	8.3
年龄标化糖尿病两周就诊率*			
2008 年	2.0	2.5	1.1
2013 年	7.1	6.0	8.8

*用 2010 年全国人口普查人口构成标化，可直接与国家报告计算的标化率比较。

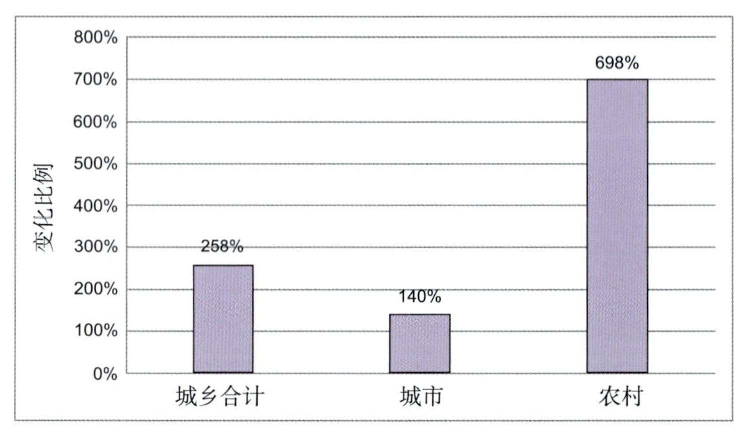

图 10.2.9 吉林省调查地区 2013 年与 2008 年比较年龄标化糖尿病两周就诊率变化情况

从糖尿病门诊医疗费用（表 10.2.5）看，调查地区 2013 年糖尿病次均门诊总费用为 286 元，其中直接与间接医疗费用分别为 234 元和 52 元，城市地区次均门诊总费用、直接和间接医疗费用均高于农村地区；按患病人数计算人均门诊总费用为 60 元，农村地区（110 元）明显高于城市地区（51 元）。与 2008 年相比，城市地区次均和人均门诊总费用均有所降低，而农村地区次均门诊总费用略有降低，人均门诊总费用明显升高（图 10.2.10）。

表 10.2.5　吉林省调查地区 2008 年和 2013 年糖尿病门诊医疗费用（元）

	城乡合计		城市		农村	
	2008*	2013	2008*	2013	2008*	2013
按就诊次数计算						
门诊直接医疗费用	647	234	832	244	276	220
门诊间接医疗费用	61	52	45	67	92	31
门诊总费用	708	286	877	309	369	252
按患病人数计算						
门诊直接医疗费用	63	54	78	45	28	100
门诊间接医疗费用	6	6	5	6	9	10
门诊总费用	69	60	82	51	38	110

* 以 2013 年为参照，按吉林省历年居民消费价格指数调整，吉林省 2009—2013 年 CPI 分别为 100.1、103.7、105.2、102.9 和 102.5。

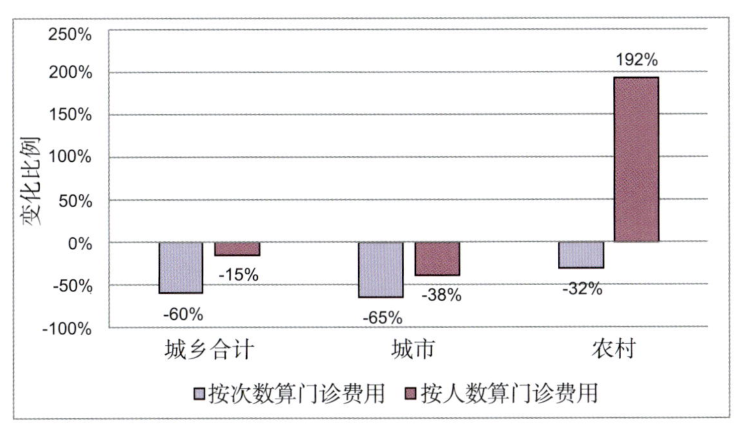

图 10.2.10　吉林省调查地区 2013 年与 2008 年比较糖尿病门诊总费用变化情况（可比价格）

从收入水平分组（图 10.2.11）看，调查地区 2013 年不同收入组糖尿病患者两周门诊总费用存在一定差异，城市地区较低收入组人均两周门诊总费用最高（89 元），其次为最高收入组（52 元），最低收入组最低（21 元）；农村地区较低和最低收入组人均两周门诊总费用最高，均在 100 元以上，中等收入组最低。

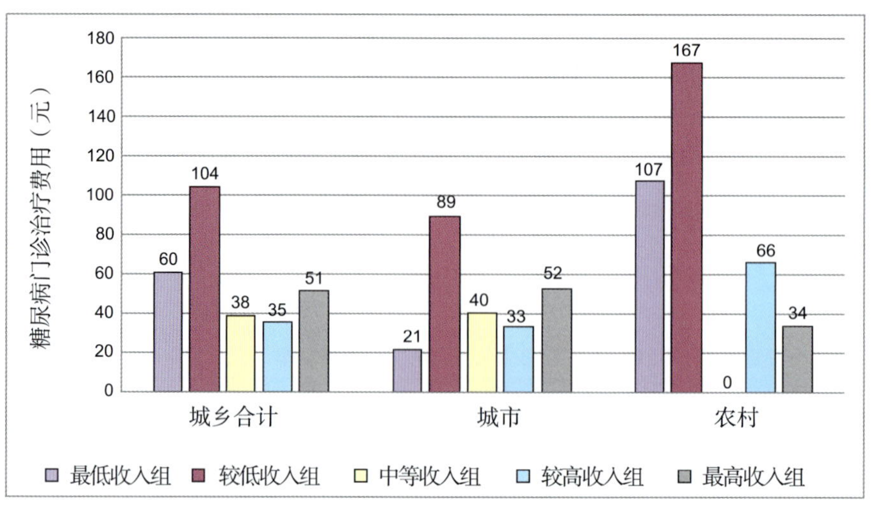

图 10.2.11 吉林省调查地区 2013 年不同收入组糖尿病患者人均两周门诊总费用

四、糖尿病住院治疗

调查地区 2013 年糖尿病住院率为 4.0‰，城市地区 5.3‰，农村地区 1.9‰，城市地区高于农村地区，与 2008 年相比均有所下降（表 10.2.6 和图 10.2.12）。

表 10.2.6 吉林省调查地区 2008 年和 2013 年糖尿病住院率（‰）

	城乡合计	城市	农村
糖尿病住院率			
2008 年	3.8	6.3	1.9
2013 年	4.0	5.3	1.9
年龄标化糖尿病住院率*			
2008 年	4.4	6.4	2.7
2013 年	3.5	4.3	1.8

*用 2010 年全国人口普查人口构成标化，可直接与国家报告计算的标化率比较。

从糖尿病住院医疗费用（表 10.2.7）看，调查地区 2013 年次均住院总费用为 9 126 元，其中直接和间接医疗费用分别为 8 249 元和 877 元，城市地区次均住院总费用、直接医疗费用高于农村地区，而次均住院间接医疗费用低于农村地区；按患病人数计算人均住院总费用为 444 元，农村地区高于城市地区，其中直接和间接医疗费用分别为 401 元和 43 元。调查地区 2013 年次均住院总自付费用为 4 312 元，农村地区高于城市地区（农村地区为 5 083 元，城市地区为 4 119 元）；而人均住院总自付费用为 215 元，农村地区高于城市地区（农村地区为 333 元，城市地区为 193 元）。与 2008 年相比，城市地区次均和人均住院总自付费用分别下降了 25% 和 71%，农村地区次均和人均住院总自付费用分别上升了 106% 和 4%（图 10.2.13）。

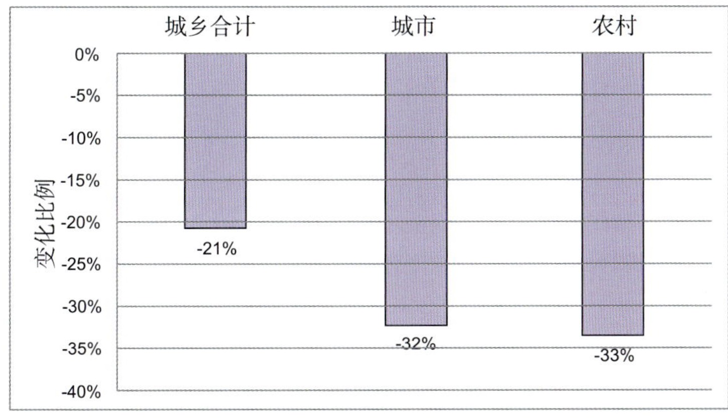

图 10.2.12 吉林省调查地区 2013 年与 2008 年比较年龄标化糖尿病住院率变化情况

表 10.2.7 吉林省调查地区 2008 年和 2013 年糖尿病住院医疗费用（元）

	城乡合计		城市		农村	
	2008*	2013	2008*	2013	2008*	2013
按住院次数计算						
住院直接医疗费用	5 903	8 249	7 225	8 789	3 069	6 086
住院自付直接医疗费用	3 728	3 434	4 634	3 350	1 916	3 771
住院间接医疗费用	869	877	921	769	737	1 311
住院总费用	6 171	9 126	7 638	9 558	3 238	7 397
住院总自付费用	4 488	4 312	5 498	4 119	2 469	5 083
按患病人数计算						
住院直接医疗费用	686	401	825	402	355	398
住院自付直接医疗费用	484	172	581	158	253	247
住院间接医疗费用	88	43	96	35	67	86
住院总费用	774	444	921	437	422	484
住院总自付费用	572	215	677	193	320	333

* 以 2013 年为参照，按吉林省历年居民消费价格指数调整，吉林省 2009—2013 年 CPI 分别为 100.1、103.7、105.2、102.9 和 102.5。

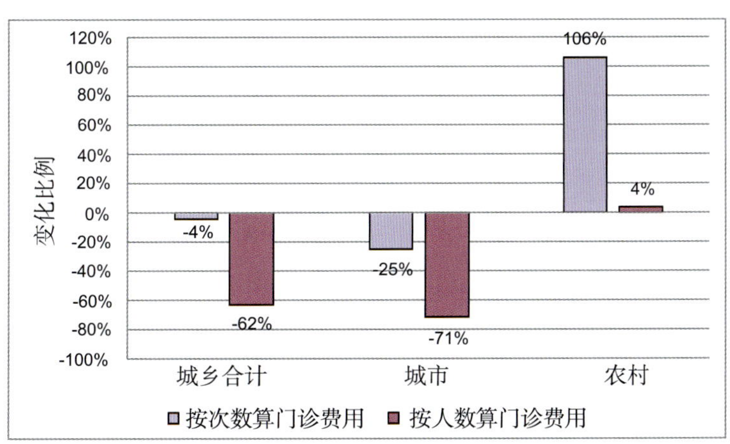

图 10.2.13 吉林省调查地区 2013 年与 2008 年比较糖尿病住院自付总费用变化情况（可比价格）

第三节　本章小结

本次调查通过直接询问调查对象是否患有高血压和糖尿病获得自报医生诊断高血压患病率和糖尿病患病率。因可能有高血压、糖尿病患者不知道自己患病，所以本次调查可能低估了两者的患病率。

调查地区 2013 年 35 岁及以上人口高血压和糖尿病患病率分别为 19.4% 和 6.5%。城市地区均高于农村地区，但农村地区高血压患病率的增幅大于城市地区。随年龄增加，两者患病率均呈上升趋势，且 50 岁后，女性患病率高于男性。文化程度较高的人群，高血压患病率相对较低，而糖尿病患病率相对较高。城市地区随收入增加，两者患病率均呈上升趋势，而农村地区正好相反。与 2008 年相比，无论城乡，高血压和糖尿病的患病率均有明显升高。需要注意的是，本次调查的患病率为自报患病率，因此，患病率大幅上升可能在一定程度上受到知晓率提高的影响。

从高血压和糖尿病的管理看，一年至少测量血压 4 次的高血压患者比例和一年至少测量血糖 4 次的糖尿病患者比例均超过 90%。自报高血压治疗率为 92.4%，高血压 3 个月内接受医务人员健康教育比例为 66.7%。高血压和糖尿病患者的服药率均较高，超过 90%。但两者的规律用药率存在差异，高血压患者的规律用药率仅为 66%，而糖尿病的规律用药率超过 80%。农村地区规律用药率明显低于城市地区。年龄较低、文化程度较低的居民，其规律用药率相对较低。高血压规律用药率的收入分布存在城乡差异：城市地区高收入组的规律用药率较高，农村地区刚好相反。而对于糖尿病来说，收入高的居民规律用药率较高。

调查地区 2013 年高血压两周就诊率大幅提高，达 32.2‰，农村地区高于城市地区。高血压次均门诊总费用为 147 元，按患病人数计算人均门诊总费用为 36 元；与 2008 年相比，次均门诊费用有所降低，而人均门诊费用明显升高，城市地区增幅超过农村地区。城市地区次均门诊直接医疗费用低于农村地区，而次均门诊总费用和间接医疗费用均高于农村地区；农村地区人均门诊直接医疗费用高于城市地区。从不同收入组高血压患者两周门诊总费用看，城市地区最低收入和低收入患者费用较高，农村地区最低收入、低收入和中等收入患者费用较高。

高血压住院率也大幅提高，达 4.8‰，农村地区高于城市地区。次均住院总费用为 5 561 元，城市地区次均住院总费用、直接医疗费用高于农村地区，而次均住院间接医疗费用低于农村地区；按患病人数计算人均住院总费用为 78 元，农村地区均明显高于城市地区。次均住院总自付费用为 2 900 元，城市地区高于农村地区；而人均住院总自付费用为 39 元，农村地区高于城市地区。与 2008 年相比，农村地区次均住院总自付费用略有上升，城市地区则下降幅度较大；人均住院自付费用在城乡均明显升高，农村地区增幅超过城市地区。

调查地区 2013 年糖尿病两周就诊率为 7.7‰，农村地区高于城市地区；与 2008 年相比有大幅提高，农村地区增幅明显高于城市地区。调查地区 2013 年次均门诊总费用为 286 元，其中直接医疗费用为 234 元，城市地区高于农村地区；按患病人数计算人均门诊总费用为 60 元，农村地区明显高于城市地区。与 2008 年相比，城市地区次均和人均门诊费用均有所降低；农村地区次均门诊费用略有降低，而人均门诊费用明显升高。不同收入组糖尿病患者两周门诊总费用存在一定差异。

与 2008 年相比，糖尿病住院率有所下降，为 4.0‰，城市地区 5.3‰，农村地区 1.9‰。调查地区 2013 年次均住院总费用为 9 126 元，其中直接医疗费用为 8 249 元，城市地区次均住院总费用、直接医疗费用高于农村地区，而次均住院间接医疗费用低于农村地区；按患病人数计算人均住院总费用为 444 元，农村地区明显高于城市地区。次均住院总自付费用为 4 312 元，人均住院总自付费用为 215 元，农村地区均高于城市地区。与 2008 年相比，城市地区次均和人均住院总自付费用均有所下降，而农村地区次均和人均住院总自付费用均有所上升。

（何永欢 汪 颖 黄可慧）

第十一章　国家基本公共卫生服务项目监测

本章提要

本章关注吉林省国家基本公共卫生服务的开展情况，主要包括健康档案、健康教育、高血压和糖尿病管理、孕产妇健康管理、儿童健康管理和预防接种等服务的开展情况。

调查地区2013年15岁及以上人口健康档案建档率为72.4%，城市地区63.3%，农村地区85.1%。

调查地区2013年计划免疫建卡率为96%，城市地区98%，农村地区94%。5岁以下且满1岁儿童卡介苗、百白破疫苗、脊髓灰质炎疫苗、麻疹疫苗、乙肝疫苗接种达标率分别为97.1%、65.6%、81.5%、92.8%和100.0%。

调查地区2013年5岁以下儿童城乡合计一年内体检率为73.1%，城市地区82.5%，农村地区64.4%；一年内体检达标率为53.6%，城市地区58.1%，农村地区49.3%。

调查地区2013年产前检查率为96.2%，城市地区96.0%，农村地区96.3%；5次及以上产前检查率为62.1%，城市地区66.0%，农村地区58.1%；产后访视率为59.3%，城市地区62.0%，农村地区56.5%。

调查地区2013年35岁及以上自报高血压患者健康档案建档率为78.1%，城市地区73.6%，农村地区91.1%；3个月内接受健康教育比例为66.7%，一年内4次及以上血压监测比例为93.4%，一年内体检率为53.9%。高血压服药率为92.4%，高血压规律服药率为65.6%（城市地区73.1%，农村地区44.0%）。

调查地区2013年35岁及以上自报糖尿病患者健康档案建档率为77.1%，城市地区75.1%，农村地区87.9%；一年4次及以上血糖监测比例为91.8%，一年内体检率为57.5%。糖尿病服药率为91.5%，糖尿病规律服药率为83.1%（城市地区85.4%，农村地区71.0%）。

第一节　居民健康档案管理及健康体检情况

一、健康档案管理

吉林省 2013 年家庭健康询问调查对所有 15 岁及以上的调查对象进行了健康档案建档情况的询问。调查发现，调查地区 2013 年 15 岁及以上人口健康档案建档率为 72.4%，农村地区高于城市地区，分别为 85.1% 和 63.3%。

从性别年龄分布看（图 11.1.1），性别差异不明显。20～35 岁以及 60～75 岁健康档案建档率相对较高，略形成两个峰型。城市地区这个趋势更为明显，这可能与孕产妇、老年人等健康档案建档重点人群位于这两个年龄段有关，总体上看，随着年龄增长，健康档案

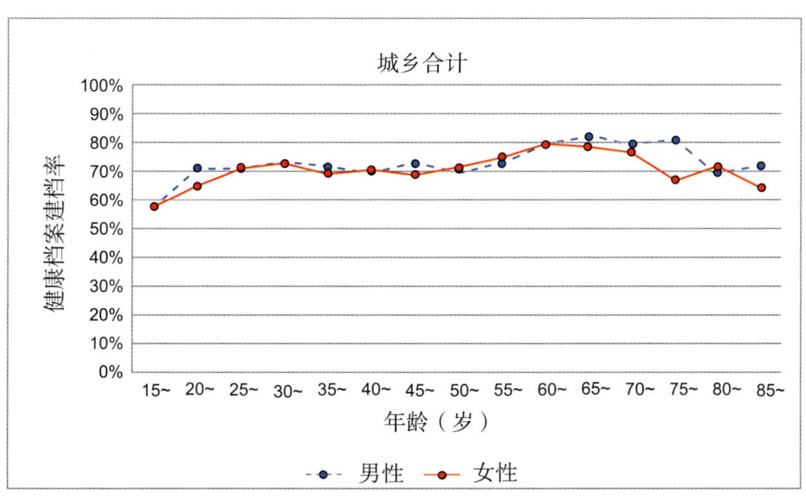

图 11.1.1　吉林省调查地区 2013 年健康档案建档率的性别年龄分布（城乡合计）

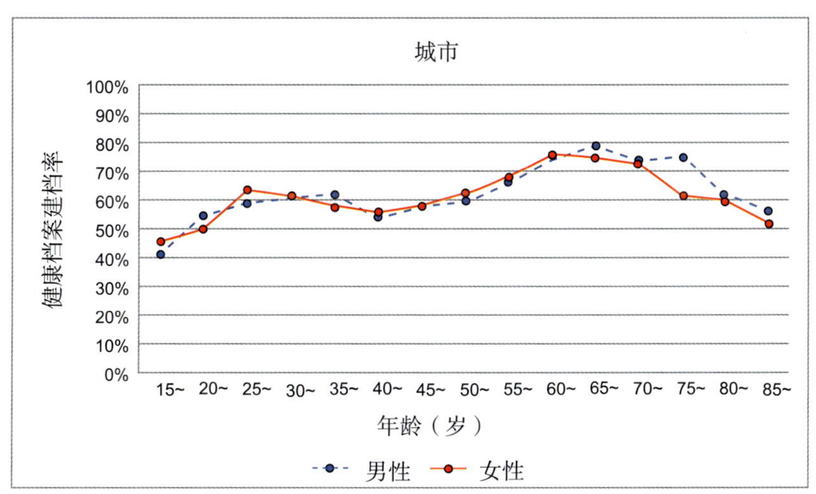

图 11.1.2　吉林省调查地区 2013 年健康档案建档率的性别年龄分布（城市）

建档率有所上升（图 11.1.2）。农村地区则与城市地区明显不同，15～20 岁年龄组的健康档案建档率就已达 75%，此后随着年龄增长上升（图 11.1.3）。

从文化程度分组（图 11.1.4）和收入水平分组（图 11.1.5）看，总体上说，文化程度和收入较低组的健康档案建档率相对较高。

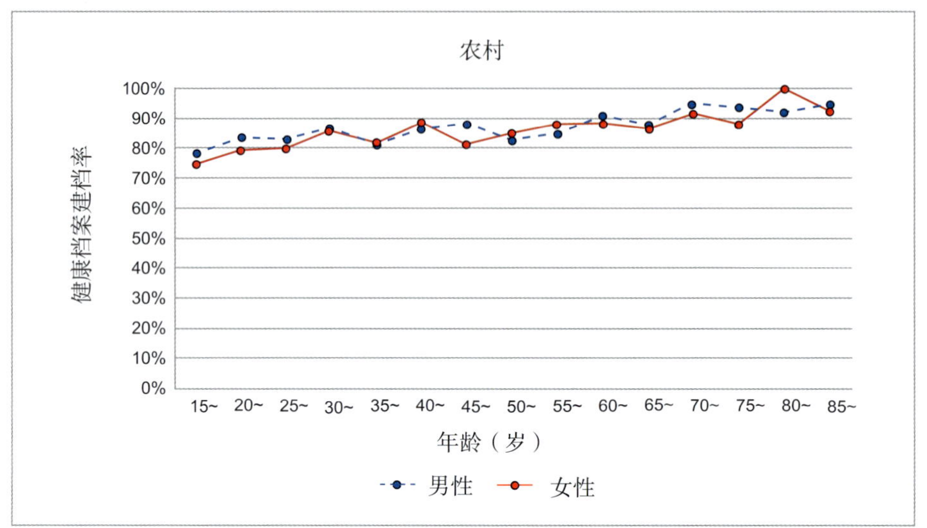

图 11.1.3　吉林省调查地区 2013 年健康档案建档率的性别年龄分布（农村）

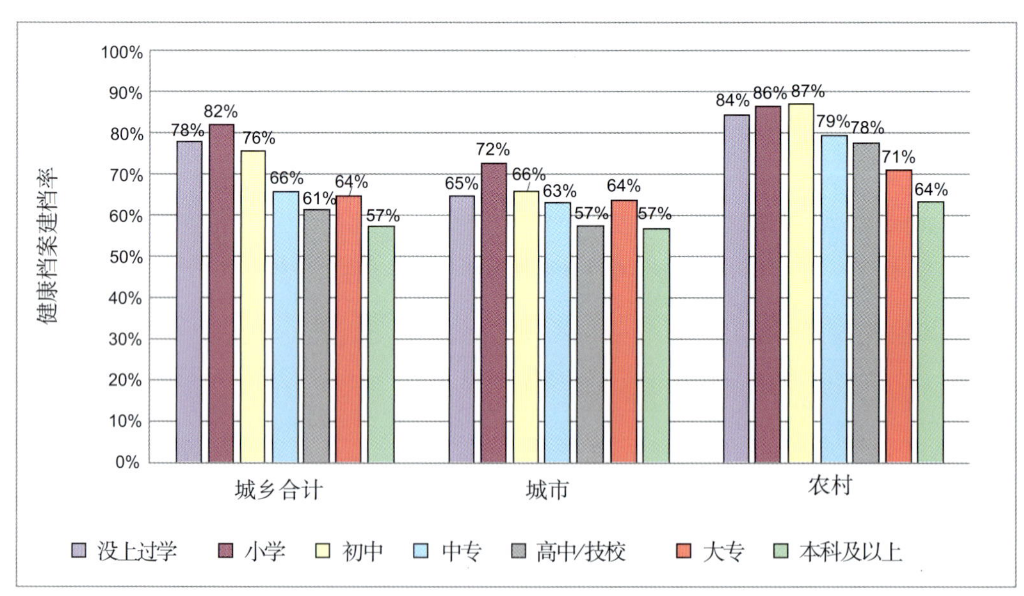

图 11.1.4　吉林省调查地区 2013 年不同文化程度组健康档案建档率

二、居民健康体检情况

调查地区 65 岁及以上人口一年体检率达到 56.3%，城市地区为 52.6%，农村地区为 65.5%；与 2008 年比较，城市与农村地区 65 岁及以上人口体检率均有显著上升（图 11.1.6）。

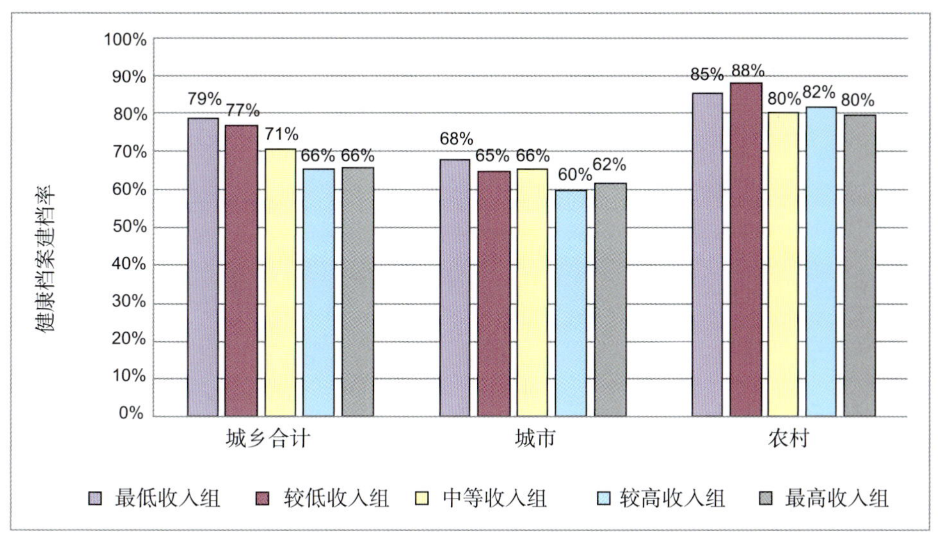

图 11.1.5　吉林省调查地区 2013 年不同收入组健康档案建档率

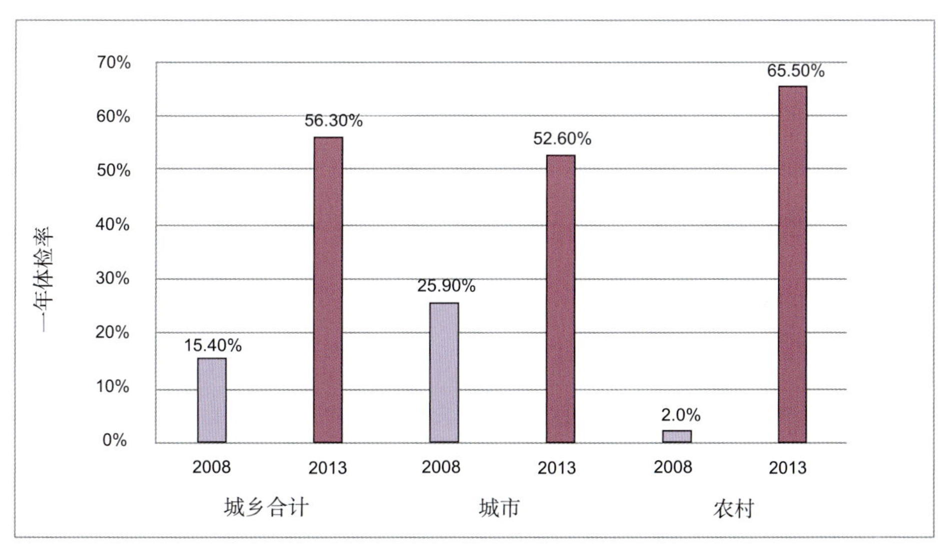

图 11.1.6　吉林省调查地区 65 岁及以上人口健康体检率

第二节　预防接种

一、计划免疫建卡

调查显示，虽然较 2008 年有所下降，调查地区 2013 年的计划免疫建卡率仍在 90% 以上。如表 11.2.1 所示，不同文化程度的母亲，其孩子的计划免疫建卡率没有表现出明显的差异。从不同的家庭收入组来看，农村地区最低收入组和最高收入组家庭的计划免疫建卡率有明显下降，分别从近 100% 下降至 88.7% 和 85.7%（表 11.2.2）。

表 11.2.1 吉林省调查地区 2008 年和 2013 年不同文化程度母亲的孩子的计划免疫建卡率（%）

母亲文化程度	城乡合计		城市		农村	
	2008	2013	2008	2013	2008	2013
没上过学	95.2	100.0	100.0	100.0	95.0	100.0
小学	97.6	94.9	100.0	97.9	97.5	93.7
初中	100.0	95.9	100.0	99.3	100.0	93.7
中专	100.0	100.0	100.0	100.0	100.0	100.0
高中 / 技校	100.0	95.5	100.0	95.6	100.0	95.2
大专	100.0	98.0	100.0	100.0	100.0	0.0
本科及以上	100	94.9	100.0	94.5	—	100.0
合计	99.4	96.0	100.0	98.1	99.1	94.0

表 11.2.2 吉林省调查地区 2008 年和 2013 年不同收入组家庭的计划免疫建卡率（%）

收入组	城乡合计		城市		农村	
	2008	2013	2008	2013	2008	2013
最低	98.9	92.8	100.0	100.0	98.7	88.7
较低	99.4	98.3	100.0	100.0	99.2	97.0
中等	99.3	94.9	100.0	92.6	99.0	98.2
较高	100.0	97.3	100.0	98.0	100.0	96.0
最高	100.0	96.2	100.0	100.0	100.0	85.7
合计	99.4	96.0	100.0	98.1	99.1	94.0

二、疫苗接种

《国家基本公共卫生服务规范（2011 年版）》中指出，应根据国家免疫规划程序，对适龄儿童进行常规接种。国家卫生服务调查家庭健康询问调查中对 5 岁以下儿童的重点疫苗接种进行了询问。不同年龄组应接种的疫苗次数如表 11.2.3 所示。表 11.2.4 显示不同年龄组的疫苗接种达标率：卡介苗和乙肝疫苗的接种达标率相对较高，且在各个年龄组差别不大；麻疹疫苗接种达标率在 1 岁组较高，其他年龄组有所降低，但基本也在 90% 左右。值得注意的是，除了 1 岁组，其他年龄组的百白破疫苗接种达标率均明显降低，在 60% 左右；同样，4 岁组脊髓灰质炎疫苗接种达标率也明显下降。这说明百白破疫苗和脊髓灰质炎疫苗的第四次接种情况较前 3 次接种来说相对较差。

表 11.2.3 不同年龄组各疫苗应接种次数

疫苗类型	1～	2～	3～	4～
卡介苗	1	1	1	1
百白破疫苗	3	4	4	4
脊髓灰质炎疫苗	3	3	3	4
麻疹疫苗	1	1	1	1
乙肝疫苗	3	3	3	3

表 11.2.4 吉林省调查地区 2008 年和 2013 年 5 岁以下儿童疫苗接种达标率（%）

疫苗类型	1～		2～		3～		4～		合计	
	2008	2013	2008	2013	2008	2013	2008	2013	2008	2013
卡介苗	100.0	98.8	99.3	100.0	99.2	93.5	100.0	95.5	99.6	97.1
百白破疫苗	93.2	86.3	59.3	57.8	63.6	58.0	61.6	59.2	70.5	65.6
脊髓灰质炎疫苗	93.8	90.7	91.9	84.3	94.1	88.4	58.9	63.1	85.7	81.5
麻疹疫苗	95.2	97.5	91.1	91.0	92.4	92.8	92.9	89.8	93.0	92.8
乙肝疫苗	100.0	100.0	100.0	100.0	100.0	100.0	100.0	100.0	100.0	100.0

第三节 5 岁以下儿童健康管理

一、儿童健康管理

根据《国家基本公共卫生服务规范（2011 年版）》中相关的规定，儿童健康管理率＝年度辖区内接受 1 次及以上随访的 0～6 岁儿童数 / 年度辖区内应管理的 0～6 岁儿童数 ×100%。在国家卫生服务调查中，仅询问了 5 岁以下儿童过去一年的健康体检情况，因此在本报告中用一年内体检率在一定程度上表示儿童健康管理情况。一年内体检率指过去一年内有过 1 次及以上体检的儿童所占的比例。

如表 11.3.1 所示，调查地区 2013 年 5 岁以下儿童一年内体检率为 73.1%，城市地区高于农村地区，分别为 82.5% 和 64.4%。无论城乡，与 2008 年相比均有所上升。分年龄组看，4 岁组一年内体检率最低，城市地区约为 76%，农村地区约为 45%。

表 11.3.1 吉林省调查地区 2008 年和 2013 年 5 岁以下儿童一年内体检率（%）

年龄组	城乡合计		城市		农村	
	2008	2013	2008	2013	2008	2013
0～	79.1	74.2	90.2	80.7	70.5	65.0
1～	72.9	76.6	78.9	78.6	68.1	75.0
2～	59.7	81.0	66.0	93.4	55.3	67.3
3～	53.1	75.4	60.0	81.5	50.0	70.3
4～	51.8	57.7	70.0	76.1	45.0	44.6
合计	64.2	73.1	75.0	82.5	57.6	64.4

从母亲文化程度分组看（图 11.3.1），母亲文化程度较低组儿童一年内体检率相对较低。从家庭收入水平分组看（图 11.3.2），2013 年家庭收入越低的儿童一年内体检率相对较低。

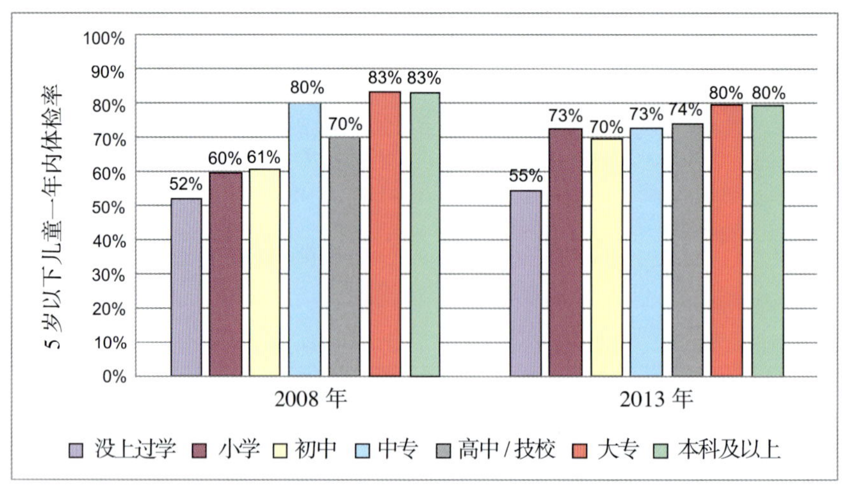

图 11.3.1　吉林省调查地区 2008 年和 2013 年母亲不同文化程度组 5 岁以下儿童一年内体检率

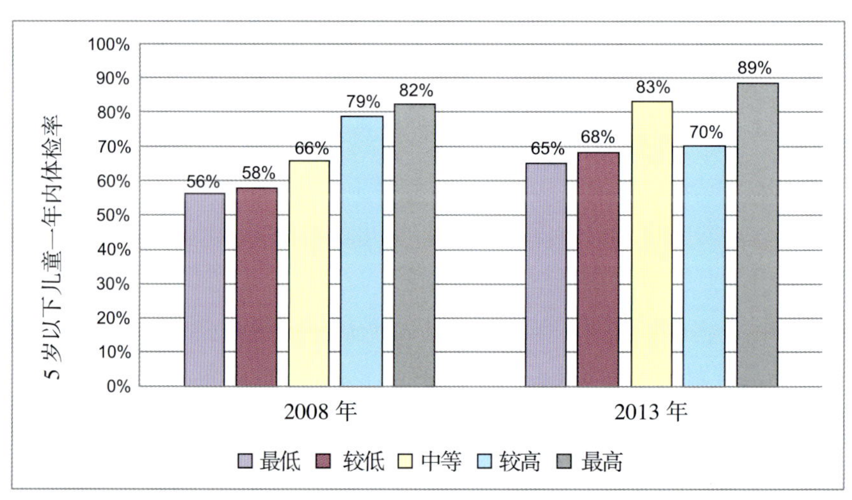

图 11.3.2　吉林省调查地区 2008 年和 2013 年不同收入组家庭 5 岁以下儿童一年内体检率

二、儿童系统管理

根据《国家基本公共卫生服务规范（2011 年版）》中相关的规定，儿童系统管理率＝年度辖区中按相应频次要求管理的 0～6 岁儿童数 / 年度辖区内应管理的 0～6 岁儿童数 ×100%。在此用一年内体检达标率来反映儿童系统管理情况。一年内体检达标率指 5 岁以下儿童体检次数达到《国家基本公共卫生服务规范（2011 年版）》中的标准：小于 1 岁体检 4 次，1 岁时 2 次，2 岁时 2 次，3 岁时 1 次，4 岁时 1 次。

从表 11.3.2 中可见，调查地区 2013 年 5 岁以下儿童一年内体检达标率为 53.6%，城市地区略高于农村地区，分别为 58.1% 和 49.3%。从年龄组看，小于 1 岁组体检达标率最低，无论城乡，均在 18% 左右。与 2008 年相比，总体上，体检达标率略有下降。

从母亲文化程度分组看（图 11.3.3），母亲没上过学的儿童一年内体检达标率明显低于其他文化程度组。从家庭收入水平分组看（图 11.3.4），2013 年家庭收入最高组的儿童一年内体检达标率明显高于其他各组。

表 11.3.2　吉林省调查地区 2008 年和 2013 年 5 岁以下儿童一年内体检达标率（%）

年龄组	城乡合计		城市		农村	
	2008	2013	2008	2013	2008	2013
0～	18.8	17.7	18.6	17.6	18.9	18.0
1～	74.0	63.4	78.6	60.6	71.1	65.6
2～	50.4	48.2	46.2	60.0	53.0	35.8
3～	66.1	76.1	66.7	81.3	65.9	71.6
4～	68.8	58.0	85.7	75.4	63.1	44.3
合计	54.1	53.6	55.0	58.1	53.7	49.3

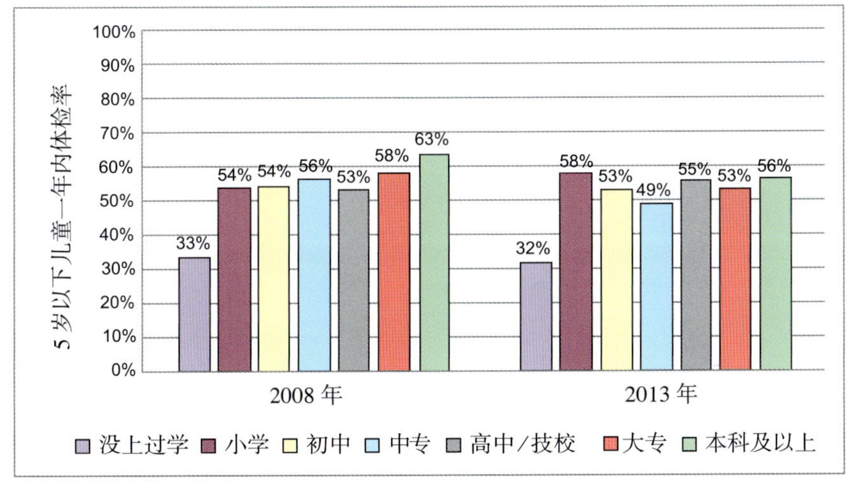

图 11.3.3　吉林省调查地区 2008 年和 2013 年母亲不同文化程度组 5 岁以下儿童一年内体检达标率

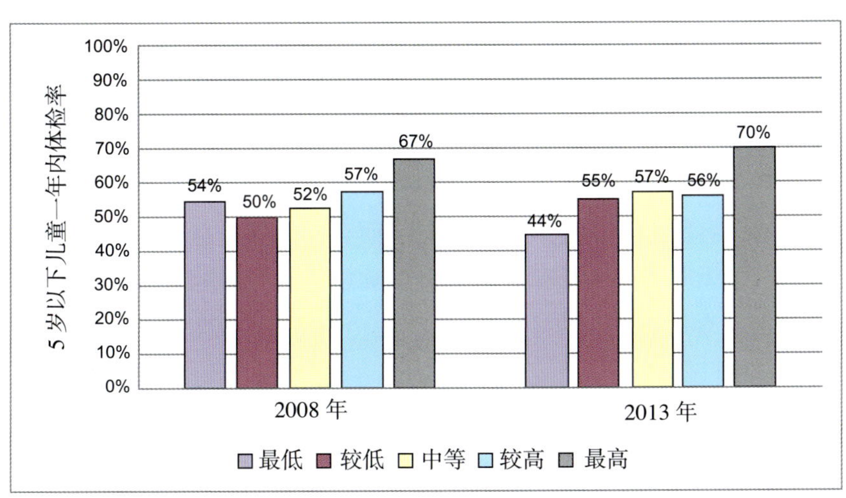

图 11.3.4　吉林省调查地区 2008 年和 2013 年不同收入组家庭 5 岁以下儿童一年内体检达标率

第四节 孕产妇健康管理

一、孕期管理

本报告用产前检查率和5次及以上产前检查率反映吉林省孕产妇孕期管理情况。产前检查率指怀孕期间接受过1次及以上产前检查的产妇人数与调查产妇总人数之比。5次及以上产前检查率指怀孕期间接受过5次及以上产前检查的产妇人数与调查产妇总人数之比。需要说明的是，2008年和2013年的家庭健康询问调查了解的是近5年内有分娩史的育龄妇女距调查最近一次分娩的情况。

调查地区2013年产前检查率达96.2%，城市地区从2008年的97.2%下降至96.0%，农村地区则从2008年的91.1%上升至96.3%；5次及以上产前检查率在农村地区虽从2008年的52.2%上升至58.1%，但仍然较低，而城市地区则从2008年的74.6%下降至66.0%（表11.4.1）。

表11.4.1 吉林省调查地区2008年和2013年孕产妇健康管理情况*（%）

	城乡合计		城市		农村	
	2008	2013	2008	2013	2008	2013
产前检查率	93.4	96.2	97.2	96.0	91.1	96.3
5次及以上产前检查率	60.6	62.1	74.6	66.0	52.2	58.1
产后访视率	55.1	59.3	48.8	62.0	58.9	56.5

*近5年有分娩史的育龄妇女，其中2008年调查573名，2013年调查496名。

从文化程度分组看（图11.4.1），2008年城乡合计5次及以上产前检查率存在明显的文化差异，文化程度较低的孕产妇5次及以上产前检查率相对较低，但这种趋势在2013年明显缩小。城市地区2013年各文化程度组的孕产妇5次及以上产前检查率均有一定程度的下降；而农村地区正好相反，各文化程度组均有所上升，尤其是没有上过学组，增幅明显。

从收入水平分组看（图11.4.2），2008年城乡合计5次及以上产前检查率存在明显的收入差异，收入较低组的孕产妇5次及以上产前检查率相对较低；2013年，收入较低组5次及以上产前检查率有所上升，而最高收入组反而有所下降，从而表现出收入组之间的差异减小。城市地区较为明显的变化是最高收入组和中等收入组的5次及以上产前检查率有明显下降；农村地区各收入组间差异不明显，2013年各收入组的5次及以上产前检查率较2008年均有所上升。

二、产后访视

产后访视率指接受1次及以上产后检查或访视的产妇与调查产妇总数之比。调查地区

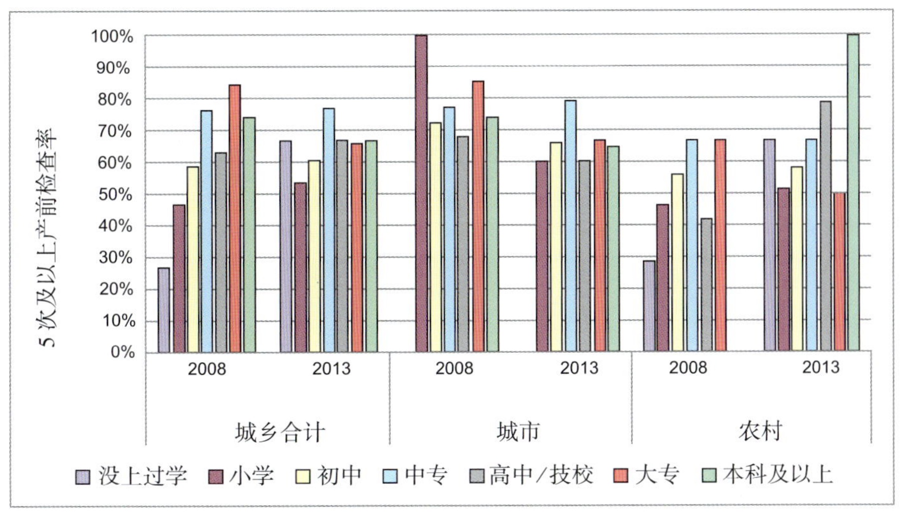

图 11.4.1 吉林省调查地区 2008 年和 2013 年不同文化程度组产妇 5 次及以上产前检查率

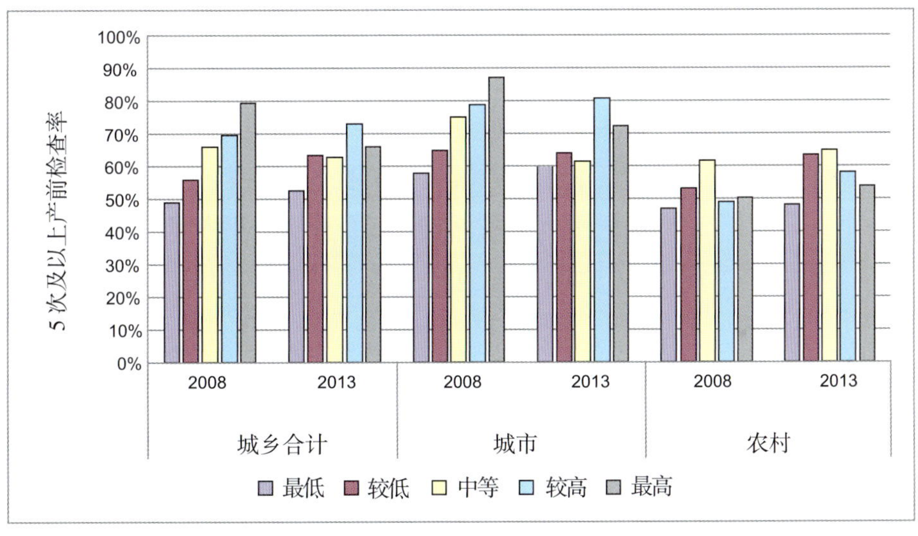

图 11.4.2 吉林省调查地区 2008 年和 2013 年不同收入组产妇 5 次及以上产前检查率

2013 年产后访视率为 59.3%，城市地区从 2008 年的 48.8% 上升至 62.0%，农村地区则从 2008 年的 58.9% 下降至 56.5%，仍然处于较低水平（表 11.4.1）。

家庭到达最近医疗机构的时间与产后访视率有一定关系，到达时间越短，产后访视率相对较高（表 11.4.2）。到达最近医疗机构时间小于等于 15 分钟的产妇产后访视率最高，为 61.2%，其中城市地区 63.7%，农村地区 58.1%。城市地区到达最近医疗机构时间大于 15 分钟的产妇产后访视率约为 50%；农村地区到达最近医疗机构时间为 30 ~ 60 分钟的产妇产后访视率为 33.3%，超过 60 分钟则几乎为 0%。

表 11.4.2 吉林省调查地区 2008 年和 2013 年到最近医疗机构时间与产后访视率（%）

时间（分）	城乡合计		城市		农村	
	2008	2013	2008	2013	2008	2013
≤15	56.4	61.2	50.8	63.7	59.7	58.1
16～	50.0	52.8	36.0	45.0	60.0	55.8
30～	0.0	40.0	0.0	50.0	0.0	33.3
60～	—	0.0	—	—	—	0.0
合计	55.3	59.3	48.8	62.0	59.2	56.5

第五节 高血压患者健康管理

调查地区 2013 年 35 岁及以上居民自报医生诊断高血压患病率为 19.4%，城市地区 23.9%，农村地区 12.6%。表 11.5.1 显示了吉林省 2008 年和 2013 年高血压健康管理服务的开展情况。

调查地区 2013 年自报高血压患者的健康档案建档率为 78.1%，农村地区明显高于城市地区，分别为 91.1% 和 73.6%。3 个月内接受健康教育比例为 66.7%，农村地区高于城市地区约 9 个百分点；与 2008 年相比，城乡均略有上升。一年内 4 次及以上血压监测比例为 93.4%，城市地区略高于农村地区；与 2008 年相比，农村地区上升了近 20 个百分点。一年内体检率为 53.9%，城市地区略高于农村地区；与 2008 年相比，城乡均有较大幅度的升高，城市地区从 31.3% 上升至 54.2%，农村地区则从不足 10% 上升至 52.9%。

调查地区 2013 年 35 岁及以上自报高血压患者的服药率为 92.4%，农村地区略高于城市地区，但城乡合计规律服药率仅为 65.6%，农村地区明显低于城市地区，分别为 44.0% 和 73.1%。

表 11.5.1 吉林省调查地区 2008 年和 2013 年高血压健康管理服务情况 *

高血压健康管理服务	城乡合计		城市		农村	
	2008	2013	2008	2013	2008	2013
35 岁以上居民高血压患病例数（例）	966	2049	588	1522	378	527
健康档案建档率（%）	—	78.1	—	73.6	—	91.1
3 个月内接受健康教育比例（%）	63.5	66.7	57.5	64.3	72.9	73.4
一年内 4 次及以上血压监测比例（%）	83.5	93.4	91.0	94.3	71.8	90.9
一年内体检率（%）	22.9	53.9	31.3	54.2	9.8	52.9
高血压服药率（%）	—	92.4	—	91.8	—	94.3

*2008 年部分指标无法计算，用“—”表示。

第六节　糖尿病患者健康管理

调查地区 2013 年 35 岁及以上居民自报糖尿病患病率为 6.5%，城市地区（9.0%）明显高于农村地区（2.6%）。表 11.6.1 显示了吉林省 2008 年和 2013 年糖尿病健康管理服务的开展情况。

调查地区 2013 年 35 岁及以上自报糖尿病患者健康档案建档率为 77.1%，农村地区高于城市地区，分别为 87.9% 和 75.1%。一年内 4 次及以上血糖监测比例为 91.8%，城市地区高于农村地区约 10 个百分点。一年内体检率为 57.5%，城市地区高于农村地区，分别为 60.0% 和 43.9%；与 2008 年相比，无论城乡，均有明显提高。糖尿病服药率为 91.5%，农村地区略高于城市地区；糖尿病规律服药率为 83.1%，城市地区高于农村地区 14 个百分点。

表 11.6.1　吉林省调查地区 2008 年和 2013 年糖尿病健康管理服务情况 *

糖尿病健康管理服务	城乡合计		城市		农村	
	2008	2013	2008	2013	2008	2013
35 岁以上居民糖尿病患病例数（例）	166.0	682.0	117.0	575.0	49.0	107.0
健康档案建档率（%）	—	77.1	—	75.1	—	87.9
一年内4次及以上血糖监测比例（%）	—	91.8	—	93.2	—	84.1
一年内体检率（%）	21.7	57.5	27.4	60.0	8.2	43.9
糖尿病服药率（%）	—	91.5	—	91.0	—	94.4
糖尿病规律服药率（%）	—	83.1	—	85.4	—	71.0

*2008 年部分指标无法计算，用“—”表示。

第七节　本章小结

调查地区 2013 年 15 岁及以上居民健康档案建档率超过了 70%，农村地区（85.1%）高于城市地区（63.3%）。城乡健康档案的性别年龄分布表现出不同特征：城市地区 20～35 岁和 60～75 岁这两个建档重点人群所在的年龄组建档率相对较高；农村地区建档率则随着年龄增长逐渐增加。总体上看，文化程度和收入较低人群的健康档案建档率相对较高。

预防接种方面，调查地区 2013 年计划免疫建卡率较 2008 年有所降低，但仍保持在 90% 以上。需要注意的是，农村地区最低收入组和最高收入组计划免疫建卡率有明显下降，分别从近 100% 下降至 89% 和 86%。5 岁以下儿童卡介苗和乙肝疫苗的接种达标率较高，各年龄组差别不大；麻疹疫苗接种达标率基本也在 90% 以上；百白破疫苗和脊髓灰质炎疫苗接种满 3 针的达标率较高，接种满 4 针的达标率则大大降低，仅为 60% 左右。

儿童健康管理方面，调查地区 2013 年 5 岁以下儿童一年内体检率为 73.1%，城市地区达 80% 以上，高于农村地区的 64.4%。无论城乡，与 2008 年相比均有所上升。分年龄组看，4 岁组一年内体检率最低，2013 年农村地区该年龄组一年内体检率约为 45%。一年内体检达标率不足 60%，城市地区略高于农村地区。从年龄组看，小于 1 岁组体检达标率最低，无论城乡，均在 18% 左右。与 2008 年相比，总体上，体检达标率略有下降。母亲没有上学和家庭收入组较低的孩子一年内体检达标率相对较低。

孕产妇健康管理方面，调查地区 2013 年产前检查率达 96.2%。与 2008 年相比，城市地区略有下降，农村地区有所上升，城乡差距消失。5 次及以上产前检查率仅 62.1%，同样表现出城市地区下降、农村地区上升的趋势，但农村地区仍低于城市地区。5 次及以上产前检查率的文化程度和收入组差异在 2013 年有所减少，但主要由城市地区和农村地区相反的变化趋势造成。调查地区 2013 年产后访视率约 60%，城市地区上升了约 13 个百分点，农村地区则略有下降，仍然处于较低水平。城乡合计来看，家庭到达最近医疗机构的时间与产后访视率有一定关系，到达时间越短，产后访视率相对较高。

高血压患者健康管理方面，调查地区 2013 年 35 岁及以上自报高血压患者的健康档案建档率为 78.1%，3 个月内接受健康教育比例为 66.7%，一年内 4 次及以上血压监测比例为 93.4%，一年内体检率为 53.9%。农村地区在健康档案建档率和健康教育方面明显好于城市地区，城市地区在血压监测和体检方面略好于农村地区。无论城乡，高血压服药率均超过了 90%，但规律服药率仍有待提高，城市地区为 73.1%，农村地区为 44.0%。

糖尿病患者健康管理方面，调查地区 2013 年 35 岁及以上自报糖尿病患者健康档案建档率为 77.1%，一年内 4 次及以上血糖监测比例为 91.8%，一年内体检率为 57.5%。农村地区在健康档案建档率方面好于城市地区，但城市地区在血糖监测和体检方面明显好于农村地区。无论城乡，糖尿病服药率均超过 90%，规律服药率略低于服药率，城市地区为 85.4%，农村地区为 71.0%。

（汪　颖　黄可慧）

第十二章　主要发现与建议

第一节　主要进展

一、居民居住条件和生活水平明显提高

调查地区 2013 年家庭人均年收入为 1.35 万元，其中城市地区为 1.58 万元，农村地区为 1.04 万元，与 2008 年相比均翻番。调查住户住房和生活条件持续改善，居民住房条件和面积均明显提高。农村地区人均住房面积较 2008 年增加了 $10m^2$，土坯平房构成比例减少了约 12 个百分点，砖瓦平房和楼房比例达 90% 以上。93% 的城乡居民享有安全饮用水，卫生厕所的覆盖率达 75%，较 2008 年均有较大改善。

二、健康模式转型加速，居民医疗卫生服务需要量明显增加

调查地区 2013 年吉林省居民两周患病率从 2008 年的 9.2% 上升至 25.7%，城市地区以高文化程度组和高收入组为主要拉力，农村地区则以低收入组高患病和增幅大为主要特征。疾病谱表现出以循环系统和内分泌系统疾病占主要构成的特点。

相应地，慢性病患病率从 2008 年 17.7% 上升至 26.8%，农村地区增幅大于城市地区。从疾病构成看，无论城乡，以高血压、糖尿病和心脑血管疾病为主的慢性非传染性疾病已经成为主要疾病负担。

根据吉林省统计年鉴（2008，2013），吉林省 2008 年和 2013 年总人口数分别为 2 710.6 万和 2 678.6 万。若以此推算，吉林省 2013 年患病例数达 1.8 亿，比 2008 年增加了 1.1 亿；慢性病总例数达 717.9 万，比 2008 年增加了 238.1 万。

以慢性非传染性疾病为主要构成的两周患病率和慢性病患病率的增加表明调查地区居民卫生服务需要量的增加。同时，伴随着居民生活水平的提高，调查地区居民的卫生服务需求和利用也会进一步增加。

三、城乡卫生服务可及性提高，基层医疗卫生服务体系的功能开始体现

自 2009 年医改启动以来，在相关政策和经费的支持下，吉林省大力开展了医疗卫生机构建设项目，重点加强基层医疗卫生服务体系的建设，基层医疗机构的服务能力和居民的就医可及性有了较大程度的提高。

调查地区 2013 年绝大部分城乡居民均可享受到 15 分钟内可达的基本医疗卫生服务，绝大多数居民都可在半小时内到达最近的医疗机构就医。这表明无论城乡，卫生服务的空间可及性较好。

与2008年相比，无论城乡，首诊机构选择在基层的患者都大幅增加。特别是城市地区，首诊选择在基层医疗机构的比例接近翻番。总体而言，吉林省城市地区2013年近70%的两周就诊首诊机构为社区和诊所等基层医疗机构，而农村地区在村卫生室和乡镇卫生院首诊的患者比例则超过80%。

城市地区接近60%的患者在县级及以下医疗机构住院，农村地区这一比例超过80%。与2008年比较，城市地区患者在社区中心住院的比例升高了7.4个百分点。

随着基层医疗卫生服务体系的建设和加强，吉林省基层医疗卫生服务体系的功能开始逐步体现。

四、城乡居民医疗卫生服务利用水平大幅提高，医疗费用的增长得到有效控制

调查地区2013年两周就诊率为10.7%，较2008年的水平翻了一番。农村地区的两周就诊率升高尤为明显，翻了接近两番。与2008年相比，应住院而未住院比例降幅为16%，城市地区降幅超过农村地区。

与2008年可比价格相比，无论城乡，2013年每次就诊的门诊费用都有20%以上的降幅。城市地区的住院费用略有升高，但居民自付费用则有所降低。农村地区则无论是住院总费用还是自付费用都有所升高，但自付费用的增幅低于总费用增幅。注意到农村地区住院所花的车费、住宿、伙食、陪护等间接费用的增幅大大高于住院直接医疗花费的增幅，说明医疗直接费用的上涨相对于其他物价水平的变化来说较为平缓。医疗卫生支出与食品支出的增速基本同步，两者占居民家庭人均年收入和支出的比例变化均不大。

由此可见，在城乡居民卫生服务需要量增加、支付能力提高的背景下，其医疗卫生服务利用水平也有了大幅提高。医疗费用的增长相对于其他物价水平的变化来说较为平缓，得到了一定的控制。

五、城乡居民对卫生服务的满意度较高，较2008年有大幅提升

调查地区2013年城乡居民对门诊和住院服务的总体满意较高，均超过90%。在门诊等候时间，医务人员的态度、解释、倾听方面，以及门诊和住院的就医环境方面，认为“差”的比例大幅降低，均不超过4%。几乎所有的被调查者能够信任医护人员，表明医患间的信任程度较好。超过一半的被调查者认为医患关系类型是“朋友”关系，医患关系较为融洽。

在“看病难”问题上，认为“略有改善”和“大幅改善”的被调查者比例超过了70%，农村高于城市，而认为“恶化”的比例不足4%，说明“看病难”问题在一定程度上有所改善。

总体来说，吉林省城乡居民对卫生服务的满意度较高，医患关系较为和谐。

六、城乡居民医疗保障体系初步建立，社会医疗保险覆盖率大幅增加，因病致贫和因病返贫有所下降

城乡居民基本医疗保障体系由城镇职工基本医疗保险、城镇居民基本医疗保险、新型农村合作医疗和城乡医疗救助共同组成。与2008年相比，吉林省2013年社会医疗保险的覆盖率大幅增加，城乡合计覆盖率为88.7%，城市地区84.1%，农村地区94.7%。农村地区以合作医疗为主，覆盖率达92.0%，基本实现全民覆盖。无任何医疗保障覆盖的比例约为9.2%，相比于2008年大幅降低。

调查地区2013年家庭灾难性卫生支出发生比例为16.9%，农村地区（20.5%）高于城市地区（14.5%）；以WHO标准计算得到的家庭因病致贫比例为4.6%。与2008年相比，三大社会医疗保险组因病致贫发生比例都明显下降，城镇居民基本医疗保险组的灾难性卫生支出发生比例也有所下降。

七、妇幼保健持续保持较高覆盖率

吉林省2013年近5年内有分娩史的育龄妇女产前检查率达96.2%，5次及以上产前检查率为62.1%，农村地区均有所上升。与2008年相比，农村地区抽血检查、尿常规检查和测量血压比例均明显增加，B超检查比例略有升高；城市地区各分项检查比例均略有增加。住院分娩率达到98.2%，城市地区与农村地区差异不大。

城市地区儿童计划免疫建卡率接近100%；农村地区除小于1岁儿童为87.5%外，均超过90.0%。卡介苗和麻疹疫苗接种率达到90.0%，百白破、脊髓灰质炎和乙肝疫苗接种率虽有所下降，但仍基本保持在85%以上。

第二节　问题与挑战

一、慢性非传染性疾病快速增长，为卫生系统提出新的挑战

调查地区2013年居民慢性病患病率达到26.8%，比2008年增加了9.1个百分点，由此推断吉林省慢性病总例数达到717.9万，比2008年增加了238.1万。其中，高血压、糖尿病和心脑血管疾病等是慢性非传染性疾病的主要构成。调查地区2013年居民自报高血压患病率和糖尿病患病率分别为19.4%（城市地区23.9%，农村地区12.6%）和6.5%（城市地区9.0%，农村地区2.6%）。

慢性病患病表现出一定的人群特征。在35~65岁年龄组，慢性病患病率呈直线上升趋势，较低文化程度者慢性病患病率更高。在农村地区，慢性病患病呈现出清晰的收入等级，即越贫穷的农村地区人群慢性病患病率越高，且其增长速度也较快。这说明，慢性病不再仅仅是“老龄化问题”和“富贵病”，发病率直线升高的35~65岁工作年龄人群和农

村的低收入人群也是慢性病管理必须关注的两大重点人群。

伴随着慢性病患病率的升高，居民对卫生服务的需求也快速上升。调查地区 2013 年居民两周患病中有 80.4% 为慢性病持续到两周内；无论城乡，因高血压两周就诊都已经排到第一位。

健康相关行为和生活方式是影响慢性非传染性疾病发生、发展的重要因素。调查地区 2013 年 15 岁及以上人口吸烟率为 27.9%，农村地区高于城市地区，与 2008 年相比均有所上升，且可以看到 15~25 岁是男性吸烟率迅速增加的阶段；经常饮酒率也明显上升，达 15.4%，平均每次饮酒单位为 3.0；锻炼率为 34.2%（城市地区为 49.0%，农村地区为 13.6%）；日刷牙两次及以上比例不到 50%（城市地区为 52.2%，农村地区为 27.3%）。35 岁及以上人口一年内体检率较低，为 38.8%。此外，本次调查还显示，调查地区 2013 年 15 岁及以上人口超重率和肥胖率分别为 28.7% 和 6.7%，城市地区均明显高于农村地区。这表明，吉林省慢性非传染性疾病的一些主要危险因素尚未得到有效控制，慢性病患病率可能进一步上升。

慢性非传染性疾病具有起源早、多病因、不断进展、病程长的特点，这对其预防和治疗服务的提供提出了新的要求。随着慢性非传染性疾病患病率的快速增加，卫生系统面临着新的要求和挑战。

二、"看病贵"问题仍需关注，城市地区社会医疗保险覆盖水平依然不高，城乡居民仍存在因经济困难不能利用卫生服务的情况

此次调查直接询问了居民对"看病贵"问题的感知，结果发现近 46.4% 的被调查者认为近 5 年"看病贵"的问题出现了恶化，其中认为"大幅恶化"的比例占 20.2%，城市地区明显高于农村地区（城市地区 27.8%，农村地区 8.8%）。

从医疗服务的利用看，仍然存在一定的因经济困难不能利用医疗服务的情况。吉林省两周患病的主要治疗方式为自我医疗，农村地区以纯自我医疗为主，且依然有 21% 的调查对象认为因经济困难选择自我医疗。两周患病未就诊的比例约为 10%，农村地区有约 1/3 的两周患病对象因经济困难未治疗。从住院服务利用看，吉林省住院率在全国居于较低水平，全省调查地区 2013 年住院率为 5.9%（城市地区为 6.7%，农村地区为 4.8%），应住院而未住院比例为 23.1%（城市地区为 20.6%，农村地区为 27.1%），经济困难仍是应住院而未住院的首要原因，占 65.7%。虽然较 2008 年有较大改善，但相对于城市地区，农村地区因经济困难而不能利用卫生服务的情况仍较明显。

调查地区 2013 年家庭灾难性卫生支出发生比例为 16.9%，农村地区（20.5%）高于城市地区（14.5%），与 2008 年相比，家庭灾难性卫生支出发生比例略有增加；以 WHO 标准计算得到的家庭因病致贫比例为 4.6%。接受医疗救助组两周患病未治疗比例高达 23.1%，应住院而未住院比例达 40%；其家庭灾难性卫生支出发生比例高达 41.2%，因病致贫比例为 17.6%，需要引起相关部门的关注。

由此可见，“看病贵”的问题依然比较严峻，在一定程度上使一些城乡居民因经济困难而不能利用卫生服务。因此，仍然需要进一步加大投入与采取措施，尤其关注农村地区与困难人群，逐步解决“看病贵”的问题。

三、基层用药不合理问题仍存在改进空间

本次调查显示，吉林省 2013 年居民两周就诊患者中接受输液治疗的比例为 45.6%（城市地区 31.2%，农村地区 56.6%），虽然较 2008 年有大幅下降，但仍高于中、低收入国家的输液水平（低收入国家 23.1%，中收入国家 6.7%）。高血压服药率达 92%，但规律服药率仅为 66%，控制率为 51.6%；糖尿病规律服药率为 83%，但控制率仅为 41.8%（城市地区 45.7%，农村地区 20.6%）。糖尿病降糖药使用方式中，单独使用口服方式占 53.4%，单独使用注射方式占 42.5%，二者都用占 4.2%，而农村地区主要以单独使用口服方式为主（64.4%）。因此，吉林省调查地区基层医疗卫生机构用药不合理问题仍存在改进空间。

四、卫生服务效率仍有待提高

本次调查显示，吉林省 2013 年平均住院床日数偏高，接近 14 天，城市地区高于农村地区。农村地区乡镇卫生院的平均住院床日数最低，接近 9 天。与 2008 年相比，地（市）级以上医院的平均住院床日数有所降低，但无论城乡，县（区）一级医院的平均住院床日数都增加 20% 以上。

此外，吉林省 2013 年剖宫产率达 65.1%（城市地区 66.8%，农村地区 63.4%），显著高于全国平均水平，并远远高于 WHO 的推荐标准（剖宫产率 15%），尤其是农村地区，自 2003 年的 40% 快速上升至近 70%。相比于阴道产，剖宫产需要占用更多的卫生资源，剖宫产率过高会使卫生资源的配置效率降低，且给产妇及婴儿的健康带来不利的影响。

第三节　政策建议

一、坚持预防为主、防治结合的策略

首先，传统的公共卫生措施如改水改厕、计划免疫、卫生监督等在控制传统的传染病上取得了重大成效，因此应继续强化。

另外，随着社会经济的发展、科学技术的进步和人口的老龄化，居民疾病谱中慢性病尤其是慢性非传染性疾病逐渐占据主导地位，因此，应将预防工作的重点由主要对传染病的预防控制转向对慢性病的预防控制上来。吸烟、饮酒、体育锻炼等健康相关行为和生活方式是影响慢性病发生、发展的重要因素。需要筛选成本效果好的干预措施，形成新的预防控制策略，同时也应该关注两大重点人群：一是发病率直线升高的 35～65 岁工作年龄人群，二是农村的低收入人群。

为了满足不断增加的慢性病治疗需求，需要进一步调整卫生服务的提供模式，改变过去针对急性病、传染病防治的技术和资源集中的卫生服务体系，进一步加强基层医疗机构的卫生服务能力建设，加强基层人员管理和服务的规范化，将大多数慢性病患者留在基层，充分发挥基层医疗机构在常见病、慢性病控制以及基本公共卫生项目开展中的功能，做到预防先行、寓防于治、防治结合。

二、采取多种措施，切实减轻居民看病经济负担，进一步提高城乡居民医疗服务利用水平

社会医疗保险是城乡居民享受基本医疗卫生服务的保障措施，应进一步提高覆盖水平，争取实现全面覆盖。建立更加合理的筹资机制和支付方式，缩小不同医疗保险覆盖人群利用医疗服务的差别。

进一步提高政府医疗救助的水平，为满足救助条件的人群提供必要、足够的医疗救助，满足其基本的卫生服务需要，避免其发生灾难性卫生支出甚至因病致贫。

加强基层医疗机构的卫生服务能力建设，通过基本药物、基本公共卫生、一般诊疗费三方面财政或新农合直接补贴的方式补偿乡村医生的收入，继续发展和完善基层医疗卫生机构的收支两条线，采取由国家负担公立医院医务人员合理收入，通过由国家合理支付医务人员的薪酬方式，改善“看病贵”的问题。

三、统筹城乡卫生事业发展，合理配置各级医疗机构资源，着重提高基层卫生服务质量

在政府政策、经费的大力支持下，虽然农村地区的卫生服务体系得到了较大程度的发展和加强，但目前其医疗卫生资源仍然相对匮乏，卫生技术力量、水平、质量与城市地区仍存在一定差距。同样，相对于大型综合医院来说，基层医疗卫生机构还相对落后，资源配置不足。因此，应继续对农村地区及基层医疗卫生机构加大投入，加强基层卫生服务体系建设，尤其是基层人才队伍建设。

基层卫生服务体系的建设涉及面广，具有系统性。2013 年，吉林省人民政府办公厅印发了《吉林省巩固完善基本药物制度和基层运行新机制的实施方案》，为全面推进基本医疗卫生机构综合改革，建立基本药物制度，构建维护公益性、调动积极性、保障可持续的基层运行新机制提出了方案。应根据方案要求，持续推进基层医疗卫生机构综合改革，调动基层卫生人员工作积极性，提高其服务能力和服务质量。

另外，针对医疗卫生服务质量改善方面，政府应建立专门的质量监管小组，制定质量评价和考核制度，切实落实、开展医疗卫生机构服务的监管工作。

四、加强健康信息化建设，促进深化医药卫生体制改革

随着“互联网 +”时代的到来，云计算、物联网、移动互联网、大数据等信息化技术

快速发展，为优化医疗卫生业务流程、提高服务效率、实现分级诊疗、整合医疗、健康管理和全民医保提供了便利条件。信息化带来的不仅仅是电子病案、电子药房等医疗机构内部革新，促进医疗机构内部运行效率的提高，以电子健康档案和电子病历为核心的区域和医院信息互联互通势必带来医疗卫生服务模式和管理模式的深刻转变。

以居民健康卡的推广为契机，尽快以居民个人为中心，实现个人健康档案、个人健康管理信息、个人医疗信息、个人医疗保障信息等的互联互通；以乡村一体化和乡村卫生机构信息化建设项目为窗口，尽快以市（州）为单位，实现各级医疗机构间的互联互通；以信息化为助力，切实破除分级诊疗、双向转诊的技术壁垒，最终实现分级诊疗以及区域医疗服务、医疗保障和公共卫生服务的协同化。

加速推进医疗机构信息化、人口健康信息化和区域公共卫生管理信息化，通过信息化的方式将整个卫生计生体系串联起来，促进深化医药卫生体制改革，为群众提供安全、有效、方便、价廉的医疗卫生服务，不断提高全民健康水平。

（冯星淋　汪　颖　何永欢）

附录　吉林省第五次国家卫生服务调查主要负责人名单

省　级：王秋艳　陈伟　任丽利

国家级样本县（市、区）

丰满区：陈　丽　王淑慧　李海影　董德霞　章　宏

铁东区：马忠萍　于海艳　李文学　杨冬梅　孙　杨

东丰县：孙义平　徐秋凤　张振东　刘云伟　王宏伟

延吉市：金　龙　刘晓云　姜松鹤　甘春玲　金哲男

省级扩点样本县（市、区）

南关区：杨文奇　付　冰　马泷葳　李春娟　王雅茹

农安县：张昌峰　于士岩　刘万英　孙占东

东昌区：金　华　王红霞　王永辉　李　斌　张慧琳

前郭县：赵青山　孙　雪　王中原　王　爽　李　强

靖宇县：邓美龙　王瑞学　王晓婷　金　鑫　任　意

洮北区：马宝力　杨洪明　左丽娜　成秀梅　乔　莹